Kriegsaphorismen

eines

Dermatologen

Von

P. G. Unna

Zweite, vermehrte und verbesserte Auflage

Springer-Verlag Berlin Heidelberg GmbH 1917

ISBN 978-3-662-34855-0   ISBN 978-3-662-35185-7 (eBook)
DOI 10.1007/978-3-662-35185-7

Vorwort.

Die „Kriegsaphorismen eines Dermatologen" entstanden im Anfange des Krieges, als die Aufforderung des Herausgebers der Berliner Klinischen Wochenschrift zur Mitarbeit mit der Bitte mehrerer Kollegen im Felde zusammentraf, ihnen bei der Behandlung von Hautkrankheiten behilflich zu sein. Dieselben wurden sowohl von den Kollegen im Felde, für die sie bestimmt waren, wie von den daheim gebliebenen Aerzten günstig aufgenommen, so dass der Verleger sich zu einer Neuauflage entschloss.

Diese sollte noch während des Krieges erscheinen und manche Ergänzungen und Verbesserungen enthalten, zu denen die sich allmählich entwickelnde Korrespondenz mit Freunden der Kriegsaphorismen Anlass gegeben hatte.

Das auf diese Weise nun entstandene Büchlein kann ich nicht wohl ohne ein entschuldigendes und erklärendes Geleitwort hinausziehen lassen. Um kurz zu sein: trotz ihrer Buchform ist auch diese Ausgabe im Wesentlichen geblieben, was sie von Anfang an war, eine lose Folge an einander gereihter Aphorismen. Sie ist auch jetzt noch kein Lehrbuch, dessen strenge Ordnung und Vollständigkeit man überall vermissen wird.

Geboren aus den Erfordernissen des Krieges, spiegelt sie sogar getreu die Verschiedenartigkeit derselben während des Kriegsverlaufes wieder. Wenn in den ersten Monaten des fortschreitenden Angriffs an vielen Punkten der Front ein Mangel an wesentlichen Hautmitteln sich fühlbar machte und die Hilfe hauptsächlich in der raschen Ausarbeitung von Ersatzmitteln zu bestehen hatte, spielte im späteren Stellungskriege dieses Bedürfnis eine viel geringere Rolle, da inzwischen die Zufuhr der vermissten Heilmittel geregelt war. Dafür traten ganz neue Fragen in den Vordergrund, wie die Läuseplage, die Ungezieferplage überhaupt und die damit zusammenhängende endemische Verbreitung von Pyodermien und juckenden Hautkrankheiten, die schliesslich in die immer dringender werdenden beiden Fragen ausliefen: Was ist Jucken und wie beseitigt man es am besten?

Hier war nun guter Rat teuer. Denn wollte ich die kriegsgemässe Form der Aphorismen nicht aufgeben, die sich schon bewährt hatte, so war bei dem jetzigen chaotischen Zustande der Lehre vom Jucken kaum eine befriedigende Lösung der Aufgabe denkbar. Ich half mir schliesslich durch eine sehr weit getriebene Teilung des Themas in lauter kleine Abschnitte, die wenigstens äusserlich Aphorismen ähnlich sahen. Innerlich freilich hatten diese mehr Zusammenhang als alle übrigen Aphorismen und bildeten zusammen für sich gleichsam ein Lehrbuchkapitel, also einen Fremdkörper. Zu meiner Verwunderung stellte sich nun heraus, dass grade dieser Fremdkörper mit besonderem Wohlwollen aufgenommen wurde und zwar nicht nur von nachdenklichen Kollegen im Felde, sondern auch von Seite geschätzter Fachkollegen im Lande, die mich zu weiteren Sprengungen des aphoristischen Gewandes ermutigten.

Das veranlasste mich, obwohl ich grade die aphoristische Form für den einzigen Vorzug des Büchleins halte, noch einige solcher Fremdkörper in dieser Auflage einzuschieben, wo eben das Bedürfnis nach einer mehr zusammenhängenden Darstellung vorlag. So vor allem bei den Fragen: Jodtinktur bei Hautkrankheiten, billige Verordnungen und bei der Frage der Dienstuntauglichkeit, bei welcher ich mich noch mehr als bei den übrigen Artikeln der freundlichen Unterstützung einer grossen Reihe von Kollegen zu erfreuen hatte. Die Wichtigkeit der darin behandelten Gegenstände wird die grössere Breite entschuldigen.

Den grundsätzlichen Mangel an System im Inhalte und an Gleichmass in der äusseren Form, welcher das Büchlein auszeichnet, hoffe ich durch Anfügung einiger praktisch-therapeutischer Formulare und alphabetisch geordneter Register, bei deren Anfertigung meine Bibliothekarin, Fräulein Helene Schulz, mich in dankenswerter Weise unterstützte, einigermassen ausgeglichen zu haben. Ich habe wenigstens versucht, damit den Wunsch einiger Kollegen zu erfüllen, welche die Ansicht aussprachen, dass ausführliche Register ein rasches Auffinden und damit die Brauchbarkeit des Werkchens wesentlich erhöhen würden.

Was die Zusammenstellung der Magistralformeln zu einer kleinen Pharmakopoea dermatotherapeutica betrifft, so musste hierbei zwei verschiedenen Interessen Rechnung getragen werden. Einmal konnte man billigerweise verlangen, dass hier wenigstens eine gewisse Vollständigkeit erstrebt würde, andrerseits war es durchaus notwendig, die Ansprüche der Heeresverwaltung an Kürze und Einfachheit zu berücksichtigen. Dadurch ergab sich von selbst die Trennung dieses Abschnittes in eine Pharmakopoea civilis von grösserem und eine Pharmakopoea militaris von kleinerem Umfange. Die letztere bildet einen Auszug aus ersterer, in welchem alles im Felde schwer Erreichbare und Unpraktische durch feldmässige Ersatzmittel vertreten wird.

Die Ausarbeitung dieser Pharmakopoea militaris hatte sich weiter an die Vorschriften der Anlage XII zur Kriegssanitätsordnung anzulehnen, welche in den Veröffentlichungen aus dem Gebiete des Militär-Sanitätswesens Heft 57[*]) ausführlich behandelt sind. Es werden in diesem Hefte als Hautmittel bereits eine grössere Reihe von Medikamenten besonders hervorgehoben und auf S. 72—74 zusammengestellt. Mit dieser Liste beginnt der diesen Zwecken gewidmete Anhang. Es folgt sodann ein

---

[*]) Verlag von August Hirschwald. Berlin 1914.

Verzeichnis derjenigen Mittel, welche auch als planmässig in obige Veröffentlichungen aufgenommen, jedoch nicht gerade als Hautmittel bezeichnet sind, wohl aber zur Bereitung solcher zweckmässig verwendet werden können.

Mit diesen beiden Listen ist der Vorrat von Medikamenten erschöpft, welche im Felde im Allgemeinen für die Heilung der Hautkrankheiten bisher vorgesehen waren. Die Bedürfnisse des Krieges und die unablässig zu deren Befriedigung angestellten praktischen Versuche haben aber naturgemäss eine Reihe neuer Mittel kennen gelehrt, welche für die Verwendung im Felde besonders geeignet sind. Sie finden sich kurz zusammengestellt am Schlusse des Vorworts zu den Magistralformeln. Bei ihrer Auswahl ist einerseits entweder ihre universelle Brauchbarkeit oder spezifische Einzelwirkung, andrerseits ihre besondere Billigkeit oder deutsche Herkunft massgebend gewesen. Dafür können einige bisher gebrauchte Medikamente, welche diese Vorzüge nicht besitzen, wie die kostbare Weizenstärke (Amylum tritici) und der kostspielige, exotische Perubalsam gerne aus der zukünftigen Pharmakopoea militaris ausscheiden und anderen, billigen Mitteln, die wir in unerschöpflichen Mengen besitzen, wie Bolus und Kieselgur, und deutschen Mitteln, wie dem synthetischen Zimtaldehyd, den Platz räumen.

Mögen diese Vorschläge für die zukünftige **Pharmakopoea militaris** von der Heeresverwaltung in wohlwollende Erwägung gezogen werden.

Hamburg, im Juni 1917.

P. G. Unna.

Inhaltsverzeichnis.

	Seite
Vorwort	III
I. Furunkel	1
II. Furunkulose	2
III. Sykosis subnasalis	4
IV. Achselhöhlenabszesse	7
V. Nässende Ekzeme	8
VI. Trockene Ekzeme	9
VII. Blepharitis ciliaris, ein Ekzem	11
VIII. Psoriasis	13
IX. Krätze	15
X. Pseudoskabies	16
XI. Pyodermie. — Impetigo Bockhart	18
XII. Erysipel	21
XIII. Jodtinktur bei Hautkrankheiten	23
XIV. Frost und Frostbeulen	33
XV. Kalte Füsse	36
XVI. Läuse	39
XVII. Quecksilbergleitpuder (Pulvis fluens hydrargyri)	42
XVIII. Syphilide	44
XIX. Lupus, die primäre Hauttuberkulose	47
XX. Sekundäre tuberkulöse Hautleiden	49
XXI. Ersatz für Weizenstärke	50
XXII. Ichtharganpuder	53
XXIII. Desinfektionsdermatitis und Handekzem der Chirurgen	55
1. Dermatitis	55
2. Handekzem	57
XXIV. Glyzerinersatz	59
XXV. Entstehung und Beseitigung des Juckens	63
1. Jucken und Schmerz	63
2. Hornschichtdruck und Kapillardruck	64
3. Bewusstwerden des Juckens	66
4. Der einfache Pruritus	67
5. Das durch Blutstauung und Blutsenkung verstärkte Jucken	71
A. Stauungshyperämie durch Kälte	71
Behandlung der Kältestauung	73
B. Senkungshyperämie durch die Schwere	74
Pruritus hiemalis	75

	Seite
6. Entzündliche Exsudation und Jucken	76
A. Bläschenekzem	77
a) Beseitigung der Blutwallung	77
b) Beseitigung der Exsudation	78
c) Beseitigung des Horndruckes	79
B. Prurigo mitis (Willan)	81
C. Skabies	82
D. Miliaria rubra et alba	83
E. Miliaria tropica	84
F. Cheiropompholyx (Hutchinson)	85
7. Keratose, Blutwallung und Jucken	86
A. Das schwielige (kallöse) Ekzem	86
Ekzema ani et scroti	88
B. Prurigo gravis	91
C. Lichen	92
D. Variola	96
E. Das medikamentöse Jucken	98
8. Lymphstauung, Blutwallung und Jucken	100
A. Der Lymphstrom der Haut	100
B. Die Entstehung der Quaddel	103
C. Klinik der Quaddel	104
D. Quaddel und Jucken. — Quaddel und Entzündung	106
E. Die vasomotorisch-sekretorische Theorie der Quaddel	107
F. Die Behandlung der Urtikaria	110
XXVI. Die Verhütung des chronischen Trippers	114
XXVII. Heilung des eingewachsenen Nagels ohne chirurgische Operation	118
XXVIII. Arnica innerlich bei Blutungen	120
XXIX. Cremor Salep, ein Gelanth-Ersatz	122
XXX. Pepsin bei Behandlung von Narben und Elephantiasis	123
XXXI. Kieselsäure bei Pemphigus, Dekubitus und Ulcus cruris	126
XXXII. Billige dermatotherapeutische Verordnungen	130
XXXIII. Hautkrankheiten und Dienstbrauchbarkeit	137
Anhang	163
Planmässige Arzneimittel zur Anwendung bei Hautkrankheiten	163
Andere Mittel und Präparate, welche auch planmässig und für Hautkrankheiten verwendbar sind	164
Magistralformeln zur Pharmakopoea dermatologica	165
I. Zur Pharmakopoea civilis	166
II. Zur Pharmakopoea militaris	176
Sachverzeichnis	184
Namenverzeichnis	197

I. Furunkel.

Von im Felde stehenden Aerzten erfahre ich, dass noch immer Furunkel mit dem veralteten Kreuzschnitt behandelt, besser gesagt: misshandelt werden. Diese längst überwundene Methode hatte 1870 noch eine gewisse Berechtigung nach dem Grundsatz, tiefliegende Entzündungsherde blosszulegen. Durch die 1884 einsetzenden bakteriologischen Untersuchungen von Rosenbach, Passet, Garré, Bockhart und Schimmelbusch wissen wir jedoch schon seit einem Menschenalter, dass alle Furunkel ihr Dasein der Einwanderung von Eiterkokken in die Haarbälge verdanken, und das Mikroskop hat gelehrt, dass diese Kokken anfangs nur schmale Hohlzylinder um die Haarschäfte bilden und stets im Zentrum der Eiterherde sitzen, so dass sie sehr leicht durch ein punktförmiges Ausbrennen zu treffen sind.

Operation: Der Arzt sieht sich die Hautregion genau an, wo die Furunkel sitzen, und merkt sich die Haarrichtung auf derselben. Dann ergreift er mit der linken Hand eine breite Hautfalte so, dass der Furunkel die Kuppe der Falte bildet, und presst dieselbe einige Sekunden sanft zusammen, bis irgendwo in der Mitte eine weisse, blutleere Stelle erscheint; das ist das zylindrische Kokkenzentrum. In dieses sticht er rasch, ohne die Falte loszulassen, mit einer schwachglühenden Nadel 3—4 mm tief ein, genau in der Haarrichtung, also meistens schräge. Das praktischste Instrument für diese Ausbrennung der Furunkel ist der Mikrobrenner (1890 eingeführt). Wo derselbe fehlt, kann er durch die feinste Spitze des Paquelins oder schliesslich als Notbehelf durch jede feste, spitze Nadel (Präparationsnadel, Stopfnadel auf einem Kork) ersetzt werden, deren Spitze man in der Spiritusflamme glühend macht.

Erfolg: Sind diese Kautelen befolgt, so ist momentan der Kokkenherd vernichtet und das Eitergift ebenfalls, denn in geradezu überraschender Weise hören im selben Augenblick Spannung und Schmerzen auf. Man lässt nun die Falte los und drückt mit dem Finger auf die gebrannte Hautstelle. Sie muss auch auf Druck schmerzlos geworden sein. Wenn sie noch irgendwo weh tun sollte, so ist an dieser Stelle der Kokkenherd nicht gut getroffen und es muss hier noch einmal heiss eingestochen werden.

Vorzüge der Methode: Der Kreuzschnitt verursacht neue, starke Schmerzen und eine Wunde, die durch das Messer vom Kokkenzentrum aus künstlich infiziert wird und erst nach längerer Dauer mit unschöner Narbe heilt. Die nötigen Verbände infizieren häufig die Umgebung mit neuen Furunkeln, und eine Reihe von Kreuzschnitten macht dienstunfähig. Die heisse Nadel dagegen desinfiziert den Kokkenherd in situ, zerstört nur diesen, nicht die umliegende Haut, beseitigt den spontanen Schmerz augenblicklich, hinterlässt bei sachgemässer Anwendung gar keine Narbe und lässt sich stets rein ambulatorisch ausführen. Verbände nach dieser einfachen Operation sind unnötig; ja sie führen häufig durch Reibung zu neuen Infektionen der umliegenden Follikel. Am besten schützt man die Stelle durch pures Ichthyol, von dem man um den ausgebrannten Follikel einen 3—5 cm breiten Ring zieht (Merian), auf den man eine dünne Wattelage aufdrückt, die daran festklebt und bis zur Heilung liegen bleibt. Die Reinigung von Ichthyol geschieht nicht durch Benzin, worin Ichthyol unlöslich ist, sondern einfach durch heisses Wasser.

II. Furunkulose.

Im ersten Aphorismus ist für den Arzt im Felde die einfachste und beste Furunkelbehandlung beschrieben. Es werden aber häufig Fälle vorkommen, wo der erste Furunkel bereits in seiner Nachbarschaft neue Furunkel erzeugt hat. Dies geschieht am leichtesten dort, wo die Haut sich an der Kleidung reibt, z. B. im Nacken unter der Halsbinde, oder wo Hautfalten aneinander reiben, wie bei den Hinterbacken. Auch der kratzende Nagel überimpft die Eiterkokken und damit die Furunkel an entfernte Stellen (Gesicht, Bart, behaarter Kopf). Die immer auf diese Weise durch äussere Verschleppung entstehende „Furunkulose" ist nie das Zeichen einer Bluterkrankung und wird nie durch sogenannte „Blutreinigungsmittel", d. h. Abführmittel geheilt. Der einzige Blutbestandteil, der das Haften der Kokken in der Haut erleichtert, der Zucker, kommt nur bei Diabetes, also kaum im Felde, in Betracht. Aber es gibt andererseits einige Mittel, die auf dem Blutwege den Ablauf der furunkulösen Entzündung abkürzen, wie Hefe und Schwefelkalzium.

Daher ist im Felde, wo Bäder, Seife und alle eigentlichen Furunkelmittel (Quecksilberkarbolguttaplast, Salizylcreosotguttaplast) fehlen, auch bei schon bestehender Furunkulose das sachgemässe Ausbrennen aller Einzelfurunkel die beste Behandlung. Wo dieses sich aber nicht durchführen lässt, dürften den Kollegen zur Behandlung grösserer Furunkelfelder einige praktische Vorschriften als Ersatz der genannten eigentlichen Furunkelmittel erwünscht sein.

In erster Linie empfehlenswert ist da die Bolus + Glyzerin + Ichthyol-Paste:
Bolus 20,0
Glyzerin 10,0*)
Ichthyol 5,0
M.

---

*) Oder Perkaglyzerin.

welche unter undurchlässigem Verbande (Guttaperchapapier, Billrothbattist, Priessnitzumschlag) in kurzer Zeit die hartnäckigsten Furunkelherde des Nackens erweicht und zur Resorption bringt. Während Glyzerin in dieser kokkentötenden Ichthyolpaste durch Wasseranziehung den Furunkel feucht und geschmeidig erhält, hat Bolus den Vorzug vor allen anderen Pastengrundlagen, das Hautfett an sich zu ziehen, welches dem Eindringen des Glyzerins sonst hinderlich wäre. Das besonders gute Zusammenwirken dieser drei Mittel ist daher nicht nur empirisch bewährt, sondern auch theoretisch verständlich.

In zweiter Linie kommen Schwefel, Zinkoxyd und Kreide als Ersatz für Ichthyol und Bolus in Betracht:

>Sulfur. dep.
>Zinci oxydati
>Calcar. carbon. ana 10,0
>Glycerini (Perkaglycerini) 30,0
>M.

Diese Paste eignet sich besonders für die Fälle, wo die Haut bereits sehr gereizt, rot und schmerzhaft ist, und wird am besten über die ganze Fläche nach Ausbrennung der dicksten Knoten aufgestrichen und impermeabel verbunden.

Ist die Haut in der Umgebung der Furunkel nicht gereizt und empfindlich, so ist die von Scharff vorgeschlagene Terpentinpaste empfehlenswert, ebenfalls nach Ausbrennung der dicksten Knoten:

>Sulfur. dep.
>Terebinthinae ana 40,0
>Acidi salicylici
>Olei terebinthinae ana 10,0
>M.

Eine planmässige Formel dafür, da Terpentin im Felde fehlt, würde lauten:

>Sulfur. dep.
>Zinci oxydati
>Calcar. carbon. } ana 10,0
>Ol. terebinthin.
>Vaselini
>M.

Terpentin und Terpentinöl scheinen einen deletären Einfluss auf Eiterkokken zu besitzen.

Scharff macht mit Recht darauf aufmerksam, dass diese Paste auch gute Dienste gegen rheumatische Schmerzen und Muskelrheumatismus leistet. Sie sei auch hierzu im Felde wegen ihrer leichten Anwendbarkeit und Reinlichkeit empfohlen.

Als Ersatz des vorzüglichen Quecksilberkarbolguttaplasts kann eine weiche Quecksilberpflastermasse einfach folgendermassen improvisiert werden, wobei eine Mischung von Bleipflaster und Terpentinöl an die Stelle des üblichen Terpentins tritt:

>Ungt. hydrarg. cin. 25
>Ol. terebinthin. 5
>Empl. plumbi 20
>M.S. Emplastrum molle hydrarg.

Wesentlich ist es, die mit dieser Pflastermasse bestrichenen Furunkel mit einem kleinen Stückchen dünnsten Guttaperchapapiers (oder Billrothbattist) oder mit Collemplastrum adhaesivum zu bedecken. Diese improvisierten, gut klebenden Pflästerchen können bis zur Heilung sitzen bleiben. Endlich möge noch darauf hingewiesen werden, dass eben beginnende Furunkel im Gesicht, solange sie noch nicht die Grösse von Schrotkörnern überschritten haben, sehr rasch durch mehrmaliges Einreiben eines unauffälligen Karbol-Quecksilber-Gleitpuders geheilt werden können:

> Pulv. hydrargyri 4,0
> Acidi carbolici 1,0
> Pulv. cuticolor 5,0
> M. f. pulvis.

Da die Gesichtshaut immer fettig ist, wirkt hier der Puder besser als eine Salbe*).

Alle hier genannten Behandlungen der Furunkulose sind ambulatorisch leicht durchführbar.

III. Sykosis subnasalis.

Aus dem Felde ertönt der Wunsch nach einem Aphorismus über „Sykosis non parasitaria". Ich glaube denselben richtig zu deuten, wenn ich ihm die in der Ueberschrift gewählte Form erteile. Gibt es denn überhaupt eine Sykosis non parasitaria? Soll uns dieser Krieg nicht mahnen, alles Ueberlebte, als falsch Erkannte von uns abzustreifen?

Es sind grade 40 Jahre her, dass Kaposi einen Fall in seiner Vorlesung demonstrierte, den er als eine ganz seltene Form von Sykosis des Bartes bezeichnete, da sie ihm bis dahin in Wien nicht vorgekommen sei. Zwei Holsteiner Aerzte, die zufällig zugegen waren, machten die bescheidene Bemerkung, dass dieses Leiden in Holstein wohlbekannt sei und gewöhnlich von kahlen Flecken der Rinder oder Pferde auf den Menschen übertragen werde. Wir kennen diese grossknotige Form der Bartflechte und ihre Fadenpilz-Erreger heute ganz genau und nennen sie Trichophytia barbae. Man wusste nun vor 40 Jahren noch garnicht, dass die gewöhnliche kleinknotige Bartflechte, die selten für sich, meist im Anschluss an ein schuppiges oder nässendes Ekzem des Bartes entsteht, durch den gemeinen gelben Eiterkokkus erzeugt wird. Man schrieb sie allen möglichen Ursachen zu, von denen die meisten uns heute absurd erscheinen; so bewies damals grade Prof. Wertheim in Wien, dass die betreffenden Barthaare zu dick für ihre Follikel seien. Daher das Aufsehen, das die neue Affektion in Wien hervorrief, und es war damals nur logisch, dass Kaposi dieselbe und mit ihm die ganze Welt „Sykosis parasitaria" und die bis dahin bekannte zum Unterschiede davon: „Sykosis non parasitaria" nannte. Das dauerte

---
*) Siehe S. 6.

so 11 Jahre, bis Bockhart 1887*), gestützt auf seine Impfversuche an der eignen Haut, bewies, dass die letztere Form zusammen mit der staphylogenen Impetigo und dem Furunkel in die Gruppe der staphylogenen Hautentzündungen gehört. Seitdem gibt es keine Sykosis non parasitaria mehr, sondern nur eine hyphogene, durch Fadenpilze hervorgerufene, die Trichophytia barbae und eine staphylogene, durch Eiterkokken verursachte. Beide sind parasitär, aber klinisch und therapeutisch verschieden infolge der verschiedenen Erreger.

Die Trichophytia barbae wird nun bei unseren Kriegern wohl viel seltener sein als die staphylogene Sykosis. Wenn sie aber vorkommt, wird wegen des tiefen Sitzes der Pilzkeime in den grossen Haarbälgen und des geringen Einflusses unserer gewöhnlichen Mittel bei dieser Erkrankung, es stets vorzuziehen sein, die Betreffenden in ein mit Röntgenapparaten ausgerüstetes Lazarett zu verweisen.

Von den Formen der kokkogenen Sykosis ist nun die hartnäckigste die subnasale Sykosis. Richtig angegriffen heilt aber auch diese anstandslos. Es kommt eben darauf an, dass man sich zunächst klar macht, weshalb sie so besonders hartnäckig ist. Ihre dauernde Beschränkung auf die Stelle des Schnurrbartes unterhalb beider Nasenlöcher deutet schon auf Herkunft der sie erzeugenden Kokken von der Nasenschleimhaut hin. Man wird niemals fehlgehen, wenn man bei jeder subnasalen Sykosis einen chronischen, trocknen oder feuchten Schnupfen voraussetzt. Ein herabrinnendes Nasensekret ist garnicht einmal nötig; den innigen Kontakt des kokkenhaltigen Sekretes mit der Haut des Schnurrbartes besorgt regelmässig das Taschentuch. Daher ist die erste Pflicht des Arztes, das Taschentuch auszuschalten. Es wird in einfacher und stets wirksamer Weise ersetzt durch Wattefläumchen, die man so hoch in den Vorhof der Nase schiebt, bis sie nicht mehr von aussen zu sehen sind. An die Mundatmung gewöhnt sich der Patient bald. Je nach der Menge des Nasenschleims werden die feuchten Wattetampons mehr oder weniger oft am Tage durch trockne ersetzt. Damit ist schon viel gewonnen; die Empfindlichkeit und Gereiztheit der Schnurrbarthaut lässt sofort nach.

Besteht noch ein stärkerer Katarrh der Nasenschleimhaut, so beseitigt man ihn, da Spülungen im Felde zu umständlich sind, durch mehrmals täglich vorgenommenes Einatmen von Ichthyol. Da dessen Dämpfe sich mit den Wasserdämpfen verflüchtigen, so hat man nur nötig, im Wasser eines Spirituskochers eine Messerspitze Ichthyol zu lösen und dessen Dampf durch ein vor den Ausguss gehaltenes Papierrohr einzuatmen.

Ist die Nasenschleimhaut im Gegenteile trocken und verstopft, so fettet man sie mehrmals täglich mit einer anämisierenden, die Abschwellung befördernden Salbe ein:

    Sol. Suprarenini (1 $^0/_{00}$) 1,0
    Resorcini 0,5
    Ung. neutralis ad 25,0
    M.

---

*) Bockhart, Ueber die Aetiologie und Therapie der Impetigo, des Furunkels und der Sykosis. Monatsh. f. prakt. Dermat. 1887. S. 450.

In dieser haltbaren Salbe verhindert das Resorcin zugleich die oxydative Zersetzung des Suprarenins.

Geht der Ursprung des Katarrhs noch ein Stockwerk höher hinauf bis zu einer chronischen Konjunktivitis mit obligater chronischer Blepharitis, wahrscheinlich ein sehr häufiger Fall im Felde, so träufelt man, wenn Zinksalze nicht gleich helfen, die stets wirksamen Pyraloxintropfen*) ein:

Pyraloxini 0,05
Sol. Suprarenini (1°/₀₀) 1,0
Aq. boracis ad 20,0
M.

Sind diese vorbereitenden Bedingungen alle erfüllt, so genügt in den meisten Fällen eine sehr einfache Behandlung der Schnurrbarthaut selbst. Wo die subnasale Sykosis noch frisch ist oder mit anderen Worten nur eine feucht rote Stelle, ein einfaches Ekzem unterhalb der Naslöcher bei erhaltenen Haaren vorhanden ist, genügt dann auch eine Ekzembehandlung mit Pasta Zinzi sulfurata oder Ung. resorcini comp. oder einer Mischung beider.

Wo aber nach längerem Bestande die Oberfläche trockner geworden, dafür aber, die Ekzemkokken ablösend, echte Eiterkokken bis in die Tiefe der grossen Haarbälge gedrungen sind und infolge dessen die mächtig verdickten Haarbälge die ganze Hautpartie in die Höhe treiben und rotglänzende, derbe, haarlose Wülste jetzt die Stelle der Haare unterhalb der Naslöcher einnehmen, da passt die antiekzematöse Therapie nicht mehr hin. Es tritt diejenige der furunkulösen Entzündungen dafür ein. Wegen der starken Empfindlichkeit dieser nervenreichen Hautregion ist eine Behandlung mit dem Spitzbrenner hier nicht angebracht. Es genügt, um den Dienst nicht zu stören, bei Tage mehrfach den hautfarbenen, karbolhaltigen Quecksilberpuder (siehe S. 4) aufwischen zu lassen. Nachts aber streicht man am besten eine Chrysarobin- + Ichthyol-Salbe auf:

Chrysarobin 1,0
Ichthyol 1,0
Acidi salicylici 0,2
Ung. neutralis ad 20,0
M. f. Ung. chrysarobini comp.

Wenigstens aber, wenn man die braune Verfärbung der Haut durch Chrysarobin vermeiden will, eine entsprechend stärkere Ichtyol- + Resorcin-Salbe:

Ichthyol 2,0
Resorcin 1,0
Acidi salicylici 0,2
Ung. neutralis 20,0

Eine mit Guttaperchapapier gefütterte Schnurrbartbinde oder gewöhnliche Binde hält die Salbe Nachts feucht, was für die Wirkung sehr wichtig ist. Am Tage folgt Abwaschung und Puderung.

---

*) Pyraloxin (= oxydiertes Pyrogallol) wird dargestellt von der Schwanapotheke (Hamburg).

Hierunter werden die subnasalen Wülste zusehends flacher und heller. Es folgt sehr bald die Zeit, wo die antifurunkulöse Behandlung wieder der antiekzematösen Oberflächenbehandlung weichen kann und wo die haarlos gewordenen Bälge wieder neue Haare produzieren. Aber auch in dieser kritischen Periode heisst es, um Rückfälle zu verhüten: „Taschentuch fort" und „pflege die Nasenschleimhaut und Bindehaut!" Die Haare werden kurz geschnitten gehalten, Rasieren, weil gefährlich, vermieden.

In diesen Ratschlägen ist implicite auch die Behandlung aller sonstigen Formen von kokkogener Sykosis im Felde enthalten, so verschiedenartig sich auch im Einzelfalle die Erkrankung der Oberfläche (Ekzem) und der Haarbälge (Follikulitis) kombinieren mögen. Für erstere genügt fast immer das Ung. Resorcini comp. bei Tage, eventuell mit etwas Puder, für letztere in leichten Fällen Quecksilberpuder, in schwereren: Ung. Chrysarobini comp. oder Ung. Resorcini comp. Nachts, feucht gehalten mit Guttaperchapapier und Binde.

IV. Achselhöhlenabszesse.

Den Chirurgen im Felde werden hin und wieder bei ganz gesunden, kräftigen Leuten auf die Achselhöhle beschränkte furunkulöse Entzündungen vorkommen, besonders nach anhaltendem starken Schwitzen. Alle chirurgischen Lehrbücher sprechen davon, da zwei französische Chirurgen, Verneuil und Velpeau, sie beschrieben haben; den Dermatologen sind sie weniger bekannt. Verneuil vermutete in ihnen Entzündungen der Schweissdrüsen und gab ihnen den Namen: Hydroadénite phlegmoneuse, Velpeau nannte sie richtiger: Abcès tubéreux de l'aisselle. Auch heute ist der Ursprung von den grossen Schweissdrüsen der Achselhöhle histologisch noch so wenig sicher nachgewiesen, wie bakteriologisch die Entstehung durch die Eiterkokken, welche die echten Furunkel erzeugen. Von diesen unterscheiden sie sich klinisch so beträchtlich, dass wohl andere Organismen im Spiele sein werden.

Sie beginnen als runde, schrotkorngrosse Knötchen innerhalb der Kutis. die langsam bis zu Haselnussgrösse und darüber anschwellen, ohne dabei in die Tiefe vorzudringen und sich, wie Furunkel, mit der Faszie zu verlöten. Sie wölben sich vielmehr nach aussen vor und bleiben mit der Haut verschieblich.

Die entzündlichen Symptome und Spannung sind unbedeutender als bei Furunkeln und gehen der Grössenentwicklung nicht parallel.

Sie bilden schliesslich weiche; fluktuierende Abszesse, die spontan oder bei Anstich guten Eiter entleeren, aber keinen Gewebspfropf (Pettig), wie Furunkel, und nicht wie diese Neigung haben, sich spontan zu schliessen.

Sie rezidivieren leicht, Monate und selbst Jahre lang, mit winterlichen Remissionen, aber immer nur lokal, nie durch Aussaat sich von der Achselhöhle aus verbreitend.

Sie geben endlich nie Veranlassung zu Phlegmonen, Erysipelen, Sepsis und metastatischen Abszessen; sie sind höchst langwierig, aber absolut gutartig.

Auch hier ist für die noch kleinen Knoten die am raschesten wirksame Behandlung das Ausbrennen mit heisser Nadel. Spaltung mit dem Messer führt zu längerdauernder Eiterung und macht Verbände nötig. Sind die Abszesse bereits grösser, so rasiert man die Achselhöhle, entleert die Abszesse mit kleinen Einstichen und beklebt die Achselhöhle mit weicher Quecksilber-Terpenthinöl-Bleipflaster-Masse (siehe S. 3) und einem Stückchen Collemplastrum adhaesivum. Man erspart damit die hier besonders unbequemen Verbände und kann auch diese Form rein ambulatorisch behandeln.

Kollege von Fick empfiehlt für die Achselhöhlenabzesse und für alle Furunkel das einfache Bestreichen mit Jodtinktur. Diese einfache Behandlung ist mir nach dem Erscheinen der ersten Aphorismen von so vielen erfahrenen Kollegen im Felde — jedoch nicht bloss für Furunkel — gerühmt worden, dass ich es für ratsam halte, diesen Kriegserfahrungen über Jodtinktur in einem späteren Abschnitte einen breiteren Raum zu gewähren.

V. Nässende Ekzeme.

Nässende Ekzeme und nässende Hautaffektionen überhaupt machen bei grösserer Ausdehnung, bei Befallensein von Rumpf- oder Kopfhaut, schon wegen der üblichen Verbände dienstuntauglich. Diese Verbände aus Watte und Mull sind umständlich, teuer und gehen im jetzigen Kriege bereits auf die Neige. Sie sind aber unnötig und in der dermatologischen Praxis durch Auftragen stark eintrocknender Pasten ersetzt, die freilich in die Feldapotheken bisher keinen Eingang gefunden haben. Daher mag ein praktischer Wink für die Aerzte im Felde hier am Platze sein. Aus der an und für sich guten, antiekzematösen Diachylon-Salbe Hebra's lässt sich eine Paste nicht herstellen, wohl aber aus der Zinksalbe Wilson's, und zwar einfach durch Hinzufügen von je 10 pCt. Schwefel und Kreide. Die Vorschrift würde also lauten:
Sulfuris dep. 10,0
Calcii carbonici 10,0
Ungt. Zinci 80,0
M. S. Pasta Zinci et Cretae sulfurata.

Je weniger zur Zeit und je öfter man diese Paste aufträgt, um so besser. Ist sie in der Kruke etwas eingetrocknet, so geben ihr ein paar Tropfen Wasser die richtige Konsistenz. Auch wo die Haut empfindlich ist, wie bei feuchten Ekzemen der Inguinalgegend, des Halses, des Gesichts, macht man die Haut vorher nass oder gibt einige Tropfen Wasser auf die Paste.

Die viel gebrauchte Borsalbe allein heilt keine echten Ekzeme, d. i.: Kokkenkrankheiten. Aber wer daran gewöhnt ist, sie zu verschreiben, kann aus ihr eine Ekzempaste durch Zusatz von Zinkoxyd, Kreide und Schwefel machen:
Zinci oxydati 10,0
Sulf. depurati 10,0
Calcii carbon. 10,0
Ungt. borici 70,0
M.

Gegenüber den Ekzemkokken versagt aber nicht bloss die Borsalbe, sondern jedes gewöhnliche Antiseptikum. Dagegen sterben diese ab unter dem Einfluss von eintrocknenden und reduzierenden Mitteln. Eintrocknend sind Zinkoxyd, Schwefel und Kreide, reduzierend ist der Schwefel. Gleichzeitig wirken dieselben Mittel eintrocknend auf die seröse Exsudation; Zinkoxyd und Kreide ausserdem durch ihre stark basische Eigenschaft auch heilend auf die Symptome des Schmerzes, der Hyperämie und der Entzündung. Mit Tötung der Ekzemkokken und Beseitigung der Entzündung verschwindet aber auch das Jucken der Ekzeme, das unangenehmste ihrer Symptome. Es ist daher nicht gerade nötig, der Zinkschwefelkreidepaste noch ein Antipruriginosum wie Teer hinzuzusetzen, welcher übrigens in den Feldapotheken auch fehlt. Immerhin ist ein Zusatz von 1 pCt. Karbol oder Kreosot zu der Zinkschwefelkreidepaste als juckstillendes und desinfizierendes Mittel häufig von Vorteil.

Da jetzt im Felde viel gegen Pocken vakziniert wird, möchte ich noch darauf hinweisen, dass die Zinkschwefelkreidepaste auch, frühzeitig angewandt, die sogenannten Impferysipele verhütet. Man bestreicht die Impfgegend, sowie die Bläschen sich zeigen und das Impfresultat gesichert ist. Die Impfpusteln trocknen dann rascher ein, ohne dass die Wirkung im mindesten beeinträchtigt wird. Aber Erythem und Oedem bleiben aus und der ganze Hautprozess wird abgekürzt. Eine Bindenbedeckung ist unnötig.

VI. Trockne Ekzeme.

Von trockenen Ekzemen kommen in der kalten Jahreszeit schwielige (kallöse) Ekzeme der unbedeckt getragenen Körperteile, besonders der Hände, Vorderarme, des Gesichts und Halses in Betracht, in der warmen Jahreszeit bei schwitzender Haut die gelbrötlichen, fettig schuppenden Flecke des **seborrhoischen Ekzems** an Brust, Bauch, Hals und Armen, seltener Gesicht und Beinen. Was für die ersteren die **Hebra'sche Salbe**, sind für die letzteren die im vorigen Kapitel genannten **Zinkschwefelkreidepasten**.

Die **kallösen Ekzeme** müssen deshalb mit oxydierenden Mitteln behandelt werden, weil die sie auszeichnende **Verdickung der Hornschicht** eine sauerstoffarme, schwer durchdringliche Membran darstellt. Reduzierende und eintrocknende Mittel prallen hier ab; die Hebra'sche Salbe dagegen, in welcher das ölsaure Bleioxyd nachweislich oxydiert, dringt ein, erweicht die Hornschicht und heilt das Ekzem. Wo Hebra'sche Salbe fehlt, kann man eine ähnliche erweichende Salbe aus **Wasser aufnehmenden Fetten** und Glyzerin oder Chlorkalziumlösung herstellen:

Lanolini 60,0   Eucerini anhydrici 50,0
Perkaglycerini 40,0   oder   Sol. calcii chlorati 50,0
M.   M.

Auch die Oxydationskraft der Hebra'schen Salbe kann man ersetzen durch Zusatz von etwas Wasserstoffsuperoxyd zu einem derartigen Fette:

Hydrogenii peroxydati soluti 2,0—5,0
Eucerini anhydrici ad 100
M.

Eine besondere Erwähnung unter den trocknen Ekzemen verdient die garnicht so seltene Kombination von Ichthyosis, die seit der Kinderzeit besteht, mit Ekzem. Die Ichthyotischen werden natürlich als kriegsverwendungsfähig an die Front geschickt, auch wenn sie früher an Ekzemen gelitten haben. Es ist nun aber die Regel, dass solche Leute im Felde bald wieder an Ekzem erkranken, gewöhnlich an Gesichts- und Handekzemen. Man kann dem vorbeugen, wenn man ihnen das Waschen von Gesicht und Händen untersagt und sie diese Teile der Haut nur mit Euceringlyzerin

Eucerini anhydrici 50,0
Glycerini (Perkaglycerini oder Sol. CaCl$_2$) 50,0
M.

einfetten und reinigen lässt. Als juckstillendes Mittel wäre ein Zusatz von Teer vortrefflich; die Feldapotheke kann statt dessen die Wirkung der Hebraschen Salbe oder der genannten erweichenden Ersatzmittel durch einen Zusatz von 2 pCt. Salizylsäure oder 1 pCt. Karbolsäure (Kreosot oder Perubalsam) verstärken. Eine sehr wichtige Regel bei diesen kallösen Ekzemen ist das Vermeiden von Waschen und Seifen, besonders an Händen und Gesicht, Prozeduren, die ja im Kriege ohnedies häufig fortfallen. Man schmiert die Hautstellen so oft wie möglich ein, trägt Handschuhe und Kopfkappen und reinigt nur durch Abwischen.

Für die bunten Flecke des seborrhoischen Ekzems im Sommer ist in leichten Fällen die Zinkschwefelkreidepaste ein Spezifikum. Bei diesen trockenpapulösen Ekzemen kann auch gewaschen und gebadet werden. Es gibt aber auch hartnäckigere Formen, bei denen die Papeln derber sind, denen der Psoriasis ähnlich sehen und auf Schwefel nicht sofort verschwinden. Für diese seborrhoischen Formen, sowie für alle sonstigen Ekzemflecke und Ekzemflächen, welche sich hart und trocken anfühlen, ohne grade eine schwielig verdickte Hornschicht zu zeigen, welche graugelblich bis graubräunlich gefärbt und feinschuppig sind und periodisch mehr oder minder stark jucken, also überhaupt für die grosse Masse aller trocknen Ekzeme sind Zinkoxyd und Schwefel, unsere gewöhnlichen Trockenmittel, kontraindiziert. Hier hat sich seit 30 Jahren das Unguentum Resorcini compositum bewährt, welches in jeder Feldapotheke hergestellt werden kann:

Resorcini, Ichthyoli ana 5,0
Acidi salicylici 2,0
Ung. neutralis ad 100,0
M.S. Ung. Resorcini comp.

Das Ichthyol ist wesentlich bei der guten Wirkung beteiligt, kann aber, wo die bräunliche Farbe der Salbe anstössig sein sollte, z. B. an Gesicht und Händen, zur Not auch fortfallen, die Salizylsäure aber nicht.

Heilen auch hierunter die trocknen Ekzeme nicht vollständig ab, so müssen die hartnäckigen Reste, gesondert für sich, mit einem wasserunlöslichen Chrysarobinfirnis betupft werden, z. B.:

Chrysarobini 1,0
Traumaticini (oder Kollodium, Mastisol, Taffonal) 20,0
M.

Um einen derartigen Firnis anzuwenden, ergreift man ein sehr kleines Wattefläumchen mit linkem Daumen und Zeigefinger und dreht dasselbe unter Hineinstecken eines Zündholzes oder sonstigen Hölzchens zu einem kleinen, festen Wattetampon zusammen, der in den Firnis eingetaucht, zum Bestreichen der Flecke dient und dann fortgeworfen wird. Ueber diese rasch eingetrockneten Firnisflecke wird dann die Hebra'sche Salbe oder eines der oben genannten Ersatzmittel oder auch das Unguentum Resorcini compositum mit der Hand eingerieben. Die Firnissung wird wiederholt, wenn das erste Häutchen sich gelöst hat und der Ekzemfleck noch nicht geheilt ist. Die Einsalbung über dem Firnis verhütet Reizungen und **unliebsames Fortschreiten des Ekzems**. Auf diese Weise kann man sogar Handekzeme ambulatorisch heilen, wobei es sehr zu statten kommt, dass im Felde immer Handschuhe getragen werden können.

VII. Blepharitis ciliaris, ein Ekzem.

Dass blasse oder gerötete schuppende Flecke am behaarten Kopfe als Schlupfwinkel des Ekzems und Ausgangspunkte neuer Ekzemausbrüche zu betrachten und demgemäss zu behandeln sind, ist eine Wahrheit, die allmählich in das Bewusstsein der Aerzte eingedrungen ist. Dass aber eine umschriebene, unscheinbare Affektion des Lidrandes, die mit festhaftenden Schuppen oder Krüstchen an den Ausgängen der Haarbälge der Zilien einhergeht, garnicht anders zu bewerten ist, entzieht sich heute noch dem Bewusstsein der meisten Aerzte, da sie einen Sondernamen trägt: **Blepharitis ciliaris** und damit, weitab vom Gebiete der Flechten, der augenärztlichen Sorge ausschliesslich anheimzufallen scheint.

Wohl macht die innige Beziehung der Blepharitis ciliaris zur Konjunktivitis ihren Charakter als „Hautkatarrh" der Lidränder gelegentlich deutlich genug, aber nur selten zieht der Arzt bei dieser so häufigen Kombination den Schluss, dass nach Abklingen einer neuen akuten Konjunktivitis die zurückbleibende, ebenso dauerhafte wie umschriebene Schuppenbildung am Lidrande als das wesentliche und mit allen Mitteln zu bekämpfende Uebel, als der „Schlupfwinkel" des Augenkatarrhs zu betrachten sei.

Viel schlagender tritt diese Beziehung hervor in den Fällen, die, ohne im übrigen sich anders zu verhalten, deswegen zum Dermatologen kommen, weil sich an die von Zeit zu Zeit aufflackernde Konjunktivitis eine Rhinitis chronica anschliesst und an die akuten Verschlimmerungen dieses Nasenschleimhautkatarrhs ein regelrechtes Ekzem des Gesichtes. Diese Tetrade: **Blepharitis ciliaris, Conjunctivitis, Rhinitis, Ekzema faciei** spricht eine jedem verständliche Sprache. Sie war im Frieden immer schon vorhanden, besonders bei Kindern, denen man dann in Anlehnung an veraltete Vorstellungen einen „skrophulösen Habitus" zuschrieb. Sie scheint sich jetzt im Kriege häufiger auch bei Erwachsenen auszubilden; wahrscheinlich spielen die stärkeren Einflüsse der Witterung, heftiger Wind,

Staub, vielleicht auch ein Uebermass des Rauchens dabei eine provokatorische Rolle.

Nachdem bei zweckmässigem Verhalten der akute Katarrh der Bindehaut, Nasenschleimhaut und Gesichtshaut abgeklungen, scheint alles in Ordnung zu sein. Nur an einer umschriebenen Stelle haften in geschützter Stellung die Ekzemkokken, die Ursache der ganzen Tetrade, an den Wurzeln der Zilien. An dieses Wenige von Blepharitis ciliaris hat sich der Patient und seine Umgebung so gewöhnt, dass er deshalb den Augenarzt nicht bemüht. Diese feinen Schuppenhügel scheinen zu seinem normalen Dasein zu gehören, genau so wie die Meisten glauben: „Etwas Kopfschuppen hat ja Jeder".

Aber die Ekzemkokken denken anders. Bei jedem starken Reize, der auf die Bindehaut des Auges ausgeübt wird, brechen sie aus ihren Unterständen wieder hervor und sofort wird der bis dahin latente Katarrh offenbar.

Blepharitis ciliaris ist also eine ständige Ekzemgefahr. Sie würde wohl öfter behandelt und beseitigt werden, wenn das so leicht wäre.

Angenommen, man habe es mit der häufigsten Kombination: Blepharitis ciliaris + Konjunktivitis zu tun, so hat man drei Indikationen zu erfüllen.

Gegen die Konjunktivitis, sofern sie bereits längere Zeit besteht, helfen die Zinksalze gewöhnlich nicht so gut wie das oxydierte Pyrogallol, das Pyraloxin*). Dasselbe muss in Boraxwasser gelöst werden und erhält zweckmässiger Weise einen Zusatz von Suprarenin:

    Pyraloxini 0,05
    Sol. Suprarenini (1°/₀₀) 1,0
    Aq. boracis ad 20,0
    M.S. Augentropfen, mehrmals täglich einzutropfen.

Die Rötung, Schwellung und Krustenbildung der Lidkante, das Ekzem erfordert eine täglich, hauptsächlich Nachts vorgenommene Einsalbung mit einer ekzemheilenden, das Auge nicht reizenden Salbe. Hier hat sich besonders Noviform, ein Tetrabrombrenzkatechinwismut, bewährt, das ich auf Empfehlung von Kollege Deutschmann in letzter Zeit ausschliesslich benutze:

    Noviform 1,0
    Eucerini anhydrici ad 25,0
    M.

Wo dieses fehlt, kann auch eine Zink-Ichthyol- oder Zink-Resorzin-Salbe denselben Dienst leisten, z. B.:

    Zinci oxydati 1,0
    Ichthyoli (Resorcini) 0,5
    Sol. Suprarenini (1°/₀₀) 0,5
    Eucerini anhydrici ad 25,0
    M.

---

*) Dargestellt durch die Schwanapotheke, Hamburg.

Die in die Tiefe der Haarbälge eingedrungenen Ekzemkokken erreicht und vernichtet aber eine jeden oder jeden zweiten Tag ausserdem vorgenommene Pinselung des Lidrandes mit Spiritus Argenti:

Argenti nitrici 1,0
Aq. destill. 2,0
Spir. aetheris nitrosi 17,0
M.S. Spiritus argenti.

Durch den Spiritus aetheris nitrosi wird der Höllenstein nicht reduziert, wie durch gewöhnlichen Aethyl-Alkohol. Die Lösung dringt daher unzersetzt bis auf den Grund der Haarbälge und desinfiziert dieselben gründlich. Erst diese auf die Heilung des Oberflächenekzems unmittelbar folgende Aetzung der Lidkante heilt die Blepharitis ciliaris endgültig.

VIII. Psoriasis.

In diesem Kriege macht eine Psoriasis, auch wenn sie ziemlich ausgedehnt ist, nicht wie sonst diensttauglich. Und weshalb sollte sie es auch, da sie das Allgemeinbefinden nicht stört, meistens nicht juckt und für die Umgebung nur dann lästig wird, wenn Gesicht und Hände in stärkerer Weise befallen werden.

Gerade deshalb werden im Laufe des Krieges immer mehr Fälle vorkommen, in denen früher gutartige Psoriasisfälle zur Kenntnis des Arztes kommen, entweder weil dieselben zu sehr sichtbar werden, z. B. sich unter dem Einfluss des Helms vom behaarten Kopf über das Gesicht verbreiten oder stärker zu jucken anfangen.

Es kann natürlich nicht die Rede davon sein, an der Front eine grössere Psoriasiskur einzuleiten. Es wird sich immer nur darum handeln, so rasch wie möglich und mit den einfachsten Mitteln die Affektion einzudämmen und in Schach zu halten. Jeder Arzt wird unter solchen Umständen instinktiv zur weissen Präzipitatsalbe äusserlich und Arsenik innerlich greifen und damit auch in leichteren Fällen, insbesondere an Händen und Gesicht, Erfolg haben. Aber nicht in allen und nie, wenn die Psoriasis rasche Fortschritte macht. Da wäre es nun sehr zweckdienlich, wenn die Feldapotheke Pyrogallol oder wenigstens den unschuldigen und billigen Steinkohlenteer führte; aber man muss sich ohne die gegebenen Mittel begnügen. v. Fick empfiehlt, um den Fortschritt der Psoriasis aufzuhalten, wo Teer nicht zu Gebote steht, die Einreibung einer 10 proz. Schwefelvaseline und lässt so häufig, als es angeht, baden. Immerhin enthält die Feldapotheke Chrysarobin und offenbar nur zum Zwecke der Psoriasisbehandlung. Da gilt es, dieses vortreffliche, aber auch sehr kräftige Mittel in einer dem Felddienst angepassten, zugleich unschädlichen und wirksamen Form anzuwenden.

Die erste Regel bei der Anwendung von Chrysarobin im Felde muss sein, dass die gesunde Haut der Umgebung unter keinen Umständen gereizt werden darf. Nicht bloss der Schmerzen wegen, sondern hauptsächlich wegen der Gefahr der Ausbreitung. Deshalb sind im Felde Chrysarobin-

salben im allgemeinen nicht zu empfehlen, da ihre Wirkung leicht über
Das Ziel hinausschiesst, wohl aber wasserunlösliche Chrysarobinfirnisse.
Diese beschränken die Chrysarobinwirkung genau auf die psoriatischen
Flecke, auch wenn man, was sehr vorteilhaft ist, über sie hinweg die Haut
mit milden Fettsalben einreibt, welche den Zweck haben, die Weiteraus-
breitung der Psoriasis auf die gesunde Umgebung zu verhüten oder dieselbe einzudämmen, wo sie bereits begonnen hat.

Sehen wir zunächst vom Gesicht und behaarten Kopf ab, so werden
die Psoriasisflecke des ganzen übrigen Körpers, einschliesslich der Hände,
mit Chrysarobinfirnis eingepinselt. Wo die Hornschicht schon normaler
Weise stark verdickt und trocken ist, wie an Knieen und Ellbogen, dient
ein verstärkter Firnis demselben Zwecke, z. B.:

    Chrysarobini
    Olei Terebinthinae
    Acidi salicylici ana 2,0
    Collodii (s. Traumaticini) ad 20,0
  M.S. Pinsel im Kork.

Hierin ersetzt das oxydierende Terpentinöl die an jenen Orten fehlende
Oelsäure der Hornschicht, welche zur Entfaltung der Chrysarobinwirkung
nötig ist, während der Zusatz der Salizylsäure die Ablösung der Schuppen
bewirkt.

Ist der Firnis ganz trocken, so streicht man mit der Hand Hebra'sche
Salbe oder eines der im vorigen Kapitel genannten Ersatzmittel leicht darüber, zur Verhütung einer sich bildenden Dermatitis und zur raschen Ablösung der Schuppen. Denn diese stark oxydierenden Salben oxydieren
schon an der Oberfläche das goldgelbe Chrysarobin unter Braunfärbung
bis zur Unschädlichkeit und machen gleichzeitig die Hornschicht der gesunden Umgebung geschmeidig und glatt und daher ungeeignet zur An-
siedelung neuer Psoriasiskeime.

Ist aber das Unglück schon geschehen und zwischen den alten Psoriasis-
flecken eine Aussaat von kleinsten schuppigen oder roten Psoriasispünktchen
aufgetreten, dann haben die stark oxydierenden Salben als Schutzmittel
keinen Sinn mehr. Man lässt dann am besten auch an den alten Flecken
das Chrysarobin ganz weg und bedeckt die Haut, soweit sie befallen und
gefährdet ist, mit der Pasta Zinci et Cretae sulfurata (siehe S. 8). Diesen aus-
trocknenden und anämisierenden Anstrich überlässt man dem spontanen Abfall
und flickt ihn nur täglich aus, bis Gelegenheit zu einem Bade gegeben ist.
Hat man es aber nicht mit diesen gefährlichen, weil rasch um sich greifenden
Fällen zu tun, so besichtigt man die Haut alle 24—48 Stunden und er-
neut die Chrysarobinkollodiumhäutchen, wo sie sich ablösen, bis die betreffenden Stellen geheilt sind. Auch für Psoriasis der Hände ist wegen
der dicken Hornschicht die Kombination von Chrysarobinfirnis und Hebra-
scher Salbe zu empfehlen; nur müssen beständig Handschuhe getragen
werden, um die Berührung der Augen mit dem Chrysarobin der Hände zu
verhindern.

Für Gesicht und den (kurz geschorenen) Kopf dient folgende Vorschrift:
Ung. pracc. albi 45,0
Sulfuris 5,0
M.

Für letzte, hartnäckige Reste, aber auch nur für diese, empfehle ich genaue Einpinselung der betreffenden Stellen mit Jodtinktur und darauf folgendes Einreiben von:
Ung. pracc. albi 48,0
Chrysarobini 2,0
M.

Das stark reizende Jodquecksilber bildet sich nur an den mit Jod eingepinselten Stellen, an denen dadurch das Chrysarobin besser angreift, während die umliegende Haut geschont wird.

IX. Krätze (siehe auch Skabies).

Im Frieden pflegen wir anzunehmen, dass sich Krätze nur beim Zusammenschlafen im selben Bette überträgt und Ansteckungen „im Eisenbahnwagen" oder „im Klosett" nicht vorkommen. Es wäre nicht ohne Interesse, jetzt im Kriege von den Aerzten an der Front zu erfahren, ob auch in den Schützengräben kleine Skabiesepidemien vorkommen, wo der gewöhnliche zweigeschlechtliche Uebertragungsmodus ausgeschlossen ist. In den Reservelazaretten ist jedenfalls nach den mir gewordenen Berichten die Zahl der Krätzekranken gar nicht gering, so dass einige Ratschläge willkommen sein dürften.

Die Krätzemilben lassen sich viel einfacher töten, als die meisten Aerzte nach den von ihnen verschriebenen Massen von Perubalsam anzunehmen scheinen. Wenn irgendwo im Kriege gespart werden kann, so hier. Vor allem sind die Fälle von reiner Krätze therapeutisch streng zu scheiden von den viel häufigeren Fällen, wo die Diagnose lauten muss: Krätze+Ekzem.

„Rein" ist ein Krätzefall nur im Anfange, in den ersten Tagen der Ansteckung, wenn die weiblichen Milben den Körper absuchen, um sich an ihren Prädilektionsstellen (Fingerfalten, Handgelenke, Achselfalten, Genitalien, Druckstellen usw.) einzugraben. Bei sehr reinlichen Individuen, die viel baden und die Hände oft waschen, kann der Fall noch länger, selbst Wochen und Monate so bleiben. Im Kriege ist das ausgeschlossen. Sehr rasch gesellt sich zur Krätze ein Ekzem, indem die Fingernägel die Gänge zerkratzen und mit Ekzemkokken, zumeist von Schuppen des Haarbodens aus, infizieren. Bei noch grösserer Unreinlichkeit, z. B. bei unserer Gassenjugend, werden dann noch regelmässig Eiterkokken an denselben Stellen (Hände, Gelenke) eingeimpft, und es entsteht ein buntes Bild von Skabies, Ekzem, diversen Impetigoarten und Furunkeln, alles verbunden durch die Striemen der kratzenden Fingernägel. Diese komplizierten Skabiesbilder werden auch in den Kriegslazaretten wohl vorkommen. Bei diesen muss die Behandlung in erster Linie antiekzematös sein, und da genügt stets die Zinkschwefelkreidepaste (siehe S. 8). Diese wird zugleich antiskabiös dadurch, dass man je nach der Stärke des Falles 2 bis höchstens 5 pCt. Perubalsam zusetzt, also:

> Ung. Zinci ad 100,0
> Sulfuris dep., Calc. carbon. ana 10,0
> Balsami peruviani 2,0—5,0
> M.

Die Salbe wird zweimal oder dreimal täglich an allen infizierten Stellen eingerieben, bis nach wenigen Tagen Ekzem und Krätze zugleich geheilt sind. Einreibung mit reinem Perubalsam nach der alten Vorschrift von Burchard, was bei den jetzigen hohen Preisen des Balsams jedesmal das Entsetzen des Apothekers hervorruft, ist nicht bloss unnötig, sondern eine Qual für Patient und Umgebung und nicht einmal ausreichend für das sekundäre Ekzem und die Furunkulose. Ausserdem riecht das ganze Zimmer noch tagelang nach dieser Vergeudung. Man vergleiche übrigens die neue, viel billigere Behandlung mit Sagrotan und Zimtaldehyd (siehe Billige Verordnungen).

Die „reinen" Skabiesfälle sind noch viel einfacher zu behandeln. Hier verschreibt man nur: Sulfur depur. pulverisatum (Sherwell's Kur). Das Schwefelpulver wird nicht vom Wärter und nicht zwei bis dreimal täglich eingerieben, sondern vom Patienten selbst und überall dort, aber auch nur dort und sofort, wo es juckt, besonders also auch nachts im Bette. Die Anweisung heisst: statt zu kratzen, wird Schwefel eingerieben. Das hilft sofort, die Milben sterben ab, das Jucken hört auf und in 2, längstens 3 Tagen bereits ist die „reine Krätze" geheilt. Ist sie das nicht, so kann der Arzt sicher sein, dass der Patient aus irgendwelchen Gründen die Schwefeleinreibung lässig betrieben hat, und muss ihn dann in 24 Stunden viermal vom Wärter am ganzen Körper mit Schwefel einreiben lassen, womit die Kur beendet und die Haut dann freilich spröde ist.

Diese höchst einfache Schwefelkur der Skabies verdient im Kriege allseitige Beachtung, nicht bloss weil sie reinlicher und billiger als alle gebräuchlichen Kuren ist, sondern auch weil sie Fett spart. Schwefel als Pulver ist nämlich tödlicher für die Milben als in Salbenform.

X. Pseudoskabies.

Der Krieg hat eine Reihe von Hautkrankheiten ins Land gebracht, die zeitweise bei uns eine geradezu epidemische Ausbreitung gewannen, um dann wieder anderen Formen Platz zu machen. So zeigten die ersten Kriegsmonate 1914 bereits in unserer ärmeren Bevölkerung ein rasches Anwachsen aller gewöhnlichen Formen der kontagiösen Impetigo (Impetigo vulgaris, Impetigo circinata) wie auch ungewöhnlicher und ganz neuer Formen dieser Gruppe. In meinem Hamburger Beobachtungskreise sind die Impetigines aber seit Beginn des Jahres 1916 weit überholt durch eine eigentümliche neue, kontagiöse, juckende Hautaffektion, die zurzeit noch an Ausbreitung ständig gewinnt. Ursprünglich nur bei Kindern der ärmeren Klassen vorkommend, verbreitete sie sich allmählich auch unter den Erwachsenen derselben Familien und zeigt sich jetzt bereits sporadisch in der wohlhabenden Bevölkerung bei Patienten, die ihre Haut reinlich halten und pflegen.

Da es sich bei dieser Affektion um stark juckende, kleine Papeln und Bläschen handelt, die zunächst an Armen und Händen und gewöhnlich gleichzeitig bei mehreren Familienmitgliedern auftreten, da ferner die Haut von Kratzeffekten übersät ist und die Mütter von den Kindern berichten, dass ihre Juckanfälle hauptsächlich nachts auftreten, so lag anfangs die Annahme nahe, dass es sich um gewöhnliche Krätze handle. So wurden auch die ersten Fälle meiner Poliklinik gebucht und mit dieser Diagnose werden mir noch dauernd Fälle von anderen Kollegen zugewiesen. Die häufige Komplikation mit eingekratzten Ekzemen, Furunkeln, Impetigines usw. verschleierte bei den poliklinischen Fällen auch noch längere Zeit den wahren Sachverhalt, obgleich das Versagen der Balsamika und die völlige Abwesenheit deutlicher Milbengänge sehr bald den Verdacht rege machten, dass hier eine neue Dermatose vorliege.

Je mehr nun aber ältere Personen befallen wurden, die ein unkompliziertes, reineres Krankheitsbild aufwiesen, um so klarer trat auch der Unterschied gegenüber wahrer Krätze hervor.

Es handelt sich um allerkleinste Papeln, welche gruppenweise, meistens zuerst an der Streckseite der Vorderarme auftreten und von hier aus sich über den Handrücken verbreiten. Daselbst umsäumen sie häufig — ähnlich wie die Krätze — die Zwischenfingerfalten und bilden an der hier dickeren Hornschicht auch oft allerkleinste helle Bläschen und Reihen von solchen. Die Pulsgegend und überhaupt die Beugeseite von Vorderarmen und Handgelenk ist weniger befallen, und richtige, schwarz punktierte Milbengänge fehlen gänzlich, was gerade in der Gegend des Handgelenks und an den Zwischenfingerfalten besonders charakteristisch ist.

Von hier aus geht die weitere Verbreitung meistens auf die Oberarme, Schultern, Brust und Rückengegend über, oft mit Freilassung der bei Skabies fast regelmässig befallenen Achselfalten. Mit Vorliebe werden dann bei Frauen die Brüste und die Gürtelgegend, am Rücken die Kreuzbeingegend befallen. Weiter erstreckt sich das Auftreten der winzigen Papeln hinab auf die Innenseite der Ober- und Unterschenkel, wieder mit Freilassung der Genitalien. Auch beim Manne, wo die Affektion übrigens seltener aufzutreten und sich weniger am Körper auszubreiten scheint, bleiben Glans und Präputium, die Lieblingsplätze der Krätze, frei.

Die primären blassen Papelchen werden regelmässig durch Kratzen gerötet und zerstört, dadurch aber auch über den ganzen Körper weiterverbreitet. Setzt nun die Verimpfung von Ekzem- und Impetigokokken durch das Kratzen ein, so ist das ursprüngliche Bild bald verwischt und man muss sich an den negativen Ausfall der Suche nach Milbengängen halten.

Diese Mitteilung mag vorderhand genügen, um die Kollegen auf das neue Krankheitsbild aufmerksam zu machen und zu Mitteilungen von anderer Seite anzuregen. Untersuchungen über die bakteriologischen und histologischen Befunde sind zurzeit im Gange. Das Resultat derselben wird der neuen Affektion vielleicht eine mehr positive Benennung beizulegen gestatten als die ihr zunächst von mir gegebene Bezeichnung: Pseudoskabies, welche wenigstens den Vorteil hat, die Kollegen zu veranlassen, ihr Skabiesmaterial daraufhin zu sichten. Nun noch einige Worte über die Therapie.

Auch in dieser Beziehung verhält sich die neue Affektion ganz verschieden von der Krätze. Während Perubalsam und Styrax versagen und in manchen Fällen erst nach derartigen Kuren sich der wahre Charakter der juckenden Affektion entpuppt, hilft mit ziemlicher Sicherheit und ungemein rasch eine Einpinselung aller befallenen Stellen mit Sagrotan*). In meiner Poliklinik werden die Kinder der befallenen Familien mit einer 5 oder 10 prozentigen wässerigen Lösung dieser Substanz einige Tage hintereinander eingepinselt. Der heftige Juckreiz lässt sofort nach; schon die erste Nacht ist viel ruhiger und in wenigen Tagen sind die Primärefloreszenzen und die Kratzstellen abgeheilt. Auch auf die sekundären Ekzeme und Impetigines wirkt die Einpinselung sehr vorteilhaft. Die Einpinselung geschieht mit einem kräftigen Borstenpinsel, wobei die Flüssigkeit ein wenig schäumt. Man lässt sie eintrocknen. Ein Verband ist unnötig. Bei sehr empfindlicher Haut kann man bis auf 2 proz. Lösungen herunter-, bei schwieliger Haut der Erwachsenen auf 20 proz. Lösungen hinaufgehen. Da Sagrotan nach den Untersuchungen von Schottelius völlig ungiftig ist, so kann ohne Bedenken auch bei kleinen Kindern der ganze Körper eingeschäumt werden. Gegen Krätze hilft die Sagrotaneinschäumung nicht, nur gegen Pseudoskabies, Impetigines und viele Ekzeme.

XI. Pyodermie. — Impetigo Bockhart.

Von Kollegen im Felde werde ich auf die Schwierigkeit aufmerksam gemacht, der follikulären Eiterbläschen und -blasen (Pyodermie) bei universeller Ausbreitung derselben Herr zu werden; auch aus wohlorganisierten, heimischen Lazaretten kommt dieselbe Klage. Die Sache ist einfach, wenn zwei allgemein verbreitete, aber irrtümliche Anschauungen vorher als solche erkannt und berichtigt werden.

Zunächst ein klinisches Dogma, welches durch die Autorität des älteren Hebra Mitte des vorigen Jahrhunderts grossgezogen wurde, bis 1887 unbestrittene Geltung hatte und auch jetzt noch in dem zu vermeidenden, weil irreführenden Bequemlichkeitsbegriff: „impetiginöses" Ekzem (für borkiges oder krustöses Ekzem) deutlich nachklingt. Hebra rechnete alle eitrigen Bläschen und Borken auf eitrigem Grunde zum

---

*) Aus der Fabrik von Schülke & Mayr (A.-G.), Hamburg.

Ekzem; primäre Eiterblasen gab es — abgesehen von seiner Impetigo herpetiformis — für ihn nicht und damit auch keine vom Ekzem trennbare Eiterblasenkrankheit: Impetigo (Willan, Rayer).

Im Jahre 1887 aber zeigte Bockhart auf Grund von Impfexperimenten am eigenen Körper mit Reinkulturen von Eiterkokken, dass diese, ausser Furunkeln, eine selbständige, von vornherein eitrige Pustelerkrankung erzeugen, die wir jetzt: Impetigo staphylogenes oder Impetigo Bockhart nennen.

Zweitens ein bakteriologisches Dogma. In den 60er Jahren des vorigen Jahrhunderts lehrte der englische Dermatologe Tilbury Fox die „Impetigo contagiosa" kennen, einen ständigen Gast aller heutigen Kinderpolikliniken, die sich durch honiggelbe Krusten und Gruppen solcher auszeichnet; diese sind serofibrinöser Natur und entstehen nicht aus primären Eiterblasen, wie die Bockhart'sche Impetigo. Fox wählte den Namen Impetigo contagiosa, um seine Krankheit vom „nicht kontagiösen" Ekzem abzugrenzen und ohne zu ahnen, dass viele andere inokulable Blasenerkrankungen der Haut sich zu der seinigen hinzugesellen würden. Diese unterscheiden sich alle vom Ekzem durch die umschriebene Blasen- und Krustenbildung ohne diffuse Ausbreitung, sowie durch leichtere Inokulabilität, sind unter sich aber wieder histologisch und bakteriologisch sehr verschieden. Da mithin die Kontagiosität als ein Gattungscharakter der ganzen Gruppe angesehen werden muss, nennen wir die Fox'sche Impetigo als die allerhäufigste jetzt lieber: Impetigo vulgaris. Das bakteriologische Dogma nun, welches sich der ganzen Impetigogruppe (wie übrigens auch der Ekzemgruppe) an die Fersen geheftet hat, ist das Bequemlichkeitsdogma: Alle diese Impetigines seien durch dieselben gelben und weissen Eiterkokken oder durch Streptokokken (Sabouraud) bedingt, obwohl Klinik und Histologie das Gegenteil beweisen. Unwillkürlich überträgt nun der heutige praktische Arzt, dem bisher die Impetigo vulgaris (Impetigo contagiosa Fox) allein ein geläufiges Krankheitsbild geworden ist, Diagnose, Prognose und Therapie dieser Affektion auch auf die ihm weniger bekannten, aber ätiologisch für gleichwertig gehaltenen anderen Impetigoarten. Daher die weitgehende Unbekanntschaft mit der ernsten Bockhart'schen Eiter-Impetigo und ihre häufige Verwechslung mit der harmlosen Fox'schen Impetigo.

Die letztere aber ist eine stets oberflächlich bleibende, unschuldige Affektion, die Bockhart'sche Impetigo beherbergt die echten Eiterkokken und führt daher leicht zur Furunkulose und leider auch hin und wieder zur Sepsis. Bei jener sieht man anfangs nur selten ein seröses Bläschen, sondern meist einen roten Fleck und dann bald eine dicke, fibrinöse, honiggelbe Kruste, bei dieser hebt ein reiner Eitertropfen rasch die Hornschicht halbkuglig zu einer einkämmerigen, nicht gedellten, gelben oder gelbgrünen Blase hervor, die einige Tage stehen bleibt und dann zu einer braunen Kruste eintrocknet. Bei jener platzen die Blasen rasch und das gerinnende Sekret verklebt die Haare (an Kinderköpfen) zu dicken, harten

Borken. Bei dieser ziehen sich die Blasen an den grösseren Haaren (der Extremitäten Erwachsener) zeltartig in die Höhe, ohne zu platzen und Gerinnungsprodukte auf die Haut zu setzen. Jene besitzt eine typische Lokalisation an der feuchtgehaltenen Haut der Kinder (um Nase, Mund und Augen). Diese hat keine typische Lokalisation, aber als gewöhnlichen Ausgangspunkt einen vernachlässigten Furunkel, eine eiternde Wunde oder ein Geschwür. Von diesen Eiterkokkenherden aus wird die Bockhart'sche Impetigo entweder langsam durch den kratzenden Nagel oder rasch durch feuchte Verbände, Breiumschläge, durch Einpackungen und Abreibungen der Haut, durch reibende Verbandstücke, ja selbst schon durch unvorsichtiges Trockenreiben nach dem Bade über den Körper verbreitet. Das ist die Entstehungsweise der meisten echten Pyodermien (= generalisierten Fällen von Bockhart's Impetigo).

Im Gegensatz zur Impetigo vulgaris ist die Bockhart'sche Impetigo in Friedenszeiten ein seltenes Ereignis, selbst für den Dermatologen. Die eben geschilderte Art der Entstehung macht es aber begreiflich, dass sie jetzt plötzlich im Kriege sehr häufig vorkommt und unter den langdauernden, unreinlichen Verhältnissen des Stellungskrieges geradezu gezüchtet wird. Dazu kommt, dass die meisten Aerzte im Frieden ihre Bekanntschaft nicht gemacht haben und daher die leicht zu beseitigenden Anfänge nach Analogie der Impetigo vulgaris für harmloser halten, als sie es in Wirklichkeit sind, und eine Behandlung daher meist unterbleibt.

Das Wichtigste aber ist gerade die Prophylaxe. Keine echte Eitererkrankung der Haut, kein isolierter Furunkel, kein Panaritium usw. ist leicht zu nehmen. Haben solche Affektionen einige Zeit bestanden, so sind die benachbarten, anscheinend gesunden Haarbälge stets mit echten Eiterkokken versorgt, die bei geeigneter Gelegenheit staphylogene Impetigines oder Furunkel liefern. Diese müssen also mit kokkentötenden Deckmitteln von der übrigen Haut isoliert werden. Im Frieden brauchten wir dazu früher Auftupfen von Acid. carbolicum liq. oder purem Ichthyol, Aufkleben von Quecksilber-Karbol-Guttaplast oder Ichthyol-Guttaplast, neuerdings Einpinseln von Sagrotan. Ein Kollege rühmt mir aus dem Felde hierfür das einfache Aufpinseln von Mastisol, die Mehrzahl aber die mit Jodtinktur (vgl. hierüber das betreffende Kapitel über Jodtinktur). Dieses sind vorläufige Maassnahmen auf dem Marsche und an der Front.

Kommt eine ausgebreitete Pyodermie in das Lazarett, so muss sofort radikal verfahren werden. Nachdem sämtliche Eiterblasen geöffnet sind, wird der ganze Körper lange und gründlich abgeseift, wozu jede Seife, besonders jede Schmierseife sich eignet. Von medikamentösen Seifen würden, falls sie erreichbar sind, Ichthyolseife, Afridolseife und Schwefelseife zu empfehlen sein, nur nicht die Follikulitiden erzeugende und hier am wenigsten geeignete Teerseife. Diese gründlichen Abseifungen würden bei den Blasen der eitrigen Impetigo nicht so vorteilhaft und überhaupt nicht ratsam sein, wenn dieselben ekzematöser Natur wären. Im Gegensatz zum Ekzem ist aber bei allen Impetigines die sie umgebende Haut normal. Alle durch das Abseifen ihrer Hornschicht beraubten Impetigines werden sodann samt ihrer Umgebung mit einer Zink-Schwefel-Kreide-Paste*) bedeckt. Wo die sonst weich und schmerzlos anzufühlenden Impetigopusteln aber einen grösseren Entzündungshof und beim Druck Härte und Schmerzen erkennen lassen, ist es bereits durch Hinabsteigen der Kokken in den Lanugohaarbalg zur Entstehung einer Folliculitis staphylogenes gekommen. Dann macht man am besten den heissen Einstich (siehe S. 1), ebenso dort, wo schon richtige Furunkel entstanden sind oder man bepinselt die betreffenden Stellen zweimal täglich mit Jodtinktur, ehe die Paste aufgetragen wird.

Bleibt der Patient im Bett, so genügt die Bedeckung mit der hart werdenden Kreidepaste. Ist die Behandlung ambulatorisch, so ist es ratsam, unmittelbar nach Auftragen der noch weichen Paste die Arme und Beine wenigstens mit Mullbinden einzubinden; denn es muss bei der Bockhart'schen Impetigo die Reibung zwischen Haut und Zeug durchaus vermieden werden, wenn man Rezidive verhindern will. Wird nach mehreren Tagen der Verband unter Abbaden und -seifen erneuert, so ist aus demselben Grunde das Abtrocknen vorsichtig und nicht etwa durch Reiben mit dem Handtuch zu bewerkstelligen. Länger dauernde feuchte Umschläge, welche die Hornschicht mazerieren, sind ebenso zu vermeiden wie alle mechanischen Schädigungen der Hornschicht (anhaltender Druck, Reiben, Kratzen).

XII. Erysipel.

1884 führte ich das Ichthyol in die innere Medizin und Dermatologie ein, und schon im nächsten Jahre empfahl Nussbaum es gegen Erysipel. In diesen 30 Jahren ist das Ichthyol das wichtigste, ja wohl das allein sichere, äussere Mittel gegen Erysipel geblieben und tausendfältig erprobt worden. Ich möchte aber zum Besten unserer Krieger wieder einmal daran erinnern, dass wir in einem anderen Ammoniaksalze und im Ammoniak selbst ein nahezu ebenso sicheres inneres Mittel gegen Erysipel besitzen wie im ichthyolsulfonsauren Ammoniak äusserlich. Diese Empfehlung rührt ursprünglich von Wilkinson her und wurde von Roth (Eutin) etwa zur Zeit, als Fehleisen den Streptokokkus des Erysipels entdeckte, sehr warm empfohlen. Am besten gibt man:

>Ammon. carbonici 5,0
>Liq. ammon. anisati 5,0
>Aquae ad 200,0
>Sir. simpl. 20,0
>M. S. Esslöffelweise stündlich bis zweistündlich.

---

*) Der empfohlene Zusatz von Terpentinöl ist gut, schmerzt aber unter diesen Umständen.

Dieses Mittel sollte also stets sofort gegeben werden. Für die gleichzeitige äusserliche Anwendung des Ichthyols ist die Auftragung des reinen Mittels auf die Haut und die Bedeckung mit Watte die beliebteste Form; aber sie ist wenig sparsam und etwas umständlich. Ebenso wirksam und weniger kostspielig ist die der Ichthyoltinktur.

So nenne ich eine leichtflüssige 50 proz. Ichthyolmischung, welche überall im Felde hergestellt werden kann. Sie hat die Formel:

>   Ichthyoli 25,0
>   Xyloli 20,0
>   Alkohol absolut. 5,0
> M.S. Vor dem Gebrauche umschütteln.

Dieselbe wird mittelst Borsten- oder Wattepinsels auf die Haut gestrichen, wo sie sofort eintrocknet und einen geschmeidigen braunen Firnis hinterlässt. Derselbe klebt nicht, kann aber noch mit Talkum oder Kieselgur eingepudert werden, was für den Patienten angenehm ist.

Stets muss die Ichthyoldecke eine Handbreit über die äusserste Grenze des Erysipels hinüber auf die gesunde Haut reichen, und wo die Grenze vom wandernden Erysipel dennoch irgendwo überschritten wird, sofort ergänzt werden. Auch das Gesicht kann so bedeckt werden und der vorher rasierte Kopf. Sehr rasch sinkt nach der Einpinselung das Fieber, das Allgemeinbefinden hebt sich und das schrankenlose Fortschreiten der Rötung hört auf.

Wo die Ichthyoldecke hart und unbequem wird, wischt man mit einem in warmes Wasser getauchten Wattebausch darüber und pudert die erweichte Decke von neuem ein. Man lässt nicht eher baden, als bis das Fieber geschwunden ist und das Fortkriechen der Rose vollständig aufgehört hat. Wo die Ichthyoldecke der braunen Färbung wegen, z. B. bei ambulanter Behandlung umschriebener Kopf- und Gesichtserysipele, nicht gewünscht wird, kann man nach dem Vorschlag von Kollege Burchard (Bückeburg) folgenden ebenfalls erprobten Firnis benutzen:

>   Acidi tannici 2,0
>   Spirit. q. s. ad solut.
>   Camphorae 2,0
>   Aetheris 8,0
> M.D.S. Pinsel im Kork. Feuergefährlich!
>   Vor dem Gebrauche umzuschütteln.

Derselbe darf nicht bei offenem Licht angewendet werden. Er ist mehrere Zentimeter breit über die erkrankte Stelle hinaus halbstündlich aufzupinseln, bis sich ein lackartiger Ueberzug gebildet hat, dann ein- bis zweistündlich. Der Lack trocknet rasch und klebt kaum, kann aber etwas eingepudert werden.

XIII. Jodtinktur bei Hautkrankheiten.

I.

Die offizinelle Jodtinktur als Mittel gegen Hautkrankheiten erfordert eine gesonderte Besprechung. Nicht etwa, weil sie den Gegenstand von Anfragen seitens der Kollegen im Felde gebildet hätte, sondern, im Gegenteil, weil im Laufe der Kriegsjahre in immer steigendem Maasse der daheimgebliebene Konsulent für Hautkrankheiten erfahren musste, dass mit diesem starken und handlichen Mittel die Mehrzahl aller Hautkrankheiten im Felde von Nichtdermatologen behandelt wird und kaum ein Hautpatient gelegentlich eines Urlaubs Hülfe nachsucht, welchem nicht schon zu irgend einer Zeit Jodtinktur gegen sein Leiden empfohlen war. Hatten wir denn früher alle geschlafen, dass wir die eminenten Vorzüge dieses Universalmittels nicht schon früher erkannt hatten?

Aus diesem Grunde erschien es mir geraten, an eine grössere Anzahl von Dermatologen und einige hervorragende Chirurgen, die im Felde stehen, einen diesbezüglichen Fragebogen zu versenden, welcher auch mit liebenswürdigster Bereitwilligkeit, für die ich hiermit meinen herzlichen Dank sage, beantwortet wurde. Diese Antworten ermöglichen es mir, einen kurzen Ueberblick über den gegenwärtigen Stand der Anwendungsmöglichkeiten zu geben, welche der Krieg für die bisher in der Dermatologie nur spärlich verwendete Jodtinktur neu und mit Recht geschaffen hat.

Jodtinktur ist ein Gemisch von Jod und Spiritus, und man darf bei ihrer Anwendung nie vergessen, dass diese beiden Stoffe ganz verschiedene, sich zum Teil widersprechende Eigenschaften besitzen.

Jod ist eines unserer besten Oxydationsmittel, welches als solches eine starke chemische Verwandtschaft zu allen reduzierenden Körpereiweissen besitzt. Auch die Oberhaut und die noch stärker reduzierende Hornschicht, auf welche die Jodtinktur meistens gepinselt wird, zeigen dieses kräftige Verbindungsstreben. Aber so energisch die erste Einwirkung konzentrierter alkoholischer Lösung auf die Hornschicht, so wenig dauerhaft ist sie. Das hängt zusammen mit der grossen Flüchtigkeit des Jods bei Körpertemperatur. Die jodierte Hornschicht ist daher ein Reservoir, welches längere Zeit Jod nach innen abgibt, ein Vorgang, dem wir die bekannte, altehrwürdige Anwendung der chronischen Jodaufpinselung bei tiefliegenden Entzündungsprozessen der Sehnenscheiden, Schleimbeutel und Gelenke verdanken. Jeder Arzt sollte bei Sektionen die Gelegenheit benutzen, sich ma- und mikroskopisch den Durchschnitt der Haut zu betrachten, welche solchergestalt lange unter Jodeinfluss gestanden hat. Er wird finden, dass die normalerweise blutarme Mittelschicht der Lederhaut auffallend blutreich, das darunter liegende Fettpolster aber atrophisch ist. Beides sind selbstverständliche Folgen der lange anhaltenden Oxydation durch Joddampf. Denn wie alle oxydierenden, anodischen und sauren Substanzen bewirkt Jod eine Hyperämie der Haut, was in der Subkutis gleichbedeutend ist mit einer Atrophie der Fettzellen.

Die jodierte Hornschicht bildet eine abgestorbene Hornschale, eine ausgedehnte Schuppe, welche lange haftet und kein Bestreben zeigt, sich von selbst, wie etwa eine salizylierte Schuppe abzustossen. Man kann nachträglich Alkalien oder gleichzeitig Salizylsäure brauchen, um die rasche Lösung der Jodschuppe zu bewirken. Jodtinktur ist also, weil sie „schält", noch kein Ersatz für Salizylsäure als allgemeines Schälmittel; sie gleicht in dieser Hinsicht vielmehr dem Resorzin, welches nur die blutreiche Gesichtshaut spontan abschält, nicht aber die anämische Haut der Extremitäten und des Rumpfes, an der die gebildete Resorzinschale lange haftet.

Jod besitzt ferner eine starke Verwandtschaft zu ungesättigten Fetten; dieselbe findet ja ihren zahlenmässigen Ausdruck in der „Jodzahl" der Fette. Die Haut aber ist die beständig rinnende Quelle eines der wichtigsten ungesättigten Fette, der Oelsäure. Oelsäure ist das Hauptprodukt der Knäueldrüsen in der Ruhe, wobei fast alles Hautwasser gleichzeitig als Dampf die Hornschicht langsam aber stetig passiert, während sich der arbeitende Körper beim Schwitzen von seinem Ueberschuss an Wasser durch dieselben Knäueldrüsen rasch und in flüssiger Form befreit. Von dieser Fettquelle kann sich jeder leicht selbst überzeugen, wenn er seine Hohlhände, welche bekanntlich nur Knäueldrüsen und keine Talgdrüsen besitzen, durch Seife, Aether, Benzin oder dgl. von allem anhaftenden Fett säubert und dann einen Tropfen Rongalitweiss (Hollborn, Leipzig) darauf bringt; derselbe bleibt ungefärbt. Bringt man aber einige Minuten später, ohne etwas angerührt zu haben, wieder einen Tropfen Rongalitweiss auf die Hohlhand, so ist sie schon wieder bedeckt mit einem feinen Ueberzuge von Oelsäure, und der Tropfen färbt sich daher sofort dunkelblau durch die Oxydationskraft der Oelsäure. Denn ebenso wie die ungesättigte Oelsäure sich gerne mit Jod verbindet, nimmt sie an der ungesättigten Stelle ihres Moleküls auch Luftsauerstoff ($O=O$) auf und verwandelt ihn in aktiven Sauerstoff ($-O-O-$), d. h. sie gibt einen Teil desselben leicht wieder an reduzierende Körper, wie Rongalitweiss, ab. Die Oelsäure gelangt aber durch die Knäueldrüsen — ebenso übrigens auch durch die Talgdrüsen — nicht nur auf die Oberfläche der Haut, sondern durchdringt auch vom subkutanen Fettgewebe her bis zur verhornten Oberhaut die ganze Dicke der Haut in geringerer oder grösserer Menge, wie jeder Gefrierschnitt der Haut, der nicht mit Alkohol und Zelloidin in Berührung war, zeigt.*) Das von der jodierten Hornschicht nach innen abdunstende Jod hat also Gelegenheit, sich auch innerhalb der Haut mit Oelsäure zu sättigen, und tut dieses um so lieber, als hier die Haupteiweisssubstanz, das Kollagen, nicht wie die Hornschicht stark

---

*) Derselbe darf natürlich nur mit gereinigtem Messer von aussen nach innen geschnitten sein.

reduziert und nicht wie diese trocken ist, sondern von alkalischem Gewebssaft umspült und feucht gehalten wird. Da kann sich Jod als solches nicht festsetzen, sondern wird molekülweise in Jodalkali verwandelt und fortgespült. Wenn also trotzdem mit der Zeit eine gewaltige Jodwirkung auch in der Subkutis und Kutis Platz greift, so ist hierfür hauptsächlich die Oelsäure verantwortlich zu machen. Und in der Tat scheint die Hyperämie, welche auf die Jodpinselung folgt, wie Beobachtungen aus dem Felde ergeben, dem Oelsäuregehalt der Haut parallel zu gehen. Mein Sohn, Dr. Paul Unna jun., macht in einer Arbeit über Jodtinktur*), wohl mit Recht, darauf aufmerksam, dass Fettleibige, stark Transpirierende und stark Behaarte stärker auf Jod reagieren und dass im Gesicht, am Hals, an den Genitalien, an der vorderen und hinteren, mittleren Schweissrinne Jodtinktur nur mit Vorsicht, in schwacher Dosis und unter Zuhilfenahme von Zinkpasten zu gebrauchen sei, weil sonst leicht Erytheme und Oedeme entstehen, die bis zur Blasenbildung sich steigern können. Das sind aber dieselben Hautregionen, die wir seit Arnozan**) als Fettprovinzen der Haut, genauer als: Oelsäureprovinzen, kennen und an welchen auch die Chrysarobinwirkung bekanntlich gipfelt. Wie beim Chrysarobin (und Cignolin***) bestimmt also auch beim Jod die Topographie der Oelsäure der Haut die Stärke der Hautreaktion. Die übrigens seltenen Fälle von äusserlicher Jodidiosynkrasie, welche auch erst der Krieg gehörig ans Licht gebracht hat, werden wohl ebenfalls noch als solche von besonders starker Jodbindung durch Oelsäure erkannt werden.

Soweit die jodbindenden Kräfte und Jodrezeptoren in der gesunden Haut. In der erkrankten Haut kommen aber noch einige neue hinzu. Da ist vor allem das abgestorbene und daher stark reduzierende, nekrotische Gewebe, welches Jod als Sauerstoffbringer gierig schluckt und sich unter Jodbehandlung in ein höchst zweckmässig und tief gelagertes Jodreservoir verwandelt, aus dem durch Verdunsten des Jods in die Umgebung der Nekrose ein kräftiger Antrieb zur Granulations- und Gefässneubildung resultiert. Daher ist die Begeisterung unserer Chirurgen in diesem Kriege für die Jodbehandlung wohl begreiflich, welcher Kollege Kümmell in folgenden Worten einen markigen Ausdruck verleiht:

„Jodtinktur (10 pCt.) ist das Alpha und Omega der Wunddesinfektion des Krieges. Haut, Wunden, Darmnähte, Hirnwunden, alles wird mit Jodtinktur bestrichen. Infizierte Wunden mit grossen in Jodtinktur getunkten Kompressen zunächst tamponiert. Bestes Wundprophylaktikum bei Tetanus und Gasbrand."

---

*) P. Unna jun., Die Anwendung von Jodtinktur bei Hautkrankheiten im Kriege. Dermat. Wochenschr. 1917. S. 318.
**) Arnozan, De la Répartition des Sécrétions Grasses Normales à la Surface de la Peau. Annal. d. Derm. et de Syph. 1892. p. 1.
***) Unna, Cignolin als Heilmittel der Psoriasis. Dermat. Wochenschr. 1916. Bd. 62. (Vorm. Bayer & Co., Elberfeld.)

Und als Echo aus anderem chirurgischen Lager mögen die Worte von Kollegen Jung zitiert sein:

„Die Desinfektion des Operationsfeldes wird bei allen gynäkologischen und geburtshülflichen Operationen nur durch Abwaschen mit Jodalkohol und durch zweimaligen Anstrich mit 10 proz. Jodtinktur bewirkt. Ausserdem werden alle eiternden Wunden, Fisteln usw. mit 10 proz. Jodtinktur bestrichen und tamponiert."

Daher auch die fast ausschliessliche und allgemeine Verwendung der Jodtinktur im Kriege bei Schleimhautaffektionen mit örtlicher Nekrose des Epithels (bei aphthösen Geschwüren, Gingivitis, Zahnkaries, Angina lacunaris, luetischen Papeln, Stomatitis mercurialis usw.).

Dieses felsenfeste Vertrauen auf Jodtinktur als Prophylaktikum noch uninfizierter und als Analeptikum bereits infizierter Gewebe, wie es sich in diesem Kriege herausgebildet hat, erklärt sich also zum Teil aus der oxypolaren Anziehungskraft, welche das oxydierende Jod zur stark reduzierenden Hornschicht und der reduzierenden Mundschleimhaut einerseits, zu den stark reduzierenden absterbenden Geweben andrerseits besitzt. Zum Teil aber auch aus der direkt vernichtenden Einwirkung des Jods auf die bakteriellen Erreger selbst. Es sind dieses solche Bakterien, welche stark reduzierende Toxine besitzen und absondern. Die minder starken unter diesen locken (ebenfalls auf Grund des oxypolaren Gegensatzes) aus dem Gewebe dessen wichtigste Sauerstoffträger, die Leukozyten herbei, die sich zunächst wie ein schützender Sauerstoffwall vor das übrige Gewebe legen, aber dann freilich selbst asphyktisch zugrunde gehen und mit dem nekrotischen Pfropfe ausgestossen werden (Staphylococcus aureus). Die am stärksten reduzierenden bewirken nicht einmal eine chemotaktische Eiterung, sondern nekrotisieren das Gewebe von Anfang an (Tetanus-, Gasbrandbazillen). Für beide Arten sind die Oxydationsmittel — und daher in erster Reihe auch Jodtinktur — die gegebenen Medikamente. Je mehr sich der Krieg in einen unterirdischen Stellungskrieg verwandelte, um so mehr nahm gerade die von ihnen drohende Gefahr zu und damit musste natürlich um so höher das Ansehen der Jodtinktur wachsen.

Der Alkohol, in welchem das Jod gelöst ist, gehört nun nicht zu den indifferenten und sicher nicht zu den oxydierenden Mitteln. Der Aethylalkohol reduziert im Gegenteil in mässigem, der Methylalkohol sogar in hohem Grade. Die 10 proz. Tinktur bedeutet also nicht bloss eine Jodverdünnung, sondern auch eine Jodabschwächung. Dazu kommt noch Folgendes. Jede Oxydation, wie sie Jod ausübt, ist mit einer Neigung zur Wasseraufnahme und Quellung des Gewebes verbunden, der Alkohol wirkt aber wasserentziehend und eintrocknend.

Es ist also durchaus nicht merkwürdig, dass die Jodtinktur nicht überall, sondern nur in Ausnahmefällen zur Entzündung führt, dass sie, wie mehrere Beobachter betonen, im Allgemeinen ein reizloses Mittel ist. Ihrer akut entzündlichen Wirkung hält eben die abschwächende, reduzierende, wasserentziehende, eintrocknende Wirkung des Alkohols für gewöhnlich das Gegengewicht. Der Alkohol aber verdunstet rasch und vollständig, da er nicht vom Gewebe gespeichert wird, während Jod zurückbleibt. Wird daher bei Hautleiden — anders als bei chirurgischen Operationen — nicht nur einmal, sondern täglich gepinselt und sogar 2 bis 3 bis 5 (!) mal täglich, so kann man durch Kumulation der Jodwirkung allerdings reine und bedeutende Jodwirkungen erzielen (P. Unna jun.) und die „zu schwache" Wirkung vermeiden, über welche mehrere Dermatologen sich beklagen (Tryb). Es fehlt in diesem Sinne auch nicht an Versuchen, einerseits die oxydierende Jodwirkung zu unterstützen, z. B. durch Terpentinöl (Krzysztalowicz), andrerseits den Alkohol durch andere organische Lösungsmittel zu ersetzen. So berichtet Kollege Winkler über raschere und nachhaltigere Resultate, wenn er das Jod statt in Alkohol in Benzin und noch besser, wenn er es in dem als Benzinersatz bekannten Trichloraethylen (10 pCt.) löste. Dieses gechlorte Aethylen gehört zu den oxydierenden Substanzen und kann die Oxydationswirkung des Jods natürlich nicht abschwächen.

Die Wirkung der Jodtinktur ist mithin eine Kombinationswirkung; ihre oxydierende und ihre eintrocknende Kraft verlaufen in verschiedenen Kurven. Im Anfang, bis der Alkohol verdunstet ist, herrscht die Eintrocknung vor. Daher ist die Anfangswirkung der Jodtinktur stets eine eintrocknende, sekretionsbeschränkende, sowohl bei sezernierenden Wunden wie bei Ekzemen, aber sie versagt sehr bald bei starker Sekretion sowohl hier wie dort trotz häufiger Wiederholung, denn die Alkoholwirkung vergeht, die hyperämisierende Jodwirkung besteht und wirkt akkumulierend. P. Unna jun. schlägt daher zur Aufrechthaltung der Sekretionsbeschränkung eine Nachbehandlung mit Resorcin vor*), andere eine Beigabe von Tinctura gallarum (Jesionek)**). Diese Korrigentien des Alkohols erreichen ihren Zweck wohl, aber meist auf Kosten der intensiven Jodwirkung. Als am wenigsten abschwächend für die Jodwirkung mag die nachfolgende Einpuderung mittels der sauren und stark eintrocknenden Kieselgur empfohlen werden.

II.

Nach Vorausschickung dieser theoretischen Bemerkungen wird es ein Leichtes sein, einzusehen, weshalb die in der chirurgischen Kriegspraxis so glänzend eingeführte Jodtinktur bei Behandlung vieler Hautkrankheiten Fiasko machen musste und vielfach auch bereits gemacht hat. Um so mehr aber verdienen die wenigen Dermatosen hervorgehoben zu werden, welche für die Behandlung mit Jodtinktur tatsächlich geeignet sind und deren Jodbehandlung wir somit dem Kriege zu verdanken haben. Beginnen wir mit den ersteren.

---

*) P. Unna jun., a. a. O.
**) Siehe auch die Kombination von Tinct. jodi mit Tannin S. 35.

Wenig Einklang ist unter den Dermatologen bisher erzielt über die Jodbehandlung des Erysipels. Von Allen ist sie nach dem Vorgang der Chirurgen versucht worden, aber besonders günstig spricht sich niemand über sie aus. Viele lehnen sie sogar gänzlich ab, so Jesionek, Spiethoff, Delbanco, Winkler, Gennerich, G. W. Unna jun.; Tryb macht die lakonische Bemerkung: besser ist schon Karbolwasser. Dass Jod hier mit dem Ichthyol nicht konkurrieren kann, dessen Empfehlung wir auch einem bedeutenden Chirurgen, nämlich Nussbaum, verdanken, darüber sind wohl alle einig. Winkler kombiniert die Ichthyol- und Jodbehandlung. Aber immerhin wird die reine Jodbehandlung von einigen Dermatologen hin und wieder angewandt, z. B. von Rille, P. Unna jun., Hauck. Wo passt sie also hin und wie kommt sie in diesem Falle zur Wirkung?

Dass das stark oxydierende Jod vor dem stark reduzierenden Ichthyol nach allgemeiner Erfahrung hier den kürzeren zieht, weist schon darauf hin, dass es wohl beim Erysipel garnicht auf die Erzeugung von Hyperämie, sondern auf die von Anämie ankommt. Vielleicht ist die hier und da günstige Wirkung nur eine Anfangswirkung der Aufpinselung des Jodalkohols, wie es ja auch eine Alkoholbehandlung des Erysipels gibt. Jedenfalls gehören die Streptokokken des Erysipels nicht in die oben genannte Gruppe von Organismen, welche stark reduzierende Toxine erzeugen und daher als Reaktion eine Leukotaxis und als Endeffekt eine Nekrose bewirken. Es war ein früher viel gehegter Irrtum, dass die Erysipelkokken durch einen Leukozytenstrom vernichtet würden. Dort, wo das Erysipel mit zackigen, hyperämischen Rändern im Fortschreiten begriffen ist, fehlen die Leukozyten auf dem Kampfplatz; die Reaktion der Haut auf die Eindringlinge sind: Gefässerweiterung und eine Transsudation alkalischen, reduzierenden Serums, also das gerade Gegenteil der oxydierenden Leukozyten. Die lebenden Staphylokokken erzeugen: Leukotaxis, die lebenden Streptokokken: Serotaxis und Hyperämie. An dieser Stelle ist die Anwendung des hyperämisierenden Jods unnötig, wenn nicht schädlich. Daher geben auch alle, Chirurgen wie Dermatologen, den Rat, soweit die Röte des Erysipels reicht, die Jodtinktur nicht aufzupinseln, sondern nur im Umkreise herum. Da sieht es freilich auch anders aus. Da, in weitem Umfange um den erysipelatösen Herd und ebenso in der Tiefe der Subkutis lauern die Leukozyten, um die mit der Lymphe fortgeschwemmten und in dieser bereits abgestorbenen Leichen der Streptokokken zu phagozytieren. Die an das Erysipel sich häufig anschliessenden sekundären, tiefen Phlegmonen sind solche Nachspiele des wirklichen Kampfes der Streptokokken mit der serösen Entzündung, der sich an der Oberfläche abspielt. Eine positive Leukotaxis besteht also nur im Umkreise des Erysipels, eine negative am Orte des Erysipels selbst.

Da ist es interessant, was Kollege Hauck aus dem Felde schreibt:

„Die erysipelatös erkrankte Partie selbst wird nicht bepinselt; auch eine etwa handbreite Zone der noch nicht ergriffenen Haut freigelassen und erst dann Jodanstrich der gesunden Haut in grosser Ausdehnung 2 mal täglich vorgenommen. Erfolge befriedigend."

Mit anderen Worten: Bleibe mit dem Jodanstrich dem fortschreitenden, roten Rande hübsch fern; die entstehende Jodhyperämie könnte sonst den Fortschritt des Erysipels begünstigen. Wenn schon Jodanstrich, dann erst hinter der Front, wo die Leichen geborgen werden.

Direkt abtötend wirkt also Jodtinktur auf Erysipelkokken keinenfalls; schädigend wohl nicht mehr als Alkohol allein. Dann aber setzt man dem Alkohol besser das reduzierende Ichthyol zu, unser bisheriges, am besten bewährtes Mittel.

Dass unter anderen Umständen und in anderen Kombinationen vielleicht der Jodanstrich beim Erysipel sich nützlich erweisen kann, darauf deutet eine Bemerkung des Kollegen v. Hecker:

„Ich sah auf meinen Besichtigungsreisen und innerhalb des Inspektionsbezirkes mehrfach ausgezeichnete Erfolge von einem energischen Jodanstrich (offizinelle Tinktur) mit nachfolgender Bestrahlung mit natürlichem Sonnenlicht oder auch künstlicher Höhensonne beim Erysipel."

Anschliessend an das Erysipel sei erwähnt, dass auch über die Behandlung des Erysipeloids mit Jodtinktur bisher nur eine und zwar ungünstige Mitteilung vorliegt (Winkler).

Nach den Berichten verschiedener Urlauber hatte ich einige Hoffnung auf die Jodtinktur-Behandlung gewisser Ekzeme gesetzt, besonders solcher, wo wir bisher schon andere Oxydentien gebrauchen, wie beim Ekzema callosum. Aber mit Ausnahme von Hoffmann und Delbanco scheinen bei dieser Affektion Alle negative Resultate erzielt zu haben. Hier ist wohl der Alkohol durch seine Wasserentziehung direkt schädlich: wenigstens sind die wenigen Erfolge von Delbanco mit einer Jod-Jodkaliumlösung in Glyzerin erzielt. Aber die absolut negativen Resultate bei fast allen übrigen Ekzemen sprechen doch sehr dafür, dass eventuelle einzelne gute Wirkungen nicht spezifisch, d. h, direkt antiparasitär zu deuten sind, so bei Ekzema madidans, wo allein v. Fick und Ekzema intertrigo, wo v. Fick, Jesionek, Spiethoff, Winkler und Krzysztalowicz, allerdings unter Abschwächung und mit grossen Mengen Puder einige Erfolge erzielt haben. Dieselbe Behandlung hat einigen Kollegen auch hin und wieder bei Ekzema marginatum und seborrhoischen Ekzemen geholfen, hier vielleicht nur symptomatisch durch Beseitigung der Seborrhoe (s. u.), jedenfalls nicht entfernt so sicher wie die Behandlung mit Schwefel und Resorcin. Gänzlich negativ sind die Ergebnisse sodann beim Ekzema crustosum, squamosum und bei der einfachen Rosacea. Eine spezifische Wirkung auf die Ekzemerreger kommt also der Jodtinktur nicht zu, wie wir das übrigens schon immer angenommen haben. Der Krieg hat nur erwiesen, dass selbst bei systematischer Jodierung der Haut und Vernichtung der Eiterkokken bei allen Patienten die Ekzemkokken ihr Dasein fristen konnten wie vorher.

Besonders auffallend erscheint diese Tatsache nicht, wenn man bedenkt, dass auch die Ekzemkokken genau wie die Erysipelkokken nur serotaktisch wirken, nicht leukotaktisch wie die Eiterkokken. Auch sie werden also wohl nicht jodhungrig sein und den Jodanstrich ruhig über sich ergehen lassen können.

Ebensowenig gute Erfolge wie das Ekzem haben die Impetigines (Impetigo vulgaris, circinata und streptogenes) aufzuweisen, vielleicht weil auch hier nur eine Serotaxis und Serofibrinotaxis besteht. Denn bei der Impetigo Bockhart, welche ausnahmsweise durch eine Leukotaxis entsteht, sind die Erfolge mit Jodtinktur durchweg gute. Den wenigen einigermassen günstigen Erfolgen bei Impetigo vulgaris, welche auch nur sehr bedingt und meist unter Zuhilfenahme älterer Heilmittel erzielt wurden, stehen viel mehr völlig ablehnende Urteile gegenüber. Bemerkenswert ist, dass im Gegensatz dazu Winkler und G. W. Unna sich über die Wirkung von Jodglyzerin, allerdings auch gleichzeitig mit Puder und Pasten, günstiger aussprechen; danach möchte es scheinen, als ob bei dieser Gruppe der Alkohol — wohl durch Eintrocknung der Hornschicht und Einkapselung der Kokken — und nicht das Jod schädlich wirke. Aber von einer spezifisch desinfektorischen Kraft des Jods bei ihnen kann sicher so wenig die Rede sein wie beim Ekzem.

Auch bei der Gruppe der Abschuppungsanomalien stehen den fast durchweg oder überwiegend negativen Resultaten mit reiner Jodtinktur nur vereinzelte günstige Urteile gegenüber, so bei Psoriasis (Stammler), Pityriasis rosea (Rille), Erythrasma (Gans), Pityriasis versicolor (Jesionek, Winkler, P. Unna jun., Hauck).

Ganz widersprechend und vorläufig daher unverwertbar lauten die Angaben bei Alopecia areata und Favus; den wenigen günstigen stehen ebenso wenige ganz ungünstige gegenüber.

In bezug auf Tuberkulide, einschliesslich Ulerythema centrifugum, liegen nur wenige Aeusserungen vor (Hoffmann, Rille, P. Unna jun.). Wie aber die unleugbaren Erfolge der Holländer'schen Jodbehandlung erwarten liessen, waren diese günstig.

Bei der Akne ist insofern eine gewisse Einstimmigkeit erreicht, als die spärlichen günstigen Urteile sich nur auf die Akne pustulosa und die begleitende Seborrhoea oleosa beziehen, während die Akne punctata und profunda so wenig beeinflusst werden wie die zugrunde liegenden Veränderungen der Hyperkeratose und Komedonenbildung.

Im Anschluss daran möge das kleine Gebiet der öligen Seborrhoe Erwähnung finden, für das, wie es scheint, bisher nur von einer Seite die Behandlung mit Jodtinktur herangezogen wurde*). P. Unna jun. hat die Beobachtung gemacht, dass die Jodpinselung in Fällen von Rosacea und beginnendem Rhinophym alle Symptome günstig beeinflusst: die ölige Seborrhoe, die Vergrösserung der Talgdrüsen, die Röte und Auftreibung

---

*) Vgl. P. Unna jun., a. a. O.

der Nase. Die Beseitigung der Seborrhoe liess sich eigentlich erwarten, da das Jod mit der Oelsäure sich ja prompt verbindet. Auch der Rückgang der grossen Talgdrüsen erscheint ebenso erklärlich wie die Atrophie der grossen Fettzellen des Panniculus unter dem Jodanstrich; denn Fettansammlung ist immer der Ausdruck eines stagnierenden Stoffwechsels und verträgt sich nicht mit starker Oxydation, wie sie die Jodierung bewirkt. Damit begreift sich auch der Rückgang des Nasenvolums und der Schwund ihres pomeranzenschalenähnlichen Habitus, wo endlich auch in gewissem Grade die Rötung abnehmen mag. Aber eine direkte und totale Anämisierung der Rosacea kann Jod allein natürlich nie bewirken, was auch ausdrücklich von Kollege Winkler hervorgehoben wird. Dafür empfiehlt es sich, nach Schwund der Seborrhoe und Reduktion des Volumens schwache Ichthyollösungen aufzupinseln. Uebrigens wird sich diese „Kriegsbehandlung der Seborrhoe" schon wegen der Schmerzhaftigkeit und Braunfärbung nicht ohne weiteres auf die spätere zivile Privatpraxis übertragen lassen. Aber für jene jetzt nicht seltenen Fälle, wo Verwundete und dabei langdauernd Bettlägerige gleichzeitig eine sie entstellende derartige Nasenaffektion beseitigt haben wollen, mag diese ebenso heroische wie wissenschaftlich interessante Methode empfohlen sein.

Und damit kommen wir endlich zu den sicheren, positiven Errungenschaften; es sind dieses die Trichophytien und die pustulösen Affektionen.

Was zunächst die Trichophytiegruppe betrifft, so haben bei der Trichophytia corporis fast alle Kollegen gute, einzelne sogar sehr gute Erfolge gehabt und zwar sowohl mit der konzentrierten Jodtinktur wie mit schwächeren Lösungen bei 1—2 mal täglicher Anwendung. An diese Fälle reihen sich auch die von hyphogenem Ekzema marginatum und von Trichophytia barbae an. Bei Trichophytia capitis und Kerion sowie bei der Mikrosporie sind dagegen die Meinungen geteilt. Einigen durchaus ablehnenden Urteilen stehen andere positiv gute gegenüber. So hat Kollege Hoffmann bei sämtlichen Formen der Trichophytie gute Erfolge gehabt, „bei interdigitaler Trichophytie" sogar „glänzende". Da derselbe auch bei Favus mit Jodtinktur positiven Erfolg aufzuweisen hat, so mag bei seinen Erfolgen die Technik der Anwendung wohl eine Rolle spielen, die ja bei diesen Affektionen im Einzelnen sehr verschieden gehandhabt werden kann. Jedenfalls steht soviel fest, dass wir bei allen Trichophytien in Zukunft mehr als bisher die Jodtinktur zu Rate ziehen müssen.

Die Gruppe der pustulösen Hauterkrankungen bildet die zweite grosse Indikation für den Gebrauch der Jodtinktur. Ich rechne dahin: Impetigo Bockhart, Ekthyma, Follikulitis staphylogenes der unbehaarten und behaarten Haut, Sykosis staphylogenes, Furunkel und als Anhang: Rosacea pustulosa und Akne pustulosa.

Mit ganz wenigen Ausnahmen haben sich alle Kollegen — und hier stimmen einmal die Urteile der Chirurgen und Dermatologen harmonisch zusammen — über die Behandlung dieser Affektionen mit Jodtinktur sehr befriedigt ausgesprochen. Das rasche Aufschiessen von Eiterbläschen und -blasen, welches als ungewohnte Komplikation besonders im Anfange des Krieges die Aerzte im Felde in Erstaunen und Verlegenheit setzte, spielt jetzt nicht entfernt mehr dieselbe Rolle. Das massenhafte Auftreten aller Arten von Pyodermien stand damals im Zusammenhange mit der noch mangelnden Organisation der Bäder und Entlausungsanstalten. Denn sie waren die unvermeidliche Folge des ewigen Kratzens der durch Parasiten und Schmutz verunreinigten Haut. Den immerhin raschen Umschwung zum Besseren hat man in erster Linie jenen Reinigungsanstalten, sodann aber auch gewiss der allgemeinen Gewöhnung an den Gebrauch der Jodtinktur zu danken, denn diese gehört offenbar speziell dahin, wo Eiter gebildet wird, sie ist ein spezifisch antileukotaktisches Mittel. Wie bei allen Eiterungen, ist auch hier die vorhergehende Reinigung mit Wasser und Seife ein unbedingtes Erfordernis. Dabei werden stehende Pusteln geöffnet und ausgeseift und Haare soweit wie möglich geschnitten (besser als rasiert). Dann folgt direkt die Pinselung von abgeschwächter, verdünnter oder unverdünnter Jodtinktur. Das genügt für die typischen Eiterbläschen: Impetigo Bockhart, für das Ekthyma der Unterschenkel und für alle eitrigen Entzündungen der Lanugohaarbälge, die Follikulitis staphylogenes.

Bei der staphylogenen Entzündung der grösseren Haarbälge des Kopfes und Bartes sind die Ansichten weniger einstimmig. Desgleichen beim Furunkel. Doch herrscht die Ansicht ziemlich allgemein, dass durch tägliche Bepinselung mit Jodtinktur die Rezidive und die weitere Ausbreitung der Pusteln und Furunkel vermieden werden können. Die tiefsitzenden und grossen Furunkel allerdings werden wohl überall mit dem Mikrobrenner oder Spitzbrenner zentral ausgebrannt und dann erst die Jodtinktur appliziert. Es ist ja auch ganz begreiflich, dass die Jodtinktur in das kokkenhaltige Zentrum dieser unter hohem Druck stehenden grossen Knoten garnicht hingelangt. Für die Praxis wird diese Maxime positiv auch so ausgedrückt: „Jodtinktur ist gut nur beim beginnenden und abheilenden Furunkel" (G. W. Unna jun.). Das Ausbrennen einzelner Haarbälge kann auch oft ersetzt werden durch Epilation der Haare mit nachfolgendem Auftropfen von Jodtinktur.

Natürlich schliesst diese Behandlung in schwierigen Fällen die gleichzeitige Anwendung der sonst erprobten Mittel (Quecksilberkarbolguttaplast, Ichthyol- oder Resorzin-Dunstumschläge, Zinkschwefelpaste) in keiner Weise aus.

Auf alle Fälle aber ist inbezug auf die Eiterinfektionen durch die Kriegserfahrungen so viel sichergestellt, dass bei den Streptodermien Ichthyol nicht entbehrt werden, aber bei den Staphylodermien mit Erfolg durch Jodtinktur ersetzt werden kann.

Im Lichte dieser Tatsache erscheint die von Berger vorgeschlagene Kombination von Jod und Ichthyol bei Behandlung der Furunkulose sehr beachtenswert. Hiernach wird jeder Furunkel zunächst mit Jodtinktur und dann nebst seiner ganzen Umgebung noch mit reinem Ichthyol eingepinselt; sodann tägliche Waschung und Erneuerung beider Pinselungen. Die Erklärung der guten Erfolge ist einfach. Die Jodtinktur dringt natürlich in die reduzierende Hornschicht viel rascher und energischer ein als das reduzierende Ichthyol und tötet den reduzierenden zentralen Kokkenzylinder des Haarbalges so weit ab, als das Jod eben eindringen kann. Das nachfolgende Ichthyol verhütet aber die übermässige Entzündung durch die Jodierung, anämisiert die Umgebung und verhütet dadurch deren weitere Infektion und tötet ferner die eventuell komplizierenden Streptokokken. Da die beiden Nachteile der Jodierung, entzündliches Oedem und Ohnmacht gegen Streptokokken, hauptsächlich im Gesicht und besonders in der Umgebung des Mundes vorkommen, wo fast immer Streptokokken latent vorhanden sind, so würde ich vorschlagen, die so gefährlichen Furunkel dieser Gegend vorsichtigerweise stets mit dieser Kombination zu behandeln. Also stets:

1. Ausbrennen aller infizierten Haarbälge,
2. starker Anstrich mit Jodtinktur,
3. darüber in weitem Umfange Einpinselung mit purem Ichthyol und feuchter Verband.

XIV. Frost und Frostbeulen.

Wenn wir eine gerötete Haut vor uns haben, die sich wärmer anfühlt, so ist der Blutstrom in ihr beschleunigt und der Widerstand in den Blutgefässen herabgesetzt. Es besteht dann eine Wallungshyperämie, wobei die Schleusen des Hautblutes weit geöffnet und die Muskeln der Hautarterien mehr oder weniger gelähmt sind. Wer diesen Zustand eine „aktive Hyperämie" nennt, weil die Haut frisch rot aussieht, verkennt sein Wesen; weder die gelähmten Gefässe noch die blutüberfüllte Haut verhalten sich dabei aktiv.

So sieht eine an Frost (Perniosis) leidende Haut nicht aus. Sie fühlt sich kalt an und ist bläulich-rot anstatt frisch rot; in ihr ist der Blutstrom verlangsamt und der Widerstand in den Gefässen vermehrt, es besteht eine Stauungshyperämie. Wer hier von „passiver Hyperämie" redet, versteht nicht das Wesen des Frostes. Es ist ein höchst aktiver Zustand, bei dem die Muskeln der Hautarterien sich in krampfhafter Tätigkeit befinden und an besonders geschädigten Stellen Blutkörperchen durch die Kapillaren in die Haut hineingepresst werden; dann entstehen hier die stark juckenden Frostbeulen (Pernionen), die unter Umständen sogar zerfallen können (offener Frost).

Die Perniosis ist die Folge und Reaktion der Hautgefässe der spitzen Körperenden auf eine mässige Kälte, nicht — wie die Erfrierung — die Folge starker Kälte. Sie ist im Frühjahr und Herbst häufiger als im strengen Winter und in Italien mit seinen schlechten Oefen verbreiteter als im gut geheizten Russland. Die schwache, aber dauernde Kälte führt deshalb zuerst an Nase, Ohren, Fingern und Zehen zum Frost, weil nur an diesen spitz zulaufenden Hautverdoppelungen die Kälte rasch zu starker Wirkung gelangen kann, da hier kein Ausgleich des erhöhten Widerstandes durch paretische Kollateralen möglich ist, wie an der übrigen Haut; denn hier stehen auch alle Kollateralen unter dem gleichen Kälteeinfluss. Während bei der Erfrierung eine Anämie der Gesamthaut vorangeht, kommt es beim Frost nur zu einer Anämie der obersten Blutkapillaren mit weisslicher Verfärbung dieser Hautschicht, während die unteren und subkutanen Schichten mit langsam strömendem Blut überfüllt sind. Diese Ueberlagerung der tiefen, blutstrotzenden, intensiv roten Hautschicht mit einer farblosen, weisslichen ist die einzig notwendige Bedingung der blauroten Färbung beim Frost, die nicht etwa mit der mangelnden Oxydation des langsam strömenden Blutes etwas zu tun hat; rot unter einer trüben Schicht ist immer blauviolett bis blau.

Um den Frost zu heilen, bedarf es der Erfüllung zweier Indikationen. Erstens muss die Stauungshyperämie, was der Frosthaut allein nicht gelingt, in Wallungshyperämie umschlagen; die allzu tätigen Arterienmuskeln müssen gelähmt werden. Sodann gilt es, die Gedunsenheit der Haut, das leichte Oedem, welches den Frost wegen der Stromverlangsamung des Blutes stets begleitet, fortzuschaffen. Dazu dient in erster Linie die Wärme in Form sehr heisser Fussbäder und zweitens Massage. Am besten kombiniert man beides, indem man in den heissen Seifenbädern die Füsse in der Richtung von den Zehen zur Ferse kräftig und langsam streicht. Durch die Hitze wird mehr Blut und rascher in die Haut befördert, durch die zentripetale Massage die Lymphe rascher hinausbefördert. Aber an der Front wird das heisse Wasser nicht immer zu haben sein, und man muss mit chemischen Mitteln beides gleichzeitig bewirken. Dazu dienen einerseits unsere Epispastika, andererseits unsere eintrocknenden, reduzierenden, anämisierenden, komprimierenden Mittel. Die Verbindung eines Epispastikums mit diesen ist also nicht irrationell; alle guten alten Frostmittel zeigen diese Doppelnatur. Nach diesem Prinzip kann man im Frieden unzählige Frostmittel zusammenstellen und auch mit allen Erfolg haben. Im Felde aber fallen alle komplizierten Mittel [Bäder, Salben, Umschläge*), Massage] als unpraktisch und alle stark reizenden (sämtliche Säuren, Formalin) als gefährlich für die Dienstfähigkeit fort. Glücklicherweise besitzt aber die Feldapotheke in der Jodtinktur und im Ichthyol zwei Mittel, welche für die Frostbehandlung wie geschaffen sind. Die Tinctura jodi enthält bereits im Jod ein gutes Epispastikum und im Alkohol ein eintrocknendes, leicht komprimierendes, anämisierendes und reduzierendes Mittel; nur ist ersteres wesentlich wirk-

---

*) Die beliebten feuchten Umschläge mit Bleiwasser oder essigsaurer Tonerde sind für den vorliegenden Zweck wegen der durch sie bewirkten Erweichung und Maceration der Oberhaut zu verwerfen und höchstens in Kombination mit vorheriger Anwendung von Ichthyol oder Jodtinktur verwertbar.

samer als letzteres. Daher passt die offizinelle Tinktur nur für den Beginn und für leichte Fälle, wo die Röte und Gedunsenheit noch unbedeutend entwickelt sind. Bei stark ausgeprägtem Frost muss die reduzierende und anämisierende Kraft derselben verstärkt werden, was man einfach durch Zusatz von Tannin erreicht, welches die Jodwirkung abschwächt ohne sie aufzuheben:

> Tinct. jodi 15,0
> Acidi tannici 3,0—5,0
> M.

Diese Mischung kann, was ebenfalls wichtig ist, längere Zeit täglich aufgepinselt werden, ohne die Haut zu schädigen. wie sie auch sonst überall die Jodtinktur zweckmässigerweise dort ersetzt, wo die Haut auf die offizinelle Tinktur zu stark, nämlich mit Schwellung und Blasen, reagiert. Einzelne grössere Frostbeulen vertragen, solange sie nicht Blasen gebildet haben und durchgescheuert sind, einen sehr wirksamen Zusatz von Kollodium zu obiger Mischung. Liegt aber bereits in grösserem Umfange „offener Frost" vor und ist die Haut der Füsse sehr gedunsen und schmerzhaft, so bedeckt man die mit heissem Wasser gereinigten Füsse zunächst mit einer milden, auf Fusslappen gestrichenen Frostsalbe:

> Sulfur. dep., Calcii carbon., }
> Zinci oxydati, Camphorae } ana 5,0
> Ol. terebinthinae, Ichthyoli ana 2,5
> Unguenti neutralis ad 50,0
> M. S. Frostsalbe.

In dieser Mischung vertreten die ersten 3 Mittel die reduzierende, die letzten beiden die epispastische Gruppe. Einfacher ist die Frostbehandlung mit Ichthyol und zwar für alle Arten und Grade des Frostes, auch für den offenen Frost. Man streicht das Ichthyol unverdünnt über Sohle, Seitenkanten und Zehen und lässt es da eintrocknen. Dann beklebt man den so eingefirnissten Fuss mit 3 breiten Streifen von Collemplastrum Zinci oxydati, von denen der erste die Sohle von hinten nach vorn bedeckt und über die Zehen nach oben zurückgeschlagen, bis zur Mitte des Fussrückens reicht, während die beiden anderen Streifen die Seiten des Fusses decken. **Ein solcher Verband beseitigt die Beschwerden alle mit einem Male und kann 1 bis 2 Wochen, d. h. bis zur Heilung, liegen bleiben.**

Im unverdünnten Ichthyol haben wir nämlich Beides. Im Anfange kommt mehr die anämisierende Wirkung zur Geltung, die allen Ammoniumsalzen eigen ist, im Dauerverband dagegen die der Ichthyolsulfonsäure, welche milde epispastisch ist. Bei längerer Dauer vereinigen sich beide Wirkungen zu einer einheitlichen Heilwirkung des Frostes, welche man geradezu ideal nennen darf und die auch nie über das Ziel hinausschiesst und Dienstunfähigkeit bewirkt.

XV. Kalte Füsse.

A. Ursachen der kalten Füsse. Wenn es stark friert oder nasskaltes Wetter ist, haben die meisten Menschen in ledernem Fusszeug vorübergehend kalte Füsse, die beim Marschieren und im warmen Zimmer bald wieder warm sind. Von diesen kalten Füssen ist hier nicht die Rede. Es gibt aber Menschen, deren kalt gewordene Füsse schwer wieder warm werden, bei denen der Umschlag der Kälteanämie in eine wohltätige Wallungshyperämie (genauer gesagt: in eine wohltätige Lähmung des zu starken Tonus der Hautgefässe der Füsse) sich nur langsam einstellt. Diese leiden „etwas" an kalten Füssen. Es gibt aber endlich nicht wenige, welche während des ganzen Spätherbstes, Winters und Frühjahrs dauernd an kalten Füssen leiden, solange sie sich nicht in tüchtigem Marsche oder in überheizten Räumen befinden, in Filzpantoffeln gehen oder mit der Wärmflasche im Bette liegen. Von diesen soll hier die Rede sein.

Die Rücksichtslosigkeit, mit der diese Affektion in den Lehrbüchern der inneren Klinik und der Dermatologie behandelt wird, erklärt sich nur daraus, dass die Verff. selbst nicht daran litten. Denn wer daran leidet, weiss, dass es ein ernst zu nehmendes Leiden ist, welches den Betreffenden nie zum Wohlgefühl und Vollgefühl seiner Kräfte kommen lässt, solange er sich nicht in angestrengter körperlicher Arbeit befindet, und ihm wiederum alles Behagen der Ruhepause raubt; das im Bette lange Zeit das Einschlafen verhindert, das im Stehen Harndrang und im Sitzen Kopfkongestionen hervorruft. Dass diese Armen im Felde und besonders jetzt im Stellungskriege und in nassen Schützengräben mehr als andere leiden, ist selbstverständlich und mir von vielen Seiten bezeugt.

Alle echten „kalten Füsse" sind sofort warm, wenn sie ohne Strümpfe in Filzpantoffel oder mit Filz, Lammfell usw. gefütterte Stiefel hineinfahren. Sie erzeugen also eine genügende Wärmemenge, um die Fusshaut zu erwärmen, sobald nur die Strümpfe fortgelassen werden. Das Volk weiss das längst und wickelt bekanntlich seine kalten Füsse in Zeitungspapier. Wie hilft das Papier? Gewiss nicht dadurch, dass es selbst Wärme abgibt. Aber, so sagt man, es enthält viel Luft, und Luft ist der schlechteste Wärmeleiter. Nun, doppelte wollene Strümpfe enthalten auch viel Luft und halten die Füsse doch nicht so warm wie Papier.

Man übersieht dabei die wichtigste Bedingung der „kalten Füsse", die Feuchtigkeit. Nicht die von aussen aus nassen Schützengräben in die Stiefel dringende, sondern das gasförmige Wasser, welches bei dem starken Kapillarsystem der Fusssohle dauernd in grossen Mengen abgesondert wird. Dieses Hautwasser verwandelt durch seine Kondensation zu tropfbar flüssigem Wasser alle Strümpfe in feuchte Umschläge, die durch beständige Wasserverdunstung so viel Kälte erzeugen, dass dadurch der wohltätige Umschlag in Wallungshyperämie an den Füssen erschwert wird; wo er ganz verhindert wird, haben wir das Leiden: kalte Füsse. Füsse mit trockner Hornschicht und vollkommen trocknen Strümpfen sind nicht kalt; andererseits können sehr feuchte, ja Schweissfüsse, warm, sogar heiss sein, weil nämlich der schwache Tonus der Blutgefässe und die infolgedessen starke Durchblutung der Fusshaut bei diesem eigenartigen Leiden genügt, um jede übermässige Abkühlung durch feuchte Strümpfe zu verhindern.

Die erste Bedingung der dauernd kalten Füsse ist also: ein zu starker Tonus der Hautarterien und dadurch zu geringe Blutversorgung, die zweite eine Fusshülle, welche feucht bleibt und auf diese Weise permanent wie ein feuchter Umschlag eine dauernde Abkühlung hervorruft*).

B. Beseitigung der kalten Füsse. Wie wirkt nun (geleimtes) Papier auf die Füsse? Der Unterschied zwischen diesem und (wollenen, baumwollenen) Strümpfen ist der, dass Feuchtigkeit aus Papier rascher verdunstet als aus baumwollenen und wollenen Strümpfen, so dass es nicht zu einem permanenten feuchten Umschlag wird, dessen Kälte den Circulus vitiosus einleitet**). Angefeuchtete seidene Strümpfe geben ihr Wasser rascher ab als Wolle, jedoch nicht so rasch wie Papier, sind ausserdem zu teuer und zerreisslich, allerdings ausgezeichnet und besonders angenehm als Unterstrümpfe unter wollenen.

Die sog. „Harzleimung", welche dem vom Volke benutzten Papier diese wertvolle Eigenschaft verleiht, enthält harzsaure Tonerde nebst einem Ueberschuss des Harzes (Kolophonium) und nach den ausgezeichneten Untersuchungen Wurster's ist dieses letztere der wesentliche Teil der Harzleimung. Diese dient dazu, die weiche Papiermasse fest zu machen und die Kapillarität für Wasser aufzuheben, so dass man darauf schreiben kann. Zweck aller Leimung ist, die Hydrophilie des Papiers zu vernichten. Die hinzugebrachte Flüssigkeit (hier: Tinte) soll nicht völlig eingesogen werden, sondern das meiste Wasser rasch nach aussen abgeben. Hier haben wir also ein ähnliches Problem wie bei den kalten Füssen und daher auch eine ähnliche Lösung desselben.

Macht man die Strümpfe, z. B. ganz dünne Baumwollstrümpfe, mit Kolophoniumlösung tintefest, so dass man darauf schreiben kann, so werden sie am Fusse auch nicht mehr zum feuchten Umschlag und halten warm. Noch besser als Kolophoniumlösung wirkt das sehr rasch trocknende Kollodium, wodurch die Strümpfe aber reichlich hart werden. Ich empfehle daher eine mit Rizinusöl geschmeidig gemachte Mischung beider nach folgender Formel:

Flüssigkeit zum „Leimen" von Warmstrümpfen.

Collodium triplex	12
Colophonium	4
Ol. Ricini	4
Spiritus	16
Aether	64
	100

---

*) Man lasse sich nicht dadurch irre machen, dass die meisten Patienten mit kalten Füssen behaupten, sie hätten keine feuchten Strümpfe. Das ist eine Folge des schlechten Rufes, in dem der ganz anders geartete „Schweissfuss" steht. Man untersuche die Strümpfe gerade dann, wenn die Füsse eiskalt sind, und man wird sie stets feucht finden.

**) Ueber die ausgedehnten Versuchsreihen, welche dieses einfache Resultat ergaben, siehe Unna, Ursachen und Verhütung der kalten Füsse. Hyg. Rdsch., 1915.

Die inzwischen erfolgte Beschlagnahme von allem Kollodium und Kolophonium für Heereszwecke haben diese notwendige Imprägnierung der Strümpfe sehr erschwert. Von den Ersatzmitteln hat sich am besten das Cellit der Firma Bayer & Co. (Elberfelder Farbenfabriken) und das Cellon (Cellonlaboratorium Berlin-Charlottenburg) bewährt. Wo nichts dergleichen vorhanden ist, muss man zum Ersatz der Strümpfe durch Zeitungspapier greifen.

Sehr zahlreiche Kaltfüsser haben die mit diesen Lösungen am Fussteil getränkten Strümpfe als eine grosse Wohltat bezeichnet*), als ihre ersten dauernd warmen Strümpfe. Dieselben sind allerdings für eine zarte Fusshaut ungewohnt hart, etwa wie grobe Zwirnstrümpfe. Aber daran gewöhnt sich der Kaltfüsser rasch, und die etwas stärkere Reibung in diesen Strümpfen ist überdies das mildeste mechanische Mittel, um die Durchblutung der Fusshaut zu verbessern.

Ganz ist das praktische Problem aber hiermit doch noch nicht gelöst, denn es bleiben ausser den feuchten Strümpfen noch zwei andere feuchte Hüllen: die feucht werdende Hornschicht des Fusses selbst und das feuchte Innenleder der Stiefel.

Auch die dicksten, wohlgeschmierten Reiterstiefel, mit denen man einen Fluss durchwaten kann, ohne nasse Strümpfe zu bekommen, wirken, von innen feucht geworden, wie ein permanenter nasser Umschlag und sind nur während des Marschierens warm.

Man kann das Innenleder und die innere Zeugauskleidung eines jeden Stiefels, die sehr wasserliebend sind, ebenfalls sehr einfach in eine ziemlich trocken bleibende Schicht verwandeln, wenn man von obiger Mischung je nach der Grösse des Stiefels 30—50 g unter Umschwenken hineingiesst und die rasch eingesogene Flüssigkeit an einem warmen Ort der Verdunstung überlässt.

Im Felde leistet den gleichen Dienst, allerdings weniger gut, Leinöl, wenn man desselben habhaft werden kann. Die innere Bekleidung saugt dieses Oel sehr rasch auf, der Ueberschuss wird ausgewischt und die so behandelten Stiefel in der Wärme gut getrocknet, am besten am Fusse selbst.

Die Hornschicht des Fusses wird durch sorgfältiges, häufiges Einfetten mit einem der gebräuchlichen Fussfette oder mit einer Mischung von Talg und Leinöl vor bleibender Durchfeuchtung bewahrt.

Endlich ist noch zweier sehr wichtiger Punkte zu gedenken; sie betreffen die gute Durchblutung der Fusshaut. Alle genannten, warmhaltenden Mittel nützen nämlich nichts, wenn der Betreffende enge Stiefel trägt. Er tut gut, seine Stiefel immer wenigstens eine, besser zwei Nummern grösser zu nehmen als „sein Maass" anzeigt. Denn wenn er doppelte „Warmstrümpfe" und vielleicht darüber noch Papier tragen will, so würden die „richtig passenden" Stiefel die Füsse einschnüren und

---

*) Geleimte Strümpfe und Fussschlüpfer als Unterstrümpfe aus Wolle und Baumwolle, sog. „Warmschlüpfer" werden von der Firma Jäger & Mirow-Hamburg in den Handel gebracht.

die Durchblutung herabsetzen, und dann blieben die Füsse kalt. Also lieber zu weite Stiefel als zu enge. Sind sie zu weit, dann kann man den Raum über den Strümpfen prächtig noch mit Papier ausfüllen, das schon stets gegen das permanent feuchte und kalte Innenleder wenigstens einen guten Schutz abgegeben hat.

Der andere Punkt betrifft den zusammenziehenden Einfluss der Kälte auf die am Fussenkel sehr oberflächlich verlaufenden **Arterien der Fusshaut** (Tibialis antica, postica und Peronea). Diesem begegnet man einfach und wirksam mit Pulswärmern, die etwas weiter als die für das Handgelenk sind. Uebrigens kann man dazu sehr gut die Schäfte unbrauchbar gewordener Strümpfe benutzen, indem man den Fussteil abschneidet und ein Steigbügelband annäht, um sie an der richtigen Stelle festzuhalten.

Die Pflege der kalten Füsse verlangt also:

1. **„zu weite" Stiefel**;
2. **„geleimte" Strümpfe**, am besten zwei Paar übereinander. Der innere braucht bloss ein Schlüpfer zu sein, der äussere ist am besten ein gut geleimter Wollen-, Baumwollen- oder Seidenstrumpf;
3. **Fuss-Pulswärmer**;
4. **„Leimung" von Innenleder und sonstigem Futterzeug der Stiefel**;
5. **Häufiges Einfetten der Fusshaut**.

Dass beim Stehen in nassen Schützengräben und überschwemmtem Lande die Stiefel ausserdem noch in gewöhnlicher Weise nach aussen wasserdicht gemacht werden müssen, ist selbstverständlich*).

XVI. Läuse.

Als in diesem Kriege die Läusenot an unseren Fronten, besonders in Polen, aufs höchste gestiegen war und das Schreckgespenst des Flecktyphus drohend dahinter stand, habe ich, wie wohl alle Dermatologen daheim, von befreundeten Kollegen Anfragen erhalten und dahin zielende therapeutische Versuche an dem kleinen mir zu Gebote stehenden Material von Pediculosis gemacht. Das Resultat war ein Aphorismus über die **Vernichtung der Läuse durch Gleitpuder**, den ich zur Publikation einsandte, aber wieder zurückzog, als mit einem Schlage alle ärztlichen Wochenschriften ausführliche Vorschläge solcher Kollegen brachten, die an grossen Lazaretten aussen oder innen im Lande beschäftigt, über eine viel grössere Erfahrung auf dem Gebiete der Läusevernichtung verfügten als ich.

---

*) Eine vortreffliche Vorschrift hierzu ist die allerdings nicht angenehm duftende, erhitzte Mischung von Talg und Fischtran mit Zusatz von Leinöl. Angenehmer und ebenfalls bewährt ist das in der Bayrischen Armee eingeführte Lederfett Sirtu, welches neben verschiedenen harten Wachssorten Leinöl und Terpentin enthält.

Inzwischen ist die Läusenot als allgemeine Sorge der Aerzte vorübergegangen. Dank der vortrefflich funktionierenden Entlausungsanstalten an den Grenzen und im Innern Deutschlands hat der einzelne Arzt sich kaum noch mit der Vernichtung der Läuse abzugeben und ich hätte deshalb nicht daran gedacht, in dieser neuen Auflage den ungedruckten alten Aphorismus auferstehen zu lassen. wenn nicht von Polen zurückkehrende Kollegen mit grosser Läuseerfahrung mich dazu bestimmt hätten.

Nach dem Urteil derselben ist noch immer trotz des geringen Niveaus der Läusemorbidität im Allgemeinen die Gefahr der Ansteckung des Einzelnen mit Läusen in den besetzten polnischen Gebieten nicht vorüber; noch immer erhebt der Flecktyphus hier und da drohend sein Haupt und fordert Opfer besonders von deutschen Pflegern und Aerzten. Gerade jetzt, wo die allgemeine Läuseplage vorüber sei, könne umso besser der persönliche Schutz des Einzelnen in Ruhe studiert werden. Gerade jetzt komme es darauf an, den Arzt und Wärter am Bette des Flecktyphuskranken durch persönlich und leicht zu handhabende, immer bereite Mittel von der Besorgnis wegen Ansteckung mit Läusen im Einzelfalle rasch zu befreien.

Auch für diesen persönlichen Schutz haben wir nun bereits in den mit Recht viel empfohlenen, stark riechenden Mitteln aus der Reihe der ätherischen Oele und Phenole gute Vorbilder, von denen das Trikresol (Herxheimer) und das Paradichlorbenzol (Nocht) die meiste Verbreitung gewonnen zu haben scheinen. Bei der Anwendung derselben in Form von Pudersäckchen rechnet man auf die Fernwirkung des verdunstenden Mittels. Ich hatte eine andere Technik des persönlichen Schutzes von vornherein ins Auge gefasst, welche sich auf eine vieljährige Erfahrung auf einem verwandten Gebiete stützt, nämlich auf die Verhütung des Flohstiches. Diejenigen Aerzte, welche bei täglicher poliklinischer oder Armenpraxis viel von Flöhen zu leiden haben und zu den Unglücklichen gehören, bei denen Flohstiche stark anschwellen und grosse Beschwerden machen, werden wissen, dass man sich durch ein einfaches Mittel diese Plage vom Leibe halten kann. Man hat nur nötig, jeden Tag bei der Morgentoilette die Haut des Halses und der Brust, der Hand- und Fussgelenke, der Unterschenkel und des Gürtels, mit einem Worte: derjenigen Hautprovinzen, wohin der Floh zuerst durch die Kleideröffnungen an die Haut gelangt, mit etwas starker Tinktur aus Insektenpulver abzureiben, die sich jeder durch Ausziehen von Insektenpulver mit Spiritus in grösseren Quantitäten herstellen kann.

Dieses genügt für die Infektion mit Flöhen, aber nicht für die mit Läusen, obwohl eine solche Prozedur auch hier prophylaktisch nicht ganz ohne Wert ist. Während der Floh wahllos an der ganzen Körperoberfläche umher turnt, sucht und findet die Kleiderlaus von der Eintrittspforte sehr bald ihre Nistplätze an bestimmten Orten der Kleidung und aller am Körper getragenen Gegenstände (Kragen, Manschetten, Gürtel, Leibbinden, Geldtaschen, Skapuliere, Suspensorien usw.), in deren Ecken, Winkeln und Falten sie sich festsetzen und ihre Nisse ankleben. Diese Stellen alle täglich mit einer spirituösen Lösung der läusetötenden Mittel zu befeuchten, wäre nicht nur allzu mühsam und zeitraubend, sondern bei dem flüchtigen Charakter der garnicht hierfür, sondern für Pudersäckchen bestimmten Stoffe vor allem ungenügend wirksam.

Wir besitzen aber auch eine ganze Reihe fester Substanzen von der Dauerhaftigkeit der Läuse selbst, die einen begründeten Ruf als läusetötende Mittel besitzen, das ist der **schwarze Pfeffer**, der **Sabadillsamen** und das **Quecksilber**. Es gilt nur, diese schweren Substanzen auch rasch beweglich zu machen, damit sie mit den äusserst beweglichen Läusen den Kampf aufnehmen können. Dazu muss man sie nach dem Vorbilde des Lykopodiums in die Form eines trocknen **Gleitpuders, das heisst eines äusserst leichten, nicht klebenden, von selbst bei jeder Bewegung des Körpers mitlaufenden Pulvers** bringen. Lykopodium selbst ist jedoch schon lange nicht mehr bei uns vorhanden, sonst könnte es dazu als Vehikel dienen. Dafür tritt jetzt der allgemein für solche Zwecke gebrauchte **Gleitpuder (Pulvis fluens)** ein, mit dessen Herstellung sich die Firma **Kripke & Co.** (Formpuderwerke, Berlin) seit Jahren befasst.

Gleitpuder besteht aus Kartoffelstärke, die mit ätherischer Wachslösung getränkt und mit sehr wenig — nur einigen Prozent — Kalzium- oder Magnesiumkarbonat gemischt ist. Die feinen Körnchen der letzteren trennen die grossen Stärkekörner grade so weit von einander, dass sie auf den ersteren wie auf einem dauernden Kugellager frei laufen. Das Verhältnis des feinen und groben Korns muss daher ein bestimmtes, von der Korngrösse abhängiges sein und verändert sich natürlich noch etwas beim Zusatz der aufs feinste gepulverten, läusetötenden Medikamente.

Die Anwendung dieser Gleitpuder bei der Morgentoilette geschieht nun entweder durch Anblasen mittelst hölzernen Pulverbläsers oder durch Aufwischen mittelst Wattetupfers, ersteres bei Behandlung von Wäsche- und Zeugstücken und deren Nähten und Falten, letzteres auf der Haut und auf der Oberfläche von Uniformen, Stiefeln und Ledersachen.

Im schwarzen Pfeffer, welcher neuerdings von Rabe warm empfohlen wurde, wirkt das Piperin. Er ist wohl das für den Menschen indifferenteste unter diesen Mitteln. Der Gleitpuder hat folgende Formel:

Pulvis fluentis 20,0
Fruct. Piperis nigri subt. pulver. 1,0
M.

Die Sabadillsamen waren ehedem Bestandteil aller Läusemittel und sind in ihrer Wirkung auf jede Art von Epizoen — auch Wanzen — nahezu unfehlbar. Allerdings muss man während des Verstäubens den Atem anhalten und jedenfalls das direkte Einatmen vermeiden, da sonst der veratrinhaltige Samen zum Husten und Niesen reizt und unter Umständen Bronchitis erzeugen kann. Bei Affektion der Bronchien und Lungen ist er deshalb auch ausgeschlossen. Seine Formel lautet:

Pulvis fluentis 20,0
Fruct. Sabadill. pulver. 0,5
M.

Bekannt ist endlich die bei den Türken übliche Methode der Entlausung durch Einreiben von grauer Quecksilbersalbe. Hier ist nun der Fortschritt beim Ersatz der grauen Salbe durch einen Quecksilbergleitpuder ganz ausserordentlich. Das „Pulvis fluens Hydrargyri" — näheres darüber siehe unten — überzieht beim leichten Ueberwischen ohne allen Druck die gesamte Haut mit einem kaum sichtbaren Quecksilberhauche. Die Wirkung auf Läuse ist durch die feine Verteilung und den Fortfall des Salbenvehikels bedeutend verstärkt, die unangenehmen Begleiterscheinungen (Erythem, Dermatitis, Folliculitis) fallen fort, da das Pulver auf die Haut selbst entfettend und eintrocknend wirkt. Es ist natürlich nebenbei das beste Mittel gegen Filzläuse.

Ist das Unglück der Verlausung an der Front, z. B. beim Beziehen neuer Quartiere, aber einmal geschehen, so entsteht die Frage, wie man sich die Zeit bis zur Erreichung einer Entlausungsanstalt vor den eigenen Kleidern schützen kann. Auch hier wird das Anblasen und Auswischen aller verdächtigen Stellen der Zeugstücke mit dem Gleitpuder von Vorteil sein, wobei man das eingeblasene Pulver durch Bürsten noch weiter verteilen kann. Die an den Nähten mit Vorliebe angeklebten Nisse widerstehen aber wohl auch der Anblasung. Um auch diese zu vernichten und dadurch das sonst alle paar Tage wieder notwendige Anblasen entbehrlich und Rezidive unmöglich zu machen, ist die Anwendung feuchter Hitze wohl am meisten zu empfehlen. Kann man ein Plätteisen requirieren, so werden die angefeuchteten Nähte unter Dampfentwicklung geplättet, anderenfalls vorsichtig durch eine Flamme gezogen. Auch diese Arbeit kann man vielleicht ersparen, wenn man nach dem Beispiele der mit Mausefallen hausierenden Slovaken nach Tötung der Läuse die Nähte mit Hammeltalg einschmiert. Nach einer neueren Mitteilung kann man den Talgüberzug sogar durch eine appetitlichere Methode ersetzen, indem man die gründlich von Läusen befreiten Nähte einfach mit Leukoplaststreifen beklebt, wodurch natürlich das Auskriechen von Nissen auch verhindert wird.

Hiermit übergebe ich die Idee der Läuseprophylaxis mittelst Gleitpuders den in dieser Beziehung erfahreneren Kollegen, dankbar für jede Mitteilung über etwaige Erfolge im Felde.

XVII. Quecksilbergleitpuder (Pulvis fluens hydrargyri).

Im vorigen Kapitel ist gezeigt worden, dass zur feinsten Verteilung ätherischer Oele an der Körperoberfläche die verstäubbaren Gleitpuder die praktischste Form darstellen. Es ist daher auch einleuchtend, dass unser einziges flüssiges Metall, das Quecksilber, durch Gleitpuder auf den höchsten Grad feiner Verteilung gebracht werden kann. Damit aber das Quecksilber so fein verteilt bleibt und nicht wieder, seiner sonstigen Neigung nach, zu grösseren Kügelchen zusammenläuft, muss man dafür sorgen, dass die allerfeinsten Tröpfchen sich sofort mit einer Haut von oxydiertem

Metall (Hg$_2$O und HgO) überziehen, die das Zusammenlaufen verhindert. Mit anderen Worten: Man muss gleichzeitig mit der mechanischen Verteilung für die Gegenwart von viel Luft und einem Sauerstoff-Katalysator sorgen.

Wir besitzen nun keine Pulver, welche mehr Luft enthielten als das Lykopodium und die zu seinem Ersatz dienenden „Gleitpuder". Benetzen wir mithin eines dieser Pulver mit Terpentinöl als Katalysator des Luftsauerstoffs und verreiben diese Mischung mit Quecksilber, so ist in 2 Minuten das Quecksilber bereits verschwunden (Fachausdruck: getötet), und wir haben ein graues (bei Lykopodium gelbliches) trocknes Pulver vor uns, welches mikroskopisch bereits sehr feine Metallkügelchen aufweist, die sich bei weiterem Reiben bis zu jeder gewünschten Feinheit, d. i. bis zur Grenze der mikroskopischen Erkennbarkeit, verteilen lassen. Indem man die Menge (Gewicht) des Gleitpuders 2-, 4- oder 9 mal so gross nimmt wie die des Quecksilbers, erhält man ein Pulvis fluens von $33^1/_3$ pCt., 20 pCt. oder 10 pCt. Quecksilbergehalt. Ich empfehle besonders die letztgenannte Stärke, da es bei dem Gebrauche des Pulvis fluens hydrargyri ja nur auf eine bequeme, rasche Verteilung auf grosse Flächen ankommt, nicht auf eine intensive lokale Wirkung auf bestimmte Hautregionen. Für die Intensität der Wirkung sorgt schon die ungemein feine Verteilung.

Das fertige, noch stark nach Terpentinöl riechende Pulver wird flach ausgebreitet und verliert den Geruch sehr bald durch rasche Verdunstung des ätherischen Oels, soweit es zwischen den Körnern des Gleitpuders und den Quecksilberkügelchen sitzt. Die kleine Menge, welche in die Körner des Gleitpuders eingedrungen ist, verharzt allmählich zu etwas Terpentin, welcher eher eine nützliche als schädliche Beigabe ist, da er als ganz mildes Epispastikum die Zirkulation der Hautoberfläche anzuregen und damit die Wärme derselben und die Verdampfung und Wirkung des Quecksilbers wohl etwas zu beschleunigen vermag.

Dann stellt das Pulvis fluens hydrargyri ein konstantes, apothekengerechtes Medikament dar, aus dem mit grösster Leichtigkeit, wenn es gewünscht wird, jedes andere Quecksilberpräparat (Salbe, Pflaster, Pillen) hergestellt werden kann. Es eignet sich zur Mitnahme und Versendung ins Feld ebenso gut wie zum Mitführen für den einzelnen Mann.

Bei Verlausung wird der Hg-Gleitpuder aufgewischt und verstäubt, wobei es auf das Eindringen in die Falten der Kleidung ankommt, bei Syphilis und Hautkrankheiten dagegen mittels Tupfer auf die Haut selbst gewischt.

Die Vorteile dieser Quecksilberform liegen so auf der Hand, dass eine weitere Erörterung sich erübrigt. Der Apotheker, der wegen der Umständlichkeit, Mühe und Kosten die Darstellung der grauen Salbe längst an Fabriken abgegeben hat, gewinnt dieselbe zurück. Selbst wenn der Arzt die Form des Gleitpuders nicht von ihm wünscht, kann er durch Verreibung des vorrätigen Pulvers mit Eucerin in wenigen Minuten eine vortreffliche graue Salbe herstellen. Der Patient hat den Vorteil, dass das Mittel billig ist, die Einwirkung rasch und sparsam vor sich geht, kaum eine sichtbare

Spur hinterlässt*), dass durch die eintrocknende und entfettende Wirkung des Gleitpuders auf die Oberhaut das Auftreten follikulärer Quecksilber-Entzündungen verhütet wird und die Behandlung von ihm selbst ohne alle Umstände ausgeführt werden kann.

Die abortivierende Wirkung des Quecksilbergleitpuders auf die follikuläre Quecksilberdermatitis brachte mich auf den Gedanken, denselben für **alle anderen Arten eitriger Follikulitiden** zu verwenden und zwar unter Hinzufügung von Karbolsäure, die sich als Zusatz von Quecksilber im Hg-Karbol-Guttaplast so bewährt hat. Der Erfolg war ungemein befriedigend bei den **ersten Anfängen eitriger Infektion der Haut**, z. B. bei den kleinen Eiterpickeln in der Umgebung von Furunkeln, die dadurch fast immer und in leichtester und schonendster Weise abortiv zu beseitigen sind. Besonders praktisch ist diese einfache Form der Behandlung im Gesicht, am Halse, den Handrücken und Vorderarmen, wo die Jodbepinselung und Pflasterbehandlung auffällig und unbequem sind. Es genügt da in den meisten Fällen das 3- bis 4 malige tägliche Aufwischen eines hautfarbenen Puders, um in wenigen Tagen und in völlig unmerklicher Weise die Haut von ihren Eiterkokken zu befreien:

Pulv. hydrargyri 4,0
Pulv. cuticolor 5,0
Acidi carbolici 1,0
M. f. S. Quecksilber-Karbol-Puder.

Derselbe Puder ist auch für die Behandlung von Syphiliden des Gesichts, von Lippenschankern und als desinfizierendes Adjuvans bei der Behandlung von Gesichts- und Bartekzemen, von Sykosis und Impetigo faciei zu empfehlen.

XVIII. Syphilide.

Wenn ich nur von Haut- (und Schleimhaut-) Syphiliden rede, so möchte ich damit andeuten, dass im Felde eine gründliche Syphilisbehandlung selbst in den Feldlazaretten natürlich nicht möglich ist. Sollte es das Unglück wollen, dass infolge eines verkannten harten Schankers kurz nach der Einstellung eine frische sekundäre Syphilis mit universellem Exanthem und Beteiligung des Rachens ausbricht, so wird der Patient ja zweifellos und gewiss mit Recht so rasch wie möglich in ein gut eingerichtetes Kriegslazarett oder ganz nach Hause zurückbefördert, schon weil er für seine Umgebung gefährlich werden kann.

Aber einzelne sekundäre und besonders tertiäre Hautsyphilide lassen sehr wohl eine ambulante Behandlung zu, ohne dass man auf eine schmerzhafte Injektionskur, die unter Umständen dienstunfähig machen kann, oder eine Salvarsankur zurückgreifen müsste.

In erster Linie möchte ich da auf eine längst vergessene Quecksilberapplikation hinweisen, die ihrerzeit für ganz ähnliche Fälle, wie sie im

---

*) Man kann durch Zusatz von etwas Zinnober und gelbem Bolus die Einwischung hautfarben und ganz unsichtbar machen.

Kriege vorliegen, mit gutem Erfolge durchgeführt wurde, nämlich bei Seeleuten mit verantwortungsvollem Posten, welche wegen gerade ausbrechender Syphilis ihre Fahrt nicht unterbrechen und eine Schmierkur an Bord nicht ausführen konnten.

In solchen Fällen verordnete ich die Beklebung grösserer Hautflächen, Rumpf und Extremitäten, mit Quecksilber-Zinkoxyd-Guttaplast. Die Patienten waren von der reinlichen Kur, die sie in der Arbeit nie hinderte, alsbald von Erfolg begleitet war und nach monatelangem Gebrauche sogar manchmal zu völliger Genesung führte, stets sehr befriedigt. Die Kur lässt sich besonders bei nicht stark behaarten Leuten gut durchführen. Jede Woche wird $1/4$ m auf eine frische Hautregion geklebt, wobei etwa vorhandene Hautsyphilide besonders berücksichtigt werden. Wird nach 8, spätestens 14 Tagen das alte, dann nicht mehr gut klebende Pflaster abgezogen (die Haut wird mit einer Mischung von Oel und einigen Tropfen Benzin gereinigt), so bemerkt man, dass dasselbe durch Verflüchtigung des Quecksilbers in die warme Haut hinein viel heller, d. h. fast zu einem blossen Zinkpflaster geworden ist. Teils dieser einfachen Kontrolle wegen, teils um einer etwaigen Quecksilberdermatitis von vornherein vorzubeugen, ziehe ich den Zinkoxyd-Quecksilber-Guttaplast dem einfachen Quecksilber-Guttaplast für diesen Zweck vor, welcher natürlich dieselbe Wirkung hat.

Wo Guttaplaste nicht zu beschaffen sind, ist die wenig schmerzhafte und ebenfalls fast vergessene Lewin'sche Sublimatinjektion (0,01 jeden oder jeden zweiten Tag) zu empfehlen und meistens völlig ausreichend:

Hydrargyri bichlorati corrosivi 0.5
Natr. chlorati 0,5
Aq. dest. 50,0
M. S. z. Injektion (1 Spritze = 0.01 $HgCl_2$).

Sublimat ist auch in der kleinsten Feldapotheke vorhanden. Die Injektionen können nach Bedarf lange fortgesetzt werden und machen den Patienten nie, wie die Injektionen unlöslicher Quecksilbersalze oder grauen Oels, gelegentlich dienstunfähig.

Vereinzelte hartnäckige sekundäre und tertiäre Syphilide, gummöse Knoten und Ulcera, umschriebene Formen von syphilitischer Periostitis, Tendinitis und Arthritis, Reste von Initialsklerosen usw. bestreicht man gleichzeitig mit der weichen Quecksilber-Terpentinölpflastermasse (siehe S. 3) und bedeckt dieselben mit Guttaperchapapier oder Lenkoplast.

Endlich sollten wir bei solchen Gelegenheiten nicht vergessen, dass in gewissen Gegenden Europas, wo ganz praktische Leute wohnen, nämlich in England, ein beträchtlicher Teil aller Syphilispatienten noch immer mit Quecksilberpillen, den sog. blue pills, geheilt wird, deren deutsche kriegsmässige Formel so lauten würde:

Ung. hydrargyri cinerei 10,0
Magnesiae ustae 4,0
Rad. Althaeae 10,0
M. f. pil. Nr. 100. Täglich 2—4 Pillen (à 0,03 Hg).

Alle diese Kuren können ja die gründliche Behandlung in den Krankenhäusern nicht ersetzen, wohl aber unter den erschwerenden Verhältnissen des Kriegsdienstes manchen Mann dem Dienste erhalten.

Soweit lag dieses Kapitel Ende 1915 fertig vor. Inzwischen hat der Krieg eine neue, verbesserte Form der Quecksilbertherapie geboren. Sind die Erfahrungen mit derselben auch reichlich kurze, so sind sie doch so gut, dass ich das Kapitel nicht ohne Hinweis auf dieselben schliessen möchte.

Nachdem sich der im vorherigen Kapital beschriebene Quecksilbergleitpuder zunächst bei allen feuchten Syphiliden, also vor allem bei der Behandlung von Initialsklerosen, breiten Kondylomen und offenen Gummen bewährt und selbst der Lokalbehandlung mit Quecksilber-Guttaplast durch Schnelligkeit der Eintrocknung überlegen erwiesen hatte, wurden Allgemeinkuren damit versucht, deren Resultate bisher durchaus befriedigend waren. Ich ging von dem Prinzip der regionären Einreibung mit 33 proz. Mittel ab zugunsten einer universellen Einwischung mit 10 proz. Hg-Puder, welche jeden oder jeden zweiten Tag vom Arzt oder Wärter vorgenommen wurde. Denn der besondere Vorzug des Gleitpuders liegt in seiner äusserst feinen Quecksilberverteilung und der leichten Bedeckung einer grossen Hautoberfläche mit einer geringen Pudermenge. Von dem 10 proz. Quecksilbergleitpuder, der, um unnötige Verstäubung zu verhüten, in einer doppelt grossen Schachtel dispensiert wird, wischt man mittels eines in der Schachtel verbleibenden Tupfers in grossen Zügen sanft und rasch über den Körper, wobei jedesmal etwa 1—2 g Puder = 0,1—0,2 g Hg verbraucht wird; dann ist die ganze Haut mit einem gräulichen Anflug versehen. Bäder sind dabei unnötig. Die mit Syphiliden behafteten Körperstellen werden mit der Einwischung bevorzugt. Die Vorteile dieser Quecksilberkur für Patient und Apotheker sind die im Kapitel XVII: Quecksilbergleitpuder bereits genannten. Für den Arzt kommt noch hinzu, dass auch er der Einreibungskur gegenüber wieder selbständiger wird. Denn da das Einwischen des Gleitpuders am ganzen Körper nur wenige Minuten dauert, kann er die Kur zunächst selbst in die Hand nehmen, um sie später dem Patienten anzuvertrauen. Hierdurch wird die Hilfe des Wärters unnötig, und damit entfallen die früheren, chronischen Quecksilbervergiftungen des mit langdauernden Salben- oder Seifeneinreibungen ständig betrauten Wärterpersonals.

Die oben genannten Mengen des Hg-Gleitpuders gelten bisher nur für die ambulatorische Behandlung daheim, für die sich das blosse Aufwischen von Quecksilberpuder bewährt hat. Bei bettlägerigen Patienten im Lazarett wird man dem Umstande Rechnung zu tragen haben, dass in der Bettwärme die Verdampfung des Quecksilbers viel rascher vor sich geht und demgemäss die Aufwischung in beschränkterem Umfange und seltener, vielleicht nur an der unteren Körperhälfte angewandt werden muss, wenn man Stomatitiden vermeiden will. Im Felde kommt noch hinzu, dass die wenigsten Patienten imstande sind, einen regelmässigen Gebrauch von Zahnbürste und Pebeco zu machen, und daher wohl meist schon mit einem gewissen Grade von Gingivitis und Stomatitis in die Syphilisbehandlung eintreten. Ich muss es daher den Kollegen, welche von dieser einfachen und starken Art der Quecksilberanwendung draussen im Felde Gebrauch machen wollen, anheimstellen, die zweckmässigste Form derselben selbst zu bestimmen und wäre für Berichte über damit erzielte Erfolge dankbar.

XIX. Lupus, die primäre Hauttuberkulose.

Kommt der Lupus im Felde überhaupt vor? Selten gewiss, aber doch wohl hin und wieder. Während floride Lupusfälle gewiss stets als dienstuntauglich zurückgewiesen werden, besonders wenn die Affektion im Gesicht und an den Händen sitzt, kann es vorkommen, dass ein Lupusfall zum Zweck der Einstellung zu Hause behandelt und anscheinend geheilt ist, im Felde aber, besonders unter dem Einfluss von Wind und Kälte in beschränktem Umfange rezidiviert.

Zweitens können in alten verheilten Lupusnarben neue Knötchen aufschiessen, deren rasche Beseitigung erwünscht ist, ehe die Affektion sich von neuem ausbreitet.

Drittens können vom Patienten und dem Arzte bei der Aushebung kleine Lupusknötchen verkannt worden sein — Verwechslungen mit Naevi und Follikulitiden kommen nicht selten vor — und erst nach weiterer Ausbreitung während des Dienstes als solche erkannt werden.

In derartigen Fällen ist der Patient nicht dienstunfähig und braucht nicht einmal dem Reservelazarett überwiesen zu werden. Das Heer der modernen kostspieligen, physikalischen Heilmittel (Finsen-, Röntgen-, Quarz-, Mesothor-, Radiumstrahlen, Hochfrequenz und Kaltkauter) ist ohnehin für diese Fälle überflüssig. Jeder Arzt kann sich in solchen Fällen selbst helfen und zwar mit sehr einfachen Mitteln, die glücklicher Weise in jeder Feldapotheke vorrätig sind: Salizylsäure, Chlorzink und Kreosot. Pyrogallol, das als hochprozentuierte Salbe vielfach in Gebrauch ist, fehlt allerdings; aber das tut nichts, denn die Salizylsäure ist ihm in jeder Hinsicht vorzuziehen. Sie wirkt viel elektiver, nämlich nur auf erkranktes Gewebe und ist reinlicher und angenehmer im Gebrauch als Pyrogallol. Die grössere Schmerzhaftigkeit wird durch Kreosot aufgehoben, welches dazu noch als Antituberkulosum mitwirkt. Die seit 20 Jahren bewährte „grüne Lupussalbe"

                Acidi salicylici, Liq. Stibii chlorati ana 2,0
                Extr. Cannabis, Creosoti ana 4,0
                Adipis lanae 8,0
heisst feldmässig:
                Acidi salicylici, Zinci chlorati ana 2,0
                Opii, Creosoti ana 4,0
                Adipis Lanae 8,0
ist mithin eine braune Salbe.

Hiermit werden grössere Lupusflecke unausgesetzt bis zur Heilung bedeckt; die bestrichene Stelle beklebt man mit dünnstem Guttaperchapapier bzw. Collemplastrum Zinci oxydati. Ein Verbandwechsel ist nur ein- bis zweimal die Woche nötig. Auf diese Weise werden auch die vorzüglich wirkenden und seit 1886 sich bewährenden Salizyl-Kreosot-Guttaplaste im Felde ersetzt.

Eine andere Art der Applikation ist die einfache Aetzung. Winkler hat die Salizylsäure zweckmässigerweise hierfür durch Milchsäure ersetzt, statt Antimonchlorid nimmt er Chlorzink. Ich ziehe die Mischung:

Acidi lactici
Liq. Stibii chlorati ana 5,0

vor. Sie bildet wohl das rascheste und beste aller Lupusmittel überhaupt. Man pinselt alle Lupusknötchen ein- oder zweimal damit an und sowie sich — meist am nächsten Tage — eine Entzündung der Haut einstellt, heilt man durch einen Anstrich mit der Zinkschwefelkreidepaste (siehe S. 8: Nässende Ekzeme) schon wieder ab. Der Erfolg ist stets gut, oft überraschend. Die Prozedur wird dann sofort auf die Reste von neuem angewandt, bis dieselben verschwunden sind.

Wo Acid. lacticum und Liq. Stibii chlorati in Feindesland nicht aus einer Apotheke requiriert werden können, muss man sich mit Salizylsäure und Sublimat behelfen. Da von beiden aber starke Lösungen nur in Spiritus herzustellen sind, kann man diesen Umstand benutzen, um einen schmerzlindernden und gleichzeitig antituberkulösen, starken Zusatz von Kreosot zu machen und verschreibt alle drei Mittel am besten in Form des folgenden Kollodiums:

Acid. salicylici 1,0
Sublimati 1,0
Creosoti 3,0
Collodii 20,0
M.

Das Sublimat + Salizylsäure + Kreosot-Kollodium wird zur Zeit immer nur auf eine etwa talergrosse Stelle der Lupusfläche aufgepinselt und, sowie danach Nässen eintritt, mittels der Zinkschwefelkreidepaste abgeheilt, während ein neues Stück der Fläche bepinselt wird.

Das heilsame Prinzip aller dieser Vorschriften ist das Zusammenwirken eines Sauerstoffmittels (Liq. Stibii chlorati, Chlorzink, Sublimat) und eines Mazerationsmittels (Salizylsäure, Milchsäure). Da es bei diesen Aetzungen mit Chloriden aber gar nicht auf die Metalle, sondern nur auf das mit ihnen verbundene Chlor ankommt und die Wirkung um so stärker ist, je konzentrierter die Lösung gemacht werden kann, so haben Chlorzink und Chlorantimon beim Aetzen vor dem Sublimat im allgemeinen den Vorzug. Denn sie sind äusserst wasserlöslich und ungiftig. Winkler hat beim Aetzen angiomatöser Stellen mit dem Lupusätzmittel die Beobachtung gemacht, dass das Fibrinferment aufgelöst wurde — wohl durch die Milchsäure — und es zu Nachblutungen kam. Er vermeidet dieselben durch einen Zusatz von Trichloressigsäure. Dieses allgemein und auch bei Lupus brauchbare Aetzmittel hat also die Formel:

Liq. Stibii chlorati
Acidi trichloracetici
Acidi lactici ana 5,0
M.

XX. Sekundäre tuberkulöse Hautleiden.

Es kommen hier in Betracht die an tuberkulöse Drüsen- oder Knochenerkrankungen sich anschliessenden sekundären Formen der Hauttuberkulose, relativ gutartige Erkrankungen, die man dermatologischerseits als Skrophuloderma oder tuberkulöses Gumma, chirurgischerseits als kalte Abszesse zu bezeichnen pflegt. Je weitherziger in diesem Kriege sich die Umgrenzung des Begriffes der Diensttauglichkeit gestaltet, um so eher können auch solche Fälle zur Beobachtung kommen.

Mit der einfachen Spaltung und Entleerung oder Auskratzung ist die Sache lokal erledigt, aber ein Rezidiv wird nicht verhütet und die erkrankte Region nicht geheilt. Kann man solche Fälle mit einfachen Mitteln ambulatorisch behandeln und dienstfähig erhalten? Ich möchte diese Frage bejahen, da die beiden Heilmittel, die ich im Sinne habe, wohl überall vorrätig sind: Lebertran und Kali causticum.

Die Verseifung des Lebertrans mit Kali causticum geht nach folgendem Rezept und besonders leicht vor sich:

Kali caustici 84,0
Ol. jecoris aselli 500,0
Aq. destill. 475,0
Spiritus q. s. (ca. 20,0)
M.

Die entstehende Seife ist eine überfettete, eine sogenannte Salbenseife, da 3—4 pCt. mehr Lebertran genommen ist, als sich verseifen lässt. Dadurch ist man imstande, dieselbe lange Zeit täglich einschäumen zu lassen, ohne dass die Haut leidet. Der Patient streicht die Salbenseife mit der Hand auf, taucht die Hand in Wasser und verschäumt die Seife auf der ganzen Hautregion. Hierbei wird die Seife rasch trocken und die Hand muss von neuem befeuchtet werden. Nach 4—5 maliger Anfeuchtung der Hand und Verschäumung ist die Salbenseife der Haut einverleibt.

Der Erfolg ist bald sichtbar und macht oft eine chirurgische Behandlung unnötig. Alle tuberkulösen Affektionen in grösserem oder geringerem Grade werden von der überfetteten Lebertran-Kali-Seife sehr günstig beeinflusst, auch tuberkulöse Periostitiden und Sehnenscheidenentzündungen, ja oberflächlich liegende Knochenherde, sodann alle Formen von Tuberkuliden und alle tuberkulösen Drüsen. Der Geruch des Patienten nach Lebertran ist gering und im Kriege wohl nicht störend; in Friedenszeiten beseitigt ihn ein wenig Lavendel- oder Citronellöl, welches der fertigen Seife zugesetzt wird.

Ratsam ist es, solchen Patienten auch Lebertran innerlich zu geben.

XXI. Ersatz für Weizenstärke.

Halle-Hannover hat vor kurzem darauf aufmerksam gemacht, dass in den deutschen Apotheken eine erhebliche Menge von Amylum, welches zu Ernährungszwecken Verwendung finden könnte, zu Pudern und Pasten verarbeitet wird. Eine Nachprüfung im Eppendorfer Krankenhause ergab, dass tatsächlich der pharmazeutische Verbrauch von Stärkemehl viel grösser ist, als die meisten Aerzte wissen, und weiter, dass für Streupuder daselbst unverhältnismässig viel mehr Amylum zur Verwendung gelangt als für Pasten (982 : 66 kg pro 1914).

Es hat sich nun herausgestellt, dass die grösste Menge von Weizenstärke auf den Kinderabteilungen als Streupuder verordnet wird, und es könnte demnach scheinen, als ob die Frage der Stärkeersparnis im Felde, d. h. bei Erwachsenen, überhaupt nicht in Betracht käme. Dagegen ist jedoch folgendes zu bemerken:

Wenn auch der regelmässige tägliche Amylumverbrauch in der Heimat hauptsächlich die Kinderabteilungen der Krankenhäuser betrifft, so treten doch von Zeit zu Zeit bei Erwachsenen bedrohlich erscheinende Hautentzündungen auf, welche nach der bisherigen Praxis der Aerzte unter Ausschluss aller sonstigen feuchten, fettigen und trockenen Hautmittel gebieterisch die Anwendung von Mehl oder Stärke, und zwar in reichlicher Menge, verlangten.

Es sind dieses hauptsächlich 3 Vorkommnisse, welche sich auch sicher im Felde, an der Front wie im Lazarett, von Zeit zu Zeit ereignen werden und unter allen Umständen zeitweilige Dienstunfähigkeit bewirken.

Unter dem physikalisch reizenden Einflusse von Wind und Sonne (Autofahrten) steigern sich zuweilen, besonders im Sommer, einfache, leichte Gesichtsekzeme unter Hinzutreten entzündlichen Oedems plötzlich derart, dass das Gesicht unförmlich, bis zum Verschluss der Lidspalten, anschwillt (Eczema erysipelatoides) und sich alsbald mit serofibrinösen Krusten bedeckt. Man glaubt, einem wahren Erysipel gegenüberzustehen, aber es fehlt das hohe Fieber und der fortschreitende, zackige Rand des Erysipels; das entzündliche Oedem reicht nur soweit wie die verursachende Schädlichkeit.

Unter der Mitwirkung von Schwitzen, Marschieren oder Reiten entwickelt sich aus einer einfachen Intertrigo bisweilen in akuter Weise eine unförmliche Schwellung des Hodensacks, der anliegenden Haut der Kruroskrotalfalten und des Penis bis zur posthornförmigen Drehung desselben.

Endlich gehen auch gewöhnliche Ekzeme des Rumpfes und der Extremitäten, z. B. in der Umgebung von feucht verbundenen Wunden, in den Zustand des erysipelatoiden Ekzems dann leicht über, wenn die Medikamente von der Haut nicht vertragen und daher mehrfach gewechselt wurden.

In allen solchen Fällen greift der ärztliche Instinkt ohne Zaudern zur Ueberschichtung der Haut mit Mehl oder Stärke, und zwar deshalb, weil zwei dringende und sich scheinbar widersprechende Indikationen zugleich vorliegen: einerseits muss durch ein starkes Eintrocknungsmittel eine Aufsaugung des Exsudats und eine rasche Abschwellung des Oedems erzielt werden, und es darf andererseits doch absolut keine weitere Reizung hinzutreten, was sich bei eingreifenden Medikamenten wohl ereignen könnte. Beiden Indikationen genügt aber erfahrungsgemäss das Mehl der Küche und das Stärkemehl der Apotheke in vollkommener Weise und um so besser, je reichlicher die dabei verwendeten Mengen sind. Uebrigens besteht noch zwischen beiden Pulvern der Unterschied, dass das Mehl kühler und daher für den Patienten angenehmer empfunden wird als Stärke, was auf seinen reichlichen Gehalt an feuchtem Kleber zurückzuführen ist.

Es hat also doch sicher eine Berechtigung, sich zu fragen, ob es in diesen Fällen keinen Ersatz für Mehl und Stärke gibt, der ebensogut trocknet und dabei ebenso indifferent ist. Wir haben nun in der Tat eine gute und einfache Behandlung des erysipelatoiden Ekzems, die sogar noch mehr leistet als Mehl und Stärke, das ist die Auftragung von Kühlpasten in möglichst dicker Schicht.

Kühlpasten sind Mischungen von Wasser, Puder und Fett. Ihren Hauptbestandteil bilden die alkalisch reagierenden Erden: Kalkkarbonat und Magnesiumkarbonat. Als Puder besorgen sie die Eintrocknung der Haut und Beseitigung des Exsudats und des Oedems, in besonders hohem Maasse das Magnesiumkarbonat. Die alkalische Reaktion derselben beseitigt aber gleichzeitig — und darin übertreffen sie das Mehl — auch die Hyperämie der Haut und die Schmerzen. Sie wirken in hohem Grade kühlend und schmerzstillend, kurz: positiv entzündungswidrig, wie übrigens alle schwach alkalischen Mittel, z. B. Borax, Soda, Seife es tun. Denn indem diese das Hautfett (0,1 proz. Oelsäure) verseifen, befördern sie die Verdunstung der Haut und setzen ihre Temperatur herab. Diese Wirkung lernt schon der Laie kennen, wenn er die populäre Mischung von Kalkwasser und Leinöl bei einer Verbrennung anwendet.

In der Pasta Zinci mollis*):

    Olei Lini, Aquae Calcis ana 30,0
    M. adde ana
    Zinci oxydati, Calc. carbon. ana q. s. (etwa 20)
M.

ist nun dieses kühlende Kalkwasser-Leinöl-Liniment durch den Zusatz der alkalisch reagierenden Mischung von Zinkoxyd und Kreide in eine Kühl-

---

*) Die ursprüngliche, mit gewöhnlicher Kreide hergestellte Pasta Zinci mollis enthielt weniger Liniment und mehr Pulver. Da das von der deutschen Pharmakopoe vorgeschriebene Calcium carbonicum viel feiner und leichter war, wurde ein höherer Gehalt an Liniment nötig, und da die Präparate des kohlensauren Kalkes mit der Zeit und je nach der fabrikmässigen Darstellung wechselten, so musste sich auch die Formel für Pasta Zinci mollis entsprechend ändern; im allgemeinen war aber stets ein hoher Gehalt an Liniment nötig. Um die grössere Flüssigkeitsmenge dauernd zu binden, wurde von seiten der Apotheker häufig ein Zusatz von Adeps Lanae gemacht, dadurch aber die kühlende Wirkung der Paste herabgesetzt. Die Paste hält sich aber gut, wenn nur durchaus vermieden wird, Calcium carbonicum direkt mit Leinöl zusammenzubringen, die einen wasserfeindlichen (Glaser-) Kitt bilden. Man mischt das Liniment und die Pulver für sich und trägt die letztere Mischung in die erstere unter fortwährendem Rühren ein, bis die Konsistenz einer weichen Paste erreicht ist. Vor jedem Gebrauch tut man gut, die Paste mit dem Holzspatel umzurühren, mit dem man sie aufträgt.

paste verwandelt, die beim erysipelatoiden Ekzem, sowie bei sonstigen starken Hautentzündungen jeder Art als erstes Mittel Vortreffliches leistet — natürlich auch bei Verbrennungen chemischer und thermischer Natur, wie sie im Felde oft genug vorkommen. Die 40 pCt. der Zinkoxyd + Kreide-Mischung sorgen dabei für eine vorläufig genügende Antisepsis, die beim Gebrauch des Leinöl-Kalkwasserliniments allein nicht vorhanden sein würde.

Bei vernachlässigten Fällen mit übelriechendem, reichlichem Sekret kann man den antiseptischen Effekt noch durch Benutzung des Chlorkalks statt der Kreide steigern, wobei zu bemerken ist, dass die Eintrocknung durch Chlorkalk noch bedeutender ist als die durch Kreide. Die Formel lautet:

Olei Lini, Aq. Calcis ana 30,0
Zinci oxydati, Calcariae chlorati ana q. s.
M.S. Pasta Zinci mollis chlorata.

Die Pasta Zinci mollis sollte also überall dort zur Verwendung kommen, wo man früher bloss mit grossen Mengen von Mehl oder Stärke Entzündungen zu beseitigen versuchte. Sie ist in jeder Feldapotheke rasch herstellbar.

Es hat sich nun bei den Versuchen, das Stärkemehl in allen gebräuchlichen Pasten und Pudern durch mineralische Puder zu ersetzen, gezeigt, dass wir ersteres wirklich ganz gut entbehren können. Wie es Halle bereits vorschlug, tritt in den Pasten Kieselgur (Terra silicea) mit Vorteil für Amylum ein, da es den Zweck der Pasten, nässende Hautflächen trocken zu legen, vermöge seiner stark eintrocknenden Eigenschaft weit rascher und besser erfüllt, z. B. in folgenden amylumfreien Vorschriften:

Pasta Zinci et Cretae.
Zinci oxydati 20,0
Calcar. carbon.
Terr. siliceae ana 10,0
Vaselini ad 100,0
M.S. Zink-Kreide-Paste.

Pasta Zinci et Cretae sulfurata.
Zinci oxydati
Sulfur. praec.
Calcar. carbon.
Terrae siliceae ana 10,0
Vaselini ad 100,0
M.S. Zink-Schwefel-Kreidepaste.

Allerdings müsste hierzu Terra silicea (Kieselgur), welche billig und sehr sparsam im Gebrauche ist, planmässig erklärt werden.

Kieselgur eignet sich ihrer scharfkantigen Beschaffenheit und mangelnden Haftung wegen nicht gut zu Hautpudern. Dagegen kann in diesen das Amylum mit Vorteil durch die verschiedenen Arten der kieselsauren Tonerde (Kaolin, Bolus alba, Bolus rubra), sowie durch Magnesia carbonica und Talkum ersetzt werden, z. B. in folgendem ohne Weizen- und Reisstärke hergestellten hautfarbenen Puder für Seborrhöen und seborrhoische Ekzeme des Gesichtes:

Pulvis cuticolor.
Boli rubrae 0,5
Boli albae 2,5
Magnes. carbon. 4,0
Zinci oxydati 5,0
Talci 8,0
M.

XXII. Ichtharganpuder.

Bei jeder Geschwürsbehandlung hat man 2 grundverschiedene Vorgänge zu unterscheiden, die in richtigem Verhältnis stehen und sich zu richtiger Zeit ablösen müssen, wenn die Heilung des Geschwürs in denkbar kürzester Zeit vollendet sein soll, die Dermatoplasie und Keratoplasie, zu deutsch: die Ueberhäutung und Ueberhornung*) oder mit anderen Worten die Bindegewebswucherung und Granulationsbildung einerseits, die Bildung eines Epithelpolsters und dessen Verhornung andererseits. Erstere wird verhindert durch alle sauerstoffentziehenden Substanzen, seien es Mikroorganismen, Zerfallsprodukte des Gewebes oder reduzierende Medikamente (Schwefel, Ichthyol, Resorzin usw.). Die Ueberhornung wird umgekehrt verhindert durch alle oxydierenden Substanzen, wie allzu reichlichen Zufluss von Blut und Lymphe und durch oxydierende Medikamente (Wasserstoffsuperoxyd, Kalihypermanganat, Jod, Salpetersäure, Silbersalpeter usw.). Umgekehrt wirken alle oxydierenden Substanzen günstig auf die Dermatoplasie, alle reduzierenden Substanzen begünstigen dagegen die Keratoplasie, wie übrigens auch der äussere Druck, welcher die Blutfülle der Haut und jede Trockenbehandlung, welche den Lymphgehalt derselben herabsetzt.

Ein Substanzverlust der Kutis bedarf zunächst nur der dermatoplastischen Oxydationsmittel, bis die Geschwürsoberfläche von Zerfallsprodukten gereinigt, von reichlichen Blut- und Lymphmengen durchströmt und von sprossenden Kapillaren durchsetzt ist. Sowie aber dieser Punkt erreicht worden ist, sind dieselben Mittel der Heilung hinderlich und verzögern dieselbe. Man ersetzt sie dann zweckmässigerweise durch die Klasse der reduzierenden, eintrocknenden und komprimierenden Mittel (Ichthyol, Resorzin, Zinkoxyd, Schwefel, Pflasterkompression).

Der bekannteste Typus der oxydierenden Dermatoplastica ist der Höllensteinstift, der sich aus 2 stark oxydierenden Mitteln, dem Silbermetall und der Salpetersäure, zusammensetzt. Als einziges Wundheilmittel ist er daher nicht geeignet und würde auch für die erste Phase, die Dermatoplasie, viel zu stark sein, wenn er seine eigene Wirkung nicht sehr rasch durch Bildung eines Häutchens aus Silberalbuminat zum Teil aufheben und auf eine weitergehende Salpetersäurewirkung beschränken würde**). Um den Silbersalpeter zu einem einheitlichen Wundheilmittel zu gestalten, hat man ihn von altersher in Form einer schwach prozentuierten Salbe mit einem Balsam (gewöhnlich Perubalsam), d. h. mit einem reduzierenden Mittel verbunden.

Eine solche Verbindung konträr wirkender Medikamente stellt nun — im Gegensatz zum Höllenstein — ein anderes Silbermittel dar, das

---
*) Unna, Ueberhäutung und Ueberhornung. Berliner klin. Wochenschr. 1883, Nr. 35.
**) Unna, Die Wirkung des Höllensteins. Dermatolog. Wochenschr., 1915, Bd. 60, u. 1916, Bd. 63.

Ichthargan. In diesem ist das oxydierende Silbermetall mit der stark reduzierenden Ichthyolsulfonsäure chemisch verbunden, und unsere Sauerstoffreagentien zeigen, dass das Ichthargan zugleich kräftig oxydiert und milde reduziert. Diese Wirkungen heben sich also therapeutisch durchaus nicht auf, was sich dadurch erklärt, dass sich stets die verschiedenen Gewebselemente aus dem Heilmittel das herauszusuchen pflegen, was sie brauchen können.

Dieser theoretischen Erkenntnis ist die Praxis vorausgegangen, denn in den letzten Jahren hat sich das Ichthargan als ein geradezu ideales Heilmittel für Geschwüre und Wunden jeder Art bewährt. Es ist ein einheitliches Wundheilmittel, bei welchem im Anfange mehr die oxydierende, am Ende die reduzierende Eigenschaft zur Geltung, während des ganzen Verlaufs aber sowohl die Dermatoplasie wie die Keratoplasie zu ihrem Rechte kommt. Nachdem an den hartnäckigsten Geschwüren, die wir besitzen, den leprösen, dieser Vorzug sichergestellt war, trat er ebenso überraschend hervor bei tuberkulösen und syphilitischen Geschwüren, beim Ulcus molle und bei reinen Exzisionswunden. Es ergibt sich hieraus, dass die Güte dieses Mittels in erster Linie nicht auf einer spezifischen, sondern auf der allgemeinen, jedem Wundverlaufe histochemisch angepassten Wirkung beruht. Es ersetzt daher allein alle anderen Wundheilmittel, von denen die meisten doch nur einseitig dermatoplastisch wirken, und es würde eine grosse Vereinfachung und Ersparung bedeuten, wenn das Ichthargan in Form eines 5 proz. Streupulvers planmässig gemacht würde:

   Ichthargani 1,0
   Magnes. carbonic. 20,0
   M.S. Pulvis Ichthargani.

In dieser ebenso handlichen wie sparsamen Form ist das Ichthargan nämlich auch durchaus nicht teurer als die üblichen Wundheilmittel, und damit entfällt der Hauptgrund, welcher bisher seinem allgemeinen Gebrauch in der Praxis hinderlich war und seine Einführung in die Feldapotheke auszuschliessen schien.

Abgesehen von seiner allgemeinen Brauchbarkeit als Wundheilungsmittel besitzt das Ichthargan in zweiter Linie nun auch noch spezifische Eigenschaften, nämlich eine keimtötende Wirkung auf sämtliche Organismen der Ekzeme und Impetigines. Diese werden im höchsten Grade freilich nur in der Form des Ichtharganguttaplasts ausgenutzt. Aber man kann auch den Ichtharganpuder hierzu gut verwerten, wenn man die von Sekret und Krusten gereinigte Haut zuerst mit demselben einstäubt oder einwischt und darüber die sonst erwünschten Mittel, wie Hebra'sche Salbe oder Zinkschwefelpaste, aufträgt. Diese Kombination empfiehlt sich überall, wo die gewöhnlichen Mittel zu schwach oder zu langsam wirken und eine stärkere keimtötende Kraft erwünscht ist. Selbst die viel gebrauchten, meistens aber gegen Ekzeme versagenden Umschläge von essigsaurer Tonerde und Einreibungen von Borsalbe werden durch Kombination mit einer vorhergehenden Ichtharganpuderung zu brauchbaren Ekzemmitteln.

In dritter Linie ist der Ichtharganpuder sehr geeignet, um mit seiner Hilfe aus der vorrätigen Zinksalbe eine bei weitem wirksamere Ekzempaste zu machen. Hierbei ist nur darauf Rücksicht zu nehmen, dass das als Konstituens des Ichtharganpuders dienende, stark eintrocknende Magnesiumkarbonat stets eines erheblichen Wasserzusatzes bedarf, wenn es als Pastenkonstituens verwendet werden soll. Man verschreibt daher

    Pulv. Ichthargani (5%) 10,0
    Aquae 20,0
    Zinci oxydati 10,0
    Adipis Lanae
    Vaselini ana 30,0
  M. f. ung.
   S. Zink-Ichtharganpaste.

Da die militärärztliche Einführung des Ichthargans in Substanz wohl noch lange hinaus am Preise dieses Medikaments scheitern wird, so empfehle ich statt dessen die für die meisten Zwecke völlig ausreichende und bei weitem billigere Form eines 5. proz. Ichtharganpuders als eines universellen, für die gesunde Haut völlig unschädlichen Wundheilmittels.

XXIII. Desinfektionsdermatitis und Handekzem der Chirurgen.

Man hat sorgfältig zu unterscheiden zwischen Dermatitis und Ekzem; die Fälle von reiner Dermatitis und reinem Ekzem sind seltener als die ungemein häufige Kombination beider.

1. Dermatitis.

Unter Desinfektionsdermatitis verstehen wir eine Entzündung der Oberhaut der Hände, welche durch die zur Desinfektion derselben benutzten mechanischen und chemischen Mittel (Bürste, Seife, Sublimat, Lysol, Karbolsäure usf.) herbeigeführt wird. Sie ist und bleibt auf die Hautstellen beschränkt, welche mechanisch oder chemisch geschädigt sind, und klingt von selbst oder mit gelinder ärztlicher Nachhilfe ab, wenn die Schädigung aufhört. Wirkt dieselbe dagegen fort, indem der Beruf den Chirurgen zwingt, täglich wiederholt dasselbe schädigende Agens von neuem mit der Haut in Berührung zu bringen, so kommt es zu einer chronischen entzündlichen Reizung und einer bleibenden Reizbarkeit der Haut, insbesondere an Hand- und Fingerrücken, Handgelenk und Vorderarm. Ausser dem Symptom der mit dem Schädigungsbezirk kongruenten Entzündungsfläche ist für die Dermatitis die persönliche Beziehung zwischen Patient und Desinfektionsmittel charakteristisch. Manche Häute erkranken nur bei Bearbeitung mit Sauerstoffmitteln, wie Sublimat und Jod, andere nur durch reduzierende Mittel, wie Lysol und Karbol, ein Umstand, welcher die Beseitigung der Dermatitis durch Vermeidung der auf die Dauer nicht vertragenen Klasse von Mitteln erleichtert. Wir sprechen dann von einer „Idiosynkrasie" für bestimmte Desinfektionsmittel.

Eine reiche Auswahl von Desinfektionsmitteln und das jetzt allgemein gebräuchliche Operieren mit Handschuhen haben diese Form der Hautschädigung heutzutage ziemlich zum Verschwinden gebracht. Da aber einige Chirurgen das Operieren mit Handschuhen nicht lieben, ist es vielleicht nicht überflüssig, darauf hinzuweisen, dass die hier bestehende Schwierigkeit auch schon früher, und zwar durch reichliche Anwendung der überfetteten Basisseife (1893) gelöst war.

Es war zunächst ein berühmter Gynäkologe, später viele Chirurgen, Zahnärzte und Hebammen, welche, vor der Alternative stehend, den Beruf oder das Desinfizieren aufzugeben, auf meinen Rat zwischen Reinigung und Desinfektionsmittel eine Einschäumung mit der überfetteten Basisseife*) einschoben. Der überfettete Seifenschaum wird gründlich eingerieben, mit sterilem Handtuch abgewischt, nicht im Wasser abgespült, und bildet daher auf und in der Hornschicht einen bleibenden Firnis. Das Desinfiziens, z. B. eine Sublimatlösung, dringt in diesen ein und wird erst bei der späteren Reinigung mit ihm abgespült. So wird die durch das Desinfizieren verursachte Schädigung der Oberhaut vermieden. Geht der Firnis im Laufe einer längeren Operation allmählich verloren, so kann er jeden Augenblick durch einen neuen ersetzt werden. Auch macht die Einschäumung mit überfetteter Basisseife wieder den Schluss der ganzen Operation; denn der zurückbleibende Seifenfirnis schützt die Hornschicht vor Staub und äusseren Keimen, die immer nur bis in die Seifendecke gelangen und somit leicht entfernbar sind. Diesen unausgesetzten Seifengebrauch verträgt die Haut aber natürlich nur bei Anwendung einer guten, überfetteten Seife.

Diese Art des Hautschutzes geht allerdings von der Ansicht aus, dass das Desinfektionsmittel nur gegen Keime und deren weitere Uebertragung schützen soll, die von aussen auf die Haut gelangen, dagegen nicht die normalen Hornschichtkokken zu vernichten bestimmt ist. Vor zwei Jahrzehnten bestand noch eine übertriebene Furcht vor diesen Kokken, und es kostete Mühe, die an Dermatitis leidenden Chirurgen von der Unschuld dieser Keime und ihrer klinischen Verschiedenheit von echten Eiterkokken zu überzeugen. Inzwischen hat die Erfahrung die Richtigkeit dieser Ansicht bewiesen und anderseits auch gelehrt, dass eine absolute Tötung gerade dieser Saprophyten überhaupt nicht zu erreichen ist. Die Folge dieses Umschwunges war ja das Aufkommen der Kokkenfixation durch spritlösliche Firnisse und schliesslich die Handschuhoperation.

Von diesem heutigen Standpunkte aus ist der wasserlösliche, eingetrocknete Seifenfirnis also nicht bloss, wie er ursprünglich gedacht war, ein Schutz der Hornschicht gegen das Desinfektionsmittel, sondern auch ein Einschlussmittel der Hautkokken während der Operation und tut gegen-

---

*) Basisseife heisst die überfettete Seifengrundlage aller medizinischen Stückseifen ohne Medikament.

über den unschuldigen Hornschichtsaprophyten, dieselben Dienste wie der Gummihandschuh. Nur ist er viel hinfälliger und um ebenso viel billiger und leichter ersetzbar.

So erklärt sich schliesslich auch die Mitteilung mehrerer Kollegen, dass sie sich allmählich auf den Seifenfirnis allein verlassen und die Desinfektion ganz fortgelassen hätten, ohne üble Erfahrungen in der Praxis zu erleben. Jedenfalls aber macht der kokkenfixierende, permanente Seifenfirnis die zeitweise stark übertriebenen Abschabungen der Hornschicht mit harten Bürsten unnötig, die, dermatologisch gesprochen, das Schlimmste war, was man einer Chirurgenhaut zumuten durfte. Einerseits erreicht man dadurch die erstrebte absolute Keimfreiheit doch nicht, öffnet aber anderseits den wirklichen Feinden, den Eiterkokken, unter Umständen Tor und Tür.

Diese Prophylaxis der Handdermatitis mittelst regelmässiger Seifeneinschäumung ist zugleich die beste Vorbeugung gegen die Verpflanzung eines Ekzems auf die Chirurgenhand.

2. Handekzem.

Nur ausnahmsweise kommt dasselbe isoliert als vereinzelter Ekzemherd vor. Fast immer ist es der periphere Ausläufer eines an den Prädilektionsstellen (behaarter Kopf, Genitalien, Beugestellen, Hautfalten) seit langer Zeit bestehenden, feuchten oder trockenen, intertriginösen, seborrhoischen oder kallösen Ekzems. Wo die Handrücken immer gleichzeitig mit der Gesichtshaut ekzematös erkranken, ist es ein ziemlich sicheres Zeichen, dass die blauen bis ultravioletten Strahlen bei der Entstehung des Ekzems beteiligt sind. Zur Gewissheit wird diese Art der Entstehung, wenn die Haut des Halses gerade so weit miterkrankt, als sie frei getragen wird.

Aber die Sonnenstrahlen allein sind so wenig die zureichende Ursache für ein wahres Ekzem, wie die Desinfektionsmittel; sie liefern nur eine Gruppe von Bedingungen, deren allerdings grosse Häufigkeit erst in den letzten Jahren recht erkannt wurde. Im Felde, besonders gerade jetzt, zu Beginn des Sommers, werden sie eine grosse Rolle spielen. Am Handrücken des Chirurgen konkurrieren mit diesen Lichtschädigungen aber noch eine Reihe anderer Bedingungen schädlicher Art: häufige Waschungen und laugenhaltige Seifen, welche die Haut spröde und rissig machen, Reibung der Aermelränder, Verunreinigung mit Staub und Schmutz, Insektenstiche und darauffolgendes Kratzen.

Alle diese Schädigungen führen zu Einrissen der Hornschicht und Einimpfung der Ekzemkokken von anderen Ekzemherden aus auf die Haut der Handrücken. Haben dieselben hier Fuss gefasst, so ändert sich das Bild; das Jucken und Kratzen nimmt zu und die Entzündung der Oberhaut wird eine dauernde. Sie gewinnt die Charaktere des echten Ekzems. Die Hornschicht schuppt ab, die Oberhaut verdickt sich, es bilden sich Bläschen und Krusten und schliesslich schreitet das Ekzem weiter, weit über die Grenzen der vorbereitenden Schädigungen hinaus. Wir haben es jetzt mit einer parasitären, selbständig um sich greifenden Hautkrankheit zu tun, mit einem Ekzem.

Im Felde werden diese Handrückenekzeme verhältnismässig selten entstehen, da das Tragen von Handschuhen viele der oben genannten Schädlichkeiten (Licht, Staub, Insekten) abhält. Aber, da sie nicht dienstunfähig machen, werden sie, wo sie bereits im Frieden bestanden, ins Feld mitgebracht. Hier heilen sie — bei Offizieren und Mannschaften — verhältnismässig leicht (siehe S. 11 und 14), da das Tragen von Handschuhen möglich ist.

In wirklicher Verlegenheit befinden sich nur die Chirurgen der Feld-, Kriegs- und Reservelazarette, welche durch die täglich vorgenommene Desinfektion die Haut der Hände auch unter sonst günstigen Bedingungen (Handschuhen) nicht zur Ruhe kommen lassen dürfen.

Was ist da zu tun? Gibt es ein Mittel, welches gleichzeitig das Ekzem rasch und radikal heilt, die Oberfläche der Hand steril macht und sie vor den Operationsschädigungen sicher schützt? Ein solches gibt es in der Tat, es ist der Ichtharganguttaplast [10 g pro Rolle*)]. Man beklebt mit demselben alle Ekzemstellen der Hand so, dass die Pflasterstücke etwa 1 cm über die Ekzemstellen hinausragen, und fixiert sie mit Leukoplaststreifen. Dieselben können 2, 3, 4 Tage, ja bei mangelnder Sekretion noch länger sitzen bleiben. Die Reinigung der Hände und der darauf sitzenbleibenden Pflaster geschieht während dieser Zeit wie gewöhnlich mit Wasser und guter Seife. Operationshandschuhe ermöglichen die ununterbrochene chirurgische Tätigkeit. Ein Verbandwechsel findet nur statt, wenn neue Juckanfälle auftreten und diese durch mehrmaliges Eintauchen der bepflasterten Hände in sehr heisses Wasser nicht vorübergehen. Dann findet Reinigung mit etwas Benzin, Wasser und Seife statt und eine sofortige Erneuerung des Ichtharganguttaplasts. In 8 bis höchstens 14 Tagen unter 2—4 Verbandwechseln pflegen auch die ältesten Handekzeme geheilt zu sein. Da nur die gesunde Hornschicht vom Ichtharganguttaplast geschwärzt, d. h. versilbert wird, nicht die kranke, kann man bei jedem Verbandwechsel genau sehen, wie weit die Heilung vorgeschritten ist. Ist die gesamte Hornschicht unter dem Pflaster versilbert, so ist die Heilung vollendet. Dann beginnt die Pflege der jungen Hornschicht, immer unter Fortsetzung des ärztlichen Dienstes. Die Hornschicht muss unter den Operationshandschuhen usw. eingefettet werden, und zwar mit oxydierenden Salben, um sie weich zu erhalten (Ung. Hebra, Euzerin). Sollen Handschuhe nicht getragen werden, so hat man die Wahl unter der alten Methode von Spencer Wells, mit der er mehr als tausend Laparotomien durchbrachte:

---

*) Vorrätig bei Mielck, Schwanapotheke, Hamburg. Einen Ersatz kann man sich schaffen durch Einreibung der Ekzemstellen mit:
Ichthargani 1,0
Olei Ricini 9,0
M.
und Beklebung der so eingefetteten Stellen mit Collemplastrum adhaesivum.

Gewöhnliche Reinlichkeit mit Wasser und Seife, ohne jedes Desinfektionsmittel, oder meine Seifeneinschäumung mit oder ohne Anwendung des für jeden Einzelnen erprobten Desinfektionsmittels.

Kann man nach Heilung des Ekzems jeden Abend vor dem Schlafen sowie nach jeder Operation etwas Euzerinkühlsalbe*) (Unguentum refrigerans Eucerini) in die Haut der Hände einreiben, wie Bockhart es empfiehlt, so ist eine Wiederkehr des Ekzems auf der immer glatter und geschmeidiger werdenden Hautdecke ausgeschlossen.

XXIV. Glyzerinersatz.

Zu den Stoffen von universeller Brauchbarkeit, welche die Bedürfnisse des Krieges bei längerer Dauer desselben (zur Herstellung von Nitroglyzerin) dem Arzte zu entziehen drohen, gehört das Glyzerin. Obwohl es jetzt noch in geringen Quantitäten in den Apotheken vorrätig ist, sehen wir bereits der Zeit entgegen, in welcher eine Reihe von Ersatzmitteln — der Vielseitigkeit seiner Anwendung entsprechend — den Ausfall des Glyzerins zu decken haben wird.

Aus seiner Muttersubstanz, dem Fett, beim Verseifungsprozess befreit, zeigt das Glyzerin gerade zum Fett den denkbar grössten Kontrast, denn es ist ebenso fettfeindlich wie wasserfreundlich. Auf diese beiden Eigenschaften laufen auch die therapeutischen Indikationen desselben hinaus. Da es sich mit den gewöhnlichen Fetten nicht mischt, so dringt es beim Aufwischen auf die Haut nicht in die fetthaltige Hornschicht ein, sondern umhüllt dieselbe als schlüpfrige Decke, die allerdings das Fett der Hornschicht ebenso schützt, wie sie das Wasser der Hornschicht an der Verdunstung hindert. Im Gegensatz zu den ranzig werdenden Fetten unzersetzlich, bewahrt das Glyzerin auch viele organische Substanzen vor Zersetzung (z. B. Gelatine), wird von chemisch stark wirkenden Medikamenten (z. B. Jod, starken Säuren und Alkalien) nicht angegriffen und ersetzt in den Medikamenten die Fette überall dort, wo eine wasseranziehende Kraft des Vehikels erwünscht ist, wie in den Kaolinpasten, oder wo der eigene Wassergehalt derselben bewahrt werden muss, wie im Zinkleim.

Abgesehen von dem Schlüpfrigmachen durch Glyzerin und von seiner Unzersetzlichkeit hängen alle übrigen Eigenschaften mit der wasseranziehenden Eigenschaft des Glyzerins zusammen. Das Schlüpfrigmachen von Haut und Instrumenten kann wohl noch auf längere Zeit hinaus durch die Bestände von Kohlenwasserstoffen aller Art bewirkt werden. Es ist mithin die wasseranziehende Kraft des Glyzerins, die in erster Linie einen Ersatz durch andere wasseranziehende Substanzen verlangt. Glücklicherweise besitzen wir nun zwei ebenso billige wie reichlich vorhandene Ersatzmittel des Glyzerins, den Zuckersirup und das Chlorkalzium.

---

*) Vorrätig bei Mielck, Schwanapotheke, Hamburg.

Wie das Glyzerin, ist auch der Zucker stark wasseranziehend. Im Munde vermehrt er den Speichel, löscht dadurch den Durst (Zuckerwasser), macht bei Katarrhen die trockene Schleimhaut des Rachens, der Nase, des Kehlkopfs feucht und bewirkt bei zu trockenem Mastdarm Stuhlgang (in Form von Klystieren).

Anderseits unterscheidet sich der Zucker vom Glyzerin durch seine **reduzierende Eigenschaft**, die wir bekanntlich ausnutzen, wenn wir für leicht oxydierbare Substanzen (wie Eisenjodür) Sirup als Vehikel benutzen (Sirup. ferri jodati) oder Zucker auf aphthöse Geschwüre oder auf Caro luxurians streuen.

Ebenso bekannt, wenn auch weniger beachtet ist die wasseranziehende Eigenschaft des Chlorkalziums, die das wertvolle Prinzip der Kreuznacher Mutterlauge darstellt. Durch die Untersuchungen von Lier (1888) wissen wir, dass $CaCl_2$ nicht bloss in konzentrierter wässeriger Lösung, sondern auch in Form von Salben dieselben heilenden Wirkungen auf kallöse und pruriginöse Ekzeme ausübt. Es kommt eben nur darauf an, in der Hornschicht ein Reservoir von $CaCl_2$ anzulegen, welches dann automatisch erst die Hornschicht, dann die darunter liegende Oberhaut und Kutis durch Wasseranziehung aus der Tiefe der Haut erweicht und zum Quellen bringt. Schon Rademacher empfahl eine 4 proz. Lösung von Chlorkalzium zur Erweichung von Furunkeln. Auch das Chlorkalzium hat, wie der Sirup, noch eine wertvolle Nebeneigenschaft. Beim Zerfliessen bindet nämlich das Salz viel Wasser und wirkt daher in allen seinen Formen abkühlend.

Je nach den Medikamenten und sonstigen Zusätzen richtet sich nun im Einzelnen die Wahl der Ersatzmittel. In dem ausgezeichneten Zerteilungsmittel für Furunkelfelder, der Kaolin + Glyzerin + Ichthyol-Paste (siehe S. 2) empfiehlt es sich, eine Mischung von Sirup*) und Sol. Calcii chlorati (1 + 2 Aqua) als Ersatz zu verwenden.

Ursprüngliche Vorschrift.	Ersatzvorschrift.
Kaolini 60,0	Kaolini 40,0
Glycerini 30,0	Sirupi communis 30,0
Ichthyoli 10,0**)	Sol. Calc. chlorati 20,0
	Ichthyoli 10,0

Sirup allein würde nämlich die Paste zu zähe machen, Chlorkalzium allein zu flüssig, so dass mit beiden allein keine gute Decke erzielt würde, während die Mischung von beiden (3 : 2) eine brauchbare Paste gibt. Allerdings werden hierin die 20 Teile Chlorkalziumlösung durch die

---

*) Gemeint ist der braune Melassesirup: Sirup. communis.
**) Alle Kollegen, welche die Vorzüge des Ichthyols kennen, wird es freuen, zu erfahren, dass dasselbe für die mobilen Formationen planmässig geworden ist und also von jeder Feldapotheke verlangt werden kann. Leider war mir bei Abfassung des Aphorismus: Frost und Frostbeulen (Berliner klin. Wochensch. Nr. 19, vom 10. Mai 1915) das bei Hirschwald, Berlin, erschienene Heft 57 der Veröffentlichungen aus dem Gebiete des Militärsanitätswesens, welches in der „Uebersicht über die Neuerungen in der Feldsanitätsausrüstung" zum ersten Male das Ichthyol einführt, unbekannt geblieben.

10 Teile Ichthyolammonium so zersetzt, dass sich (neben Salmiak) ichthyolsaurer Kalk bildet, während die 30 Teile Sirup unzersetzt ihre Wasseranziehungskraft betätigen. Die Wirkung dieser Paste steht aber hinter der ursprünglichen Vorschrift mit Glyzerin nicht zurück.

Als Abführmittel kann Glyzerin durch den gewöhnlichen braunen Sirup vollkommen ersetzt werden, den man zweckmässigerweise in warmer Milch (1 Sirup und 2—4 Milch) löst. Diese Klystiere wirken prompt und schmerzlos und sind sogar angenehmer als die Glyzerinklystiere.

Die Pinselung von Geschwüren und Wunden mit Jodglyzerin wird vollauf durch eine solche mit Jod'sirup ersetzt.

    Tinct. jodi 30,0
    Sirup. communis 20,0
  M.

Hierbei ist nun zu bemerken, dass die oxydierende Eigenschaft der Jodtinktur durch die reduzierende des Sirups (ebenso wie durch die des Tannins, siehe Kapitel: Frost und Frostbeulen) gedämpft wird. Dadurch wird die Jodierung milder, aber nicht unwirksam. Bei der Behandlung atonischer Geschwüre mit obiger Mischung ergänzen sich sogar beide Eigenschaften in befriedigender Weise, indem das Jod die Granulationen reinigt und fördert, der Sirup die Epithelisierung und Ueberhornung beschleunigt.

Der vielgebrauchte Zinkleim ist bekanntlich eine Zinkoxyd-Glyzerin-Gelatine. In diesem Präparate ist der Zusatz von viel Glyzerin (wenigstens 15 pCt.) eine Notwendigkeit, denn ohne denselben würde der Zinkleim, um flüssig auf die Haut gebracht werden zu können, eine viel zu hohe Temperatur besitzen müssen; ausserdem würde er nach dem Trocknen viel zu hart werden.

Man kann in dem Leim das Glyzerin sehr gut durch dieselbe Menge Sirup und — allerdings weniger gut — auch durch Chlorkalziumlösung ersetzen. Der mit Sirup hergestellte Zinkleim hat genau die Konsistenz und Elastizität des Glyzerin-Zinkleims und etwa die milchkaffeebräunliche Farbe des Zinkichthyolleims. Der Chlorkalzium-Zinkleim sieht weiss aus und ist weicher und weniger elastisch.

Beide so hergestellte Zinkleime haben einen grossen Vorzug vor dem bisherigen Glyzerin-Zinkleim, da sie bei wesentlich niedrigerer Temperatur schmelzen und demgemäss weniger heiss auf die Haut gebracht werden können. Es schmelzen nämlich:

    Zinkleim bei . . . . 35—45° C.
    Zinkichthyolleim bei . . . 35—45° C.
    Sirup-Zinkleim bei . . . . 25—30° C.
    Chlorkalzium-Zinkleim bei 20—25° C.

Das Festwerden auf der Haut von beiden letztgenannten Leimen geht etwas rascher vor sich als das des Glyzerinzinkleims. Ich ziehe trotz der sehr niedrigen Schmelztemperatur des Chlorkalziumzinkleims den Sirupzinkleim für den gewöhnlichen Gebrauch vor, weil er nach dem

Eintrocknen eine elastischere Decke gibt als ersterer. Demnach würden die Ersatzformeln für

>   Glyzerin-Zinkleim:
>   Gelatine 15,0
>   Zinc. oxyd. 15,0
>   Glycerini 25,0
>   Aquae dest. 45,0

folgendermassen lauten:

Sirup-Zinkleim.	Sirup-Zink-Ichthyolleim.
Gelatine 15,0	Gelatine 15,0
Zinc. oxydat. 15,0	Zinc. oxydat. 15,0
Olei Arachidis 10,0	Olei Arachidis 10,0
Sir. communis 20,0	Sir. communis 25,0
Aq. destill. 40,0	Aq. destill. 43,0
M. adde Thymoli 0,01	Ichthyoli 2,0
	M. adde Thymoli 0,01

Die grösste Menge Glyzerin zu ärztlichen Zwecken wurde vor dem Kriege in den Krankenhäusern beim Waschen der Hände von Chirurgen und Pflegerinnen verbraucht. Eine streng durchgeführte Asepsis macht bekanntlich die Hornschicht der Hände spröde und rissig, ausgenommen dort, wo der Gebrauch überfetteter Seifen eingeführt ist. Glyzerin, das althergebrachte Gegenmittel gegen diese Schädigung, brauchte man meistens in unökonomischer Weise so, dass es entweder dem Waschwasser zugesetzt oder auf die Hände gegossen und dann mit dem Wasser zugleich abgetrocknet wurde. Die Einführung des Euzeringlyzerins, unseres ersten einwandfreien Unguentum Glycerini, ermöglichte eine sparsamere Verwertung des Glyzerins, denn eine kleine Quantität Euzeringlyzerin, die nach dem Abtrocknen auf der Hand verrieben wird, genügt, um die Oberhaut geschmeidig zu machen, und verhindert bei fortgesetztem Gebrauche das Auftreten der gefürchteten Einrisse der Hornschicht. Wurde hierdurch bereits die Menge des verbrauchten Glyzerins wesentlich verringert, so lässt sich die Verwendung des Glyzerins zur Beseitigung der Sprödigkeit vollkommen beseitigen, indem man Chlorkalziumlösung an seine Stelle setzt. Euzerin mischt sich bekanntlich mit Wasser und Salzlösungen ebenso gut wie mit Alkohol und Glyzerin.

Euzeringlyzerin.	Euzeringlyzerinersatz.
Euccrini anhydrici 50,0	Eucerini anhydrici 50,0
Glycerini 50,0	Sol. Calcii chlorati 50,0

Diese Chlorkalzium + Euzerin-Mischung hinterlässt die Hornschicht geschmeidig und weich und ohne schlüpfriges Gefühl und ist ebenso sparsam im Gebrauche wie das Euzeringlyzerin.

XXV. Entstehung und Beseitigung des Juckens.

1. Jucken und Schmerz.

Neuere experimentelle Forschungen haben über das Wesen des Juckens Klarheit gebracht. Während die Tastempfindung durch Reizung bestimmter Tastkörperchen ausgelöst wird, führt die Reizung der freien Nervenenden zu Schmerz- oder Juckempfindungen. Beide Empfindungen sind nahe verwandt, denn sie werden durch die gleichen Reize hervorgebracht und durch die gleichen Mittel beseitigt. **Jucken kann experimentell erzeugt werden** durch das Juckpulver (Fruchtfäden von Mucuna pruriens) (Török), durch eine an der Stimmgabel mit 700—800 Schwingungen in der Sekunde vibrierende Borste (F. Winkler) und durch das Sandstrahlgebläse. Unter veränderten Umständen erzeugen dieselben Reize aber auch Schmerz.

Andererseits werden sowohl Schmerz wie Jucken beseitigt durch Kokain und Adrenalin unter Erhaltung der Tastempfindung, während Saponin wohl die Tastempfindung auslöscht, Schmerz und Jucken aber bestehen lässt.

Dass Jucken und Schmerz wiederum unter sich verschieden sind und verschiedene Bahnen einschlagen, bewies F. Winkler, indem er an seiner Haut, an welcher er durch Saponin die Tastempfindung ausgelöscht hatte, noch Schmerz und Jucken nebeneinander erzeugen und auch beide deutlich voneinander unterscheiden konnte. Das Sandstrahlgebläse erzeugt zuerst Schmerz und nach einem freien Intervall Jucken. Die Stimmgabel erzeugt an der Lippe zuerst das Vibrationsgefühl, eine Tastempfindung, und dann erst nach einem freien Intervall die Juckempfindung. Die Juckempfindung ist also immer die später eintretende Empfindung.

Die Verschiedenheit von Schmerz und Jucken bei Gleichheit der Reize beruht auf der Verschiedenheit der „Empfänger"; der Schmerz folgt auf Schädigung der freien Nervenenden in der Stachelschicht des Deckepithels sowohl wie des Haarbalgs, **das Jucken auf Reizung der freien Nervenenden der Blutkapillaren des Papillarkörpers**. Diese reagieren später, da sie sich in einer geschützteren anatomischen Lage und einem tieferen Niveau der Haut befinden.

Die Reizschwelle des Juckens liegt deshalb im allgemeinen höher als die des Schmerzes, zeigt sich aber erniedrigt bei allen Formen von Pruritus, Urticaria, bei der Ermüdung, bei jugendlichen und alten Personen. Am juckempfindlichsten sind die Lippen, am unempfindlichsten ist die normale Hodenhaut (Winkler). Die behaarten Gegenden der Haut sprechen im allgemeinen leichter auf Juckreize an, weil die Haarwurzel als kurzer Hebelarm die dem Haarschaft als längerem Hebelarm mitgeteilten, vibrierenden Juckreize besonders stark und sicher auf das die Haarwurzel umspinnende Kapillarnetz und die Kapillaren der Haarpapille überträgt; am stärksten geschieht das einige Tage nach dem Rasieren, wenn der Haarschaft noch kurz und wenig biegsam ist.

Die erste Bedingung des Juckens ist also das Vorhandensein eines blutgefässhaltigen Papillarkörpers.

2. Hornschichtdruck und Kapillardruck.

Die zweite notwendige Bedingung des Juckens ist das Vorhandensein einer Hornschicht, da sonst der Gegendruck gegen den kapillaren Blutdruck fehlt. Von der Fläche eines Geschwürs ist so wenig Jucken auszulösen wie von der der Granulationen. Ein jeder weiss, dass erst mit der Ueberhornung einer Wunde oder eines Geschwürs und dann sogar oft spontan das Juckgefühl eintritt, in dem Maasse als die Hornschicht sich zentripetal die Granulationen unterwirft, und dass dieses Heilungsjucken aufhört, wenn der Binnendruck der Kapillaren und der Aussendruck der Hornschicht sich wieder ausgeglichen haben. Hebt man die Hornschicht durch Kantharidin-Kollodium von der Haut ab, so ist von derselben als Blasendecke keine Juckempfindung mehr auszulösen, wohl aber intensiver Schmerz vom Blasengrunde. Zur Auslösung des Juckens gehört also auch die Kontinuität zwischen Hornschicht und Papillarblutbahn.

Jedes Ansteigen des Hornschichtdruckes bei erhöhtem Kapillardruck führt Jucken herbei. Daher jucken von allen Ekzemen am meisten die kallösen, blassen, trocknen (siehe Kapitel: Trockene Ekzeme), daher jucken die Lichen- und Prurigopapeln und im Anfange viele Follikulitiden und Furunkel. Höherer Druck durch Ansammlungen von entzündlichem Exsudat zwischen Blutbahn und Hornschicht bei Erhaltung der letzteren führt ebenfalls zum Jucken, so besonders intensiv bei den kleinen intraepidermalen Bläschen des chronischen Ekzems und der Skabies während des Grabens der Milben. Die unentzündlichen, spannungslosen Durchwühlungen der Hornschicht bei Favus, Trichophytie und Pityriasis versicolor dagegen lösen so wenig Juckempfindungen aus, wie die tuberkulösen, syphilitischen und leprösen Granulombildungen der Kutis und Subkutis.

Einfache Hornschichtverdickung ohne gleichzeitige Erhöhung des Kapillardrucks führt nicht zum Jucken. Deshalb juckt die Akne punctata nicht, trotz der stets vorhandenen Hornschichtverdickung und Komedonenbildung. Dagegen juckt die Akne pustulosa vorübergehend bei der Bildung der Pusteln. Ebenso tritt an manchen sonst nicht juckenden Schwielen, falls der Papillarkörper noch erhalten geblieben ist, Jucken ein bei Veränderungen der Temperatur und damit zusammenhängender Steigerung des Kapillardrucks.

Erhöhung des Hornschichtdruckes durch die Gruppe der keratoplastischen, reduzierenden Heilmittel (Chrysarobin, Pyrogallol, Resorzin) führt so lange zum Jucken, bis die reduzierte Hornschicht, z. B. bei der Resorzin-Schälkur, abgeworfen wird. Die keratolytischen und hornerweichenden Mittel hingegen, in erster Linie: Salizylsäure, Seife und die Sauerstoffmittel beseitigen das Jucken durch Erweichung und Abschiebung von Hornschicht und Entspannung des Horndruckes.

Verminderung des Kapillardruckes durch Erzeugung von Anämie der Haut mittelst Suprarenin und Kokain oder mittelst der Funken der Influenzmaschine, sowie Blutentziehung mittelst der Venaesektion oder des kratzenden Nagels beseitigen das Jucken. Ebenso aber auch die Minderung der Blutfülle des Papillarkörpers durch Druck auf die Haut von aussen mittelst Kollodium, Zinkleim, Gummistrümpfen, Binden, Pflastern und Bandagen. Umgekehrt führt die Beseitigung des Kleiderdrucks beim abendlichen Ausziehen einen Juckanfall an variközen Unterschenkeln herbei durch Steigerung der Senkungshyperämie und des Kapillardruckes in der Haut der Unterschenkel.

Auf anämischen Flächen lässt sich kein Jucken erzeugen, weder auf Akne- und Pockennarben noch auf der nach Esmarch blutleer gemachten Haut. Man kann auch auf derselben mit Brennesseln wohl eine stechende Empfindung erzeugen, aber keine Quaddel. Diese entsteht erst, wenn die Binde gelöst wird und dann zugleich mit ihr das Jucken. Ebensowenig sind auf vereister Haut Jucken und Quaddeln zu erzielen. Um so stärker brechen aber beide hervor, wenn beim Auftauen die Haut stark durchblutet wird.

Von pathologisch erweiterten Blutkapillaren jedoch, deren Druck mit dem Druck der Oberhaut ausgeglichen ist, wie bei Muttermälern, Angiektasien, kapillaren Angiomen und bei der Psoriasis, geht kein Jucken aus, auch wenn eine Ueberlagerung mit dicker Hornschicht vorhanden ist: dieses begründet einen der Unterschiede zwischen den Psoriasispapeln und denen der trockenen Ekzeme.

Das die Wallungshyperämie begleitende Jucken wird zusammen mit dieser durch kalte Umschläge beseitigt, das Jucken bei Stauungshyperämie (siehe Kapitel Frost und Frostbeulen) dagegen durch Kälte vermehrt. Dort wird durch Kältereizung der gelähmten arteriellen Muskulatur die Blutzufuhr herabgesetzt, hier durch stärkere Kontraktion der bereits gereizten Venenmuskulatur die Blutabfuhr beschränkt und gleichzeitig wird durch Zusammenziehung der gesamten Muskulatur der Haut (Cutis anserina) auch der Widerstand der Kutis gegen den Kapillardruck erhöht.

Ebenso wie die Kälte bei der Stauungshyperämie die Hautspannung und damit das Jucken erhöht, so finden wir bei einer Reihe von juckenden Hautkrankheiten eine regelmässige Verbindung von Hornschichtverdickung und Hautmuskelkontraktur, so beim kallösen und pruriginösen Ekzem, dem Lichen und der Prurigo. Hier ist das Primäre gewöhnlich die Kontraktur der Haut, welche durch das Bindeglied der in ihrem Gefolge auftretenden, chronischen Anämie der Haut die starke Hyperkeratose derselben verursacht, wodurch auf den Blutkapillaren ein doppelter Druck lastet. Tritt dann im Verlaufe der Krankheit an einzelnen Stellen eine arterielle Lähmung mit Blutwallung oder entzündlicher Exsudation hinzu (Ekzem-, Lichen-, Prurigopapeln), so ist der Anlass zum Ausbruch der stärksten und hartnäckigsten Juckanfälle gegeben, die wir kennen.

3. Bewusstwerden des Juckens.

Bewusstsein und Grosshirn sind zum Zustandekommen des Juckens nicht notwendig. Der Bewusstlose und Schlafende kratzt sich sogar zuweilen heftiger als der Wache. Der grosshirnlose Hund von Goltz kratzte sich auch. Die Juckempfindungen verlaufen aber mit den Gefässnerven zum verlängerten Mark und Gehirn. Von ersterem aus findet bei jedem Jucken eine mehr oder minder weit sich ausbreitende Verengerung der Hautarterien (Kältegefühl) und Kontraktion der Hautmuskeln (Kälteschauer, Gänsehaut) statt, welche den allgemeinen Blutdruck erhöhen und die noch nicht juckenden Hautstellen zum Jucken disponieren. Beides, Anämie mit Gänsehaut und allgemeines Jucken, begleitet auch zuweilen die Pilokarpininjektion, ehe der Schweiss ausbricht.

Gelangt die Juckempfindung bis zum Gehirn, so kann sie hier bewusst werden. Inanspruchnahme des Bewusstseins durch Tätigkeit des Grosshirns sowie bewusste Einstellung der Aufmerksamkeit auf andere Empfindungen und Vorstellungen können unwillkürlich und willkürlich die Juckempfindung durch Ablenkung abschwächen und beseitigen.

Die Juckempfindung ist mithin eine spezifische Empfindungsart der Hautoberfläche, welche sich bei den Säugetieren zugleich mit der — Wärme und Wasserdampf sparenden und die Wärmeabgabe regulierenden — Horndecke unter besonderen Bedingungen gebildet hat. Diese weiteren Bedingungen sind: das Vorhandensein einer dickeren Lage unverhornter Oberhaut (Stachelschicht) unterhalb der Hornschicht und eines zu ihrer Ernährung dienenden reichen Netzes von Blutkapillaren an der Oberfläche (Papillarblutbahn einschliesslich der Kapillaren der Haarpapillen). Die Endothelnerven dieser Kapillaren, welche von Beale, Tomsa, Klein, Langerhans, Bremer u. a. anatomisch nachgewiesen wurden, spielen, obwohl wir sie seit 50 Jahren kennen, in der Physiologie keine Rolle. Dieselben bilden ein selbständiges, von den übrigen Hautnerven unabhängiges und daher besonders wichtiges System markloser, sympathischer Nerven. Normalerweise nehmen sie die Juckreize nur von der Oberfläche der Hornschicht her auf, unter pathologischen Umständen aber auch von der umspülenden Lymphe und dem Blute. Sie führen reflektorisch zu der Abwehrbewegung des Kratzens, welches nur auf die Hornschicht gerichtet ist, auch wenn die Reize vom Blute herrühren. Das Bewusstsein versetzt die von den Kapillarnerven ausgehende Empfindung immer und so auch in diesen Fällen hinaus auf die verhornte Oberfläche des Körpers.

Der adäquate Reiz für die Entstehung der Juckempfindung in den Kapillaren besteht in einer leisen, aber rasch wiederholten (kitzelnden) Berührung der Horndecke, wie das über die Haut laufende Insekt sie ausübt. Diese Tastempfindung führt reflektorisch jedoch noch nicht zum Kratzen, sondern nur zu einer Abwehrbewegung. Sie ist ein Kitzeln, aber noch kein Jucken. Summiert sie sich aber und tritt nun reflektorisch zu der Hyperämie des gelähmten Kapillarbezirks eine Spannung der umgebenden Haut mit

Zusammenziehung ihrer Haut- und Gefässmuskeln, so beginnt der Juckanfall mit obligatorischem Abkratzen der Horndecke der juckenden Stelle nnd Entziehung von Lymphe und Blut, und zwar so lange, bis die Erhöhung der Hautspannung sich gelegt hat.

Wir haben mithin ganz im allgemeinen zwei Grade von entwicklungsgeschichtlich erworbenen Abwehrbewegungen wohl zu unterscheiden, eine schwache, die sich mit Wischen, Streicheln, Reiben begnügt, und eine starke, die der Nägel oder harter Bürsten nicht entraten kann und bis zur Verwundung und Flüssigkeitsentleerung fortgesetzt wird. Erstere arbeitet extensiver, letztere intensiver. Bei jener Form sind trotz unaufhörlichen Juckens Kratzspuren oft gar nicht bemerkbar, bei dieser immer. Die schwache Form endlich begleitet vorzugsweise sehr chronische Leiden und untergräbt den Ernährungszustand langsam durch beständige Störung des Wohlbehagens und der Nachtruhe, z. B. beim Lichen. Die starke Form führt dagegen in Intervallen allerdings zu verzweifelten Kämpfen des Patienten mit seiner Haut, die dann aber mit vollständiger Erschöpfung enden und kürzeren oder längeren Ruhepausen Platz machen (z. B. bei Prurigo gravis, pruriginösem Ekzem).

Das so gewonnene Verständnis des Juckens soll uns den Faden liefern, der durch das Labyrinth der juckenden Hautaffektionen hindurchführt. Wir haben unterscheiden gelernt zwischen der einfachen Reizung der sensibeln Endothelnerven der Blutkapillaren, welche allein für sich schon eine schwächste Form des Juckens erzeugt, von der in mehr oder minder hohem Grade hinzutretenden Hautspannung, welche das Jucken erst unerträglich macht. Danach zerfallen die juckenden Dermatosen in zwei Hauptabteilungen, in diejenige der unkomplizierten juckenden Affektionen, der Arten des einfachen Pruritus, und die der mit Hautspannung komplizierten juckenden Dermatosen. Die letztere Abteilung ist die bei weitem grössere und zerfällt ätiologisch in vier Unterabteilungen, je nach der Art und Stärke der hinzutretenden Hautspannung. Indem wir von der schwächsten Form derselben aufwärts steigen, haben wir folgende Reihe von Spannung erzeugenden Faktoren zu betrachten:

1. Blutstauung und Blutsenkung.
2. Entzündliche Exsudation.
3. Blutwallung kombiniert mit Keratose.
4. Blutwallung kombiniert mit Lymphstauung.

Von dem schwachen Jucken der Frostbeule bis zu dem unerträglichen der Prurigo ferox können wir alle juckenden Hautaffektionen ohne Zwang in dieses System einreihen.

4. Der einfache Pruritus.

Der einfache Pruritus ist universell oder wenigstens nicht fest an einen Ort gebunden. Streng und dauernd lokalisierte Pruritusformen, z. B. des Afters, des Hodensacks, der Unterschenkel deuten stets auf das Vorhandensein einer anderen komplizierenden Hautkrankheit hin oder auf die Kombination mit einem die Hautspannung der betreffenden Region erhöhenden Faktor.

Die hierher gehörenden allgemeinen Pruritusformen bieten ätiologisch ein scheinbar sehr buntes Bild. Wir finden da chronische Intoxikationen durch Chinin und Arsen, Tabakmissbrauch und Eingeweidewürmer neben chronischem Ikterus, Diabetes, Albuminurie und beginnender oder vorgeschrittener Senilität.

Der allen diesen Pruritusarten gemeinsame Faktor ist die Schädigung der Endothelnerven der Blutkapillaren mittels eines Giftes von reduzierender Beschaffenheit. Das Jucken ist von derselben Dauer und Hartnäckigkeit wie die zu Grunde liegende Krankheit und zeigt dieselben Verschlimmerungen und Besserungen. Eine Heilung der Grundkrankheit lässt auch das Jucken verschwinden; die Schädigung der Endothelnerven besteht mithin nur in einer vorübergehenden Aufhebung ihrer Wirkung, nicht in einer dauernden Schädigung oder einer Degeneration derselben.

Selbst der Pruritus senilis, unter welchem Ausdruck man den unkomplizierten Pruritus älterer Leute versteht, bei denen ausser der Senilität kein ätiologischer Faktor zu erkennen ist, hinterlässt, wenn es gelingt, ihn zu heilen, eine wohl senile, aber sonst durchaus gesunde Haut.

Es besteht bei diesen Formen kein heftiges, aber dafür um so konstanteres, Tag und Nacht anhaltendes Jucken ohne verzweifelte Juckanfälle und ohne erhebliche Kratzspuren. Das Allgemeinbefinden ist aber gestört und besonders die Ernährung. Das Fettpolster schwindet, die Pigmentation der Haut nimmt zu. Bei sehr langer Dauer, so bei chronischen Leberleiden mit Ikterus, bei Pruritus senilis, wirkt das zirkulierende Gift allmählich auch weiter in das Hautgewebe hinein und befördert durch Reduktion die Verhornungstendenz des Epithels. Proportional mit dem stärker werdenden Horndruck der allgemeinen Keratose steigert sich das Jucken. Der einfache Pruritus verwandelt sich in einen komplizierten.

Bei unseren Kriegern wird der einfache Pruritus viel seltener vorkommen als im Privatleben. Als typische Beispiele greife ich das Jucken bei Tabakmissbrauch, bei Ikterus und das der Senilität heraus. Der letztere Name ist ja nur ein Behelf; wir sind glücklicherweise noch nicht so weit, dass unsere wirklichen Greise ins Feld rücken; der Begriff umfasst aber auch alle scheinbar ursachlosen Fälle allgemeinen Juckens der vierziger und fünfziger Jahre, die sich von den ähnlichen der älteren Jahrgänge nicht trennen lassen.

Am häufigsten wird wohl das Jucken bei Gelbsucht zur Beobachtung kommen, und dieses kann für die ganze Klasse als Paradigma gelten, da hier ein objektives Merkmal, nämlich die Gelbfärbung der Haut, das Kommen und Gehen des Juckens begleitet und somit die Ursache desselben einmal ausnahmsweise klar vor Augen führt. Dass dabei der Gallenfarbstoff selbst nicht die Ursache des Juckens ist, geht schon aus dem Umstande hervor, dass manchmal das Jucken der Gelbsucht vorausgeht.

Man tut gut, in hartnäckigen Fällen von Ikterus stets eine allgemeine mit einer lokalen Therapie dauernd zu verbinden. Als allgemeine ist die Auswaschung durch Trinkkuren die wirksamste. Aderlass mit oder ohne Injektionen von Ringer'scher Lösung müssten zu häufig wiederholt werden, um wirksam zu sein. Karlsbader Mühlbrunnen, kurgemäss verstärkt durch Karlsbader Salz, wirkt günstig, ist aber im Felde unpraktisch. Am einfachsten verordnet man eine Mischung von Salzen, in denen Chloride (NaCl, $CaCl_2$) neben oxydierenden Salzen ($KClO_3$, Natriumperkarbonat) die Hauptrolle spielen, z. B.:

> Kochsalz 40,0
> Chlorcalcium 1,0
> Kaliumchlorat 8,0
> Natriumpercarbonat 8,0
> M. f. pulvis.

Von dieser Salzmischung werden täglich 4—5 g in 2 Liter Wasser gelöst und diese Menge schluckweise in 24 Stunden getrunken.

Für die lokale Behandlung des Juckens bei Ikterus haben sich seit langer Zeit die die Hornschicht stark oxydierenden Salpetersäure-Bäder bewährt. Im Felde werden sie besser durch eine einfache Salpetersäuresalbe ersetzt, die nach Bedarf eingerieben wird.

> Acidi nitrici 1,0
> Eucerini anhydrici
> Glycerini ana ad 100,0
> M. f. ung.

Der rasche Erfolg dieser Sauerstoffbehandlung bei Ikterus beweist ex juvantibus, dass die das Jucken herbeiführenden Gallenbestandteile reduzierender Art sind.

Das Jucken durch Tabakmissbrauch ist ein wesentlich weniger quälendes Leiden und weicht meist bald nach Aussetzung des Tabaks, was allerdings im Felde den Betreffenden nicht leicht fallen wird. In schwereren Fällen tritt dieselbe Behandlung ein wie bei Ikterus.

Dieselbe Behandlung nützt auch in Fällen des sogenannten Pruritus senilis und sollte überall dort versucht werden, wo man beim Fehlen von sonstigen Hautveränderungen Grund zu der Annahme hat, dass das Jucken durch Zirkulieren von reduzierenden Abbauprodukten in den Kapillaren der Haut erzeugt und unterhalten wird (z. B. bei Nephritis, Zystitis, Prostatitis, Leberzirrhose u.s.f.). Die früher ziemlich allgemeine Annahme, dass bei „senilem Pruritus" eine langsame Degeneration der Haut, resp. ihrer Nerven vorliege, hat sich anatomisch nicht stützen lassen.

Neben dieser kausalen inneren und äusseren Behandlung, die naturgemäss nur langsam wirkt, ist in allen schwereren Fällen zur momentanen Erleichterung und Nervenberuhigung ein symptomatisches Mittel gegen das Jucken zu verordnen. Man hat zu diesem Zwecke früher Essig- und Zitronensäurewaschungen oder spirituöse Einreibungen mit 1—2 proz. Karbolsäure, Salizylsäure, Borsäure, Thymol, besonders aber mit Menthol und Mischungen dieser Substanzen verordnet, und mit einigem Erfolg. Dieselben sind aber neuerdings durch die Gruppe der Chlorbenzole in Schatten gestellt, als deren einfachster Typus das Monochlorbenzol*) (C_6H_5Cl) gelten kann. Es sind dieses stark, aber nicht unangenehm riechende, sehr flüchtige Flüssigkeiten. Nur das jüngst von Nocht und Halbertham gegen Läuse empfohlene Paradichlorbenzol ist ein fester Körper und wohl gerade deswegen gewählt, weil sich damit Pudersäckchen füllen lassen. Zur symptomatischen Stillung des einfachen Pruritus bedürfen wir aber rasch über grosse Flächen zur Wirkung kommender, möglichst flüchtiger Körper. Da die Flüchtigkeit der Chlorbenzole mit zunehmendem Chlorgehalt abnimmt, so ist für diesen Zweck das Monochlorbenzol (kurz: Chlorbenzol), in Spiritus gelöst und aufgewischt oder aufgesprüht, das passendste Mittel. Da dasselbe die Hornschicht, Stachelschicht und einen Teil des Papillarkörpers zu durchdringen hat, um zu den Nerven der Blutkapillaren zu gelangen — denn diese sind beim einfachen Pruritus allein befallen —, so ist ein weiteres Erfordernis, dass es sich nicht mit den Geweben der Hautdecke, die es zu durchdringen hat, chemisch verbindet. Es würden sonst nicht bloss diese geschädigt und dem Pruritus eine neue Dermatose hinzugesellt werden, sondern auch nur ein winziger Teil des Mittels bis zu den Kapillaren gelangen. Dieses ist z. B. der Fall mit der nahestehenden Karbolsäure, dem Oxybenzol (Phenol, C_6H_5OH), welches gegen das Juckgefühl sehr wirksam ist, aber sich mit sämtlichen Geweben verbindet und daher auf der Haut in konzentrierter Form eine unerwünschte oberflächliche Aetzwirkung, in starken Verdünnungen eine gefährliche Tiefenwirkung entfaltet. Ebenso giftig in lokaler und allgemeiner Beziehung wie das Oxybenzol ist das Nitrobenzol ($C_6H_5NO_2$) und Amidobenzol (Anilin, $C_6H_5NH_2$). Das Chlorbenzol dagegen ist viel weniger giftig. Es verbindet sich auch nicht mit den Geweben der Hautdecke, die es wegen seiner Flüchtigkeit in wenigen Sekunden durchdringt. Zuerst gelangt es dabei zu den freien Enden der Nerven der Stachelschicht und erzeugt auf wunden Stellen eine mehr oder minder schmerzhafte, auf unverletzter Haut eine kaum merkbare Empfindung, die in längstens 2 bis 3 Minuten vorübergeht. Dann gelangt es zu den Nerven der Blutkapillaren und stillt das hier ausgelöste Juckgefühl sehr nachhaltig. Wenn man eine Lösung:

Monochlorbenzol 1,0—2,0—5,0
Spiritus ad 100,0
M.

aufwischt, ist längstens nach 10 Minuten das Jucken auf lange Zeit, einige Stunden bis eine ganze Nacht verschwunden.

In analoger Weise juckstillend wie das Chlorbenzol wirken nach F. Winkler die Chlorsubstitutionsprodukte des Aethylens: Dichloräthylen (Siedepunkt 52° C) u. Trichloräthylen (Siedepunkt 85° C). Ihre juckstillende Wirkung geht der anämisierenden Wirkung derselben

---

*) Bezugsquelle für das Chlorbenzol ist: Chem. Fabrik Merck, Darmstadt.

parallel. Auch sie durchdringen die Hornschicht rasch und erzeugen bei Berührung der Nervenenden der Stachelschicht zunächst ein bald vorübergehendes Brennen, dann bei Berührung der Nervenenden der Blutkapillaren eine nachhaltige Juckstillung.

Sind auch diese Mittel nicht zu beschaffen, so kann man zu dem wohl überall vorhandenen Tetrachlorkohlenstoff (CCl_4) greifen, welcher auch juckstillend wirkt. Man verschreibt ihn entweder mit Spiritus gemischt:

<pre>
         Spiritus ad 100,0
         CCl₄ 25,0—50,0
    M.
</pre>

oder wenn die Haut sehr trocken ist, als juckstillende Salbe:

<pre>
         Eucerini anhydrici 60,0
         CCl₄ 40,0
    M. f. ung.
</pre>

Wie diese Chlormittel die früheren an Wirksamkeit gegen den einfachen Pruritus übertreffen, so haben sie sich auch als nervenberuhigende Zusätze zu all den übrigen vielgestaltigen Mitteln bewährt, welche die nun folgenden komplizierten Pruritusformen erfordern.

5. Das durch Blutstauung und Blutsenkung verstärkte Jucken.

A. Stauungshyperämie durch Kälte.

Unter den Zirkulationsveränderungen der Haut disponieren nur die durch Kälte, nicht die durch Wärme erzeugten, zum Jucken. Die Wärme erschlafft die Muskulatur der Arterien und Venen der Haut, schafft dem Blutstrom freie Bahn, versorgt die Endothelnerven mit frischem Blut und spült von ihnen alle etwa reizenden Schädlichkeiten fort. Es muss das von vornherein betont werden, da die gewöhnliche Erfahrung, dass die Haut an Händen und Gesicht häufig beim Eintritt in ein warmes Zimmer aus kalter Luft juckt und manchmal erst im warmen Bette zu jucken anfängt, so gedeutet zu werden pflegt, dass die Wärme an sich ein Jucken erzeugendes Agens sei. Man übersieht dabei, dass in diesen Fällen stets die Wärme auf ein vorher wirkendes Stauungshindernis des Blutstroms, z. B. die Kälte, folgt. Nur auf der Basis einer schon bestehenden Stauungshyperämie wirkt die hinzutretende Wärme juckenerregend.

Die Kälte ist der allergewöhnlichste Faktor, welcher die Widerstände im Kapillarkreislauf erhöht. Wie wir schon bei Besprechung des Frostes sahen (siehe S. 33), übt die Kälte aus anatomischen Gründen die grösste Wirkung an den spitzen Körperenden (Nase, Ohren, Finger, Zehen, Ellbogen, Knie) aus. Hier wirkt sie gleich stark auf die Muskulatur der Arterien und Venen; da aber auf den Arterien ein viel stärkerer Blutdruck lastet, so ist der kontrahierende Effekt ein grösserer an den Venen und die Folge ist eine bedeutende Verlangsamung des Blutes, eine Erhöhung der Widerstände im peripheren Kreislauf bei — oder besser trotz — Blutüberfüllung des Kapillargebiets. Mit kurzen Worten: die Kälte führt direkt zu einer typischen Stauungshyperämie.

Die Kälte wirkt aber nicht bloss **direkt** kontrahierend auf die Muskulatur der Blutgefässe, sondern auch indirekt, indem sie zugleich das natürliche Mittel, die Haut wieder zu erwärmen, den Blutzufluss, verlangsamt und abschnürt. Ja, noch enger ist dieser schliesslich bis zur totalen Anämie führende Zirkel. Ein mächtiges Reizmittel für die glatte Muskulatur ist die Sauerstoffarmut. Nun schneidet aber die Kontraktion der Hautgefässe nicht nur das warme Blut, sondern damit auch die Sauerstoffzufuhr zu den Gefässen ab. Durch diese physikalisch bedingte automatische Steigerung der kontrahierenden Reize wirken auch schon geringe Temperaturabfälle so stark auf die Zirkulation der Haut, wozu noch der weitere begünstigende Umstand hinzukommt, dass die Kälte auch die glatte Muskulatur der Gesamthaut zur Kontraktion bringt und damit den Widerstand der Haut gegen den Blutdruck auf die höchste Spitze treibt.

Aber alle diese Vorgänge mit ihren Folgen für die Blutkapillaren erzeugen noch kein Jucken. Selbst wenn die Anämie, z. B. an den Ohren, der Nase, total wird und die gelblichweisse, durchscheinend wachsartige Färbung dieser Teile den Uebergang in Erfrierung anzeigt, scheint sich kein Jucken einzustellen. Sonst würde wohl nicht in Sibirien im Winter jeder Eingeborene sich das Recht nehmen, sowie er diese ominöse Farbe sieht, dem Fremden die Nase mit Schnee abzureiben mit den Worten: „Väterchen, deine Nase erfriert." Würde sie nämlich jucken, so hätte es der Betreffende wohl selbst gemerkt.

Ganz anders aber wird das Bild, wenn dieser einseitig zur totalen Anämie führende Zirkel dadurch stellenweise durchbrochen wird, dass durch Fortleitung der Reizung zu den Hemmungsganglien der Vasomotoren die Arterien und Venen der Haut schliesslich gelähmt zu werden beginnen. Es tritt dann nicht, wie bei der einfachen, reinen Lähmung durch Wärme, eine wohltuende, frischrote Wallungshyperämie auf. Es folgt vielmehr nur eine relative Verstärkung der Blutzufuhr und Blutgeschwindigkeit, aber immer noch auf der Basis der Stauungshyperämie.

Die Farbe wechselt von einem stärkeren Graurot oder Grauviolett bis zum dunklen Blau. Hieraus auf eine völlige Sauerstoffverarmung des Blutes zu schliessen, wäre verfehlt. Blut mit völlig reduziertem Hämoglobin sieht immer noch, z. B. in einer oberflächlich liegenden Vene, rein rot aus. Die Zumischung des vielen Blaus bewirkt die Kälte nur durch die **weissliche Färbung der anämischen Oberfläche der Haut**, die eben am stärksten dem Kälteeinfluss ausgesetzt ist und nach dem bekannten Goethe-Brücke'schen Gesetz das dunkle Rot der blutreichen tieferen Hautschichten in blauer Farbe durchschimmern lässt. Die Haut als ganzes schwillt durch ein geringes interstitielles Oedem an und färbt sich an einigen Stellen sogar durch Hämoglobinaustritt zinnoberrot, von denen dann die hellen, anämischen und die dunkelblauen Stellen besonders stark abstechen — ein sehr buntes Bild im Gegensatz zur gleichmässig frischroten Wallungshyperämie.

Die sekundäre Lähmung der Gefässe, die zu Oedem und Hämoglobinaustritt führt, wird durch mechanische Reibung und äussere Wärmezufuhr begünstigt und oft überhaupt erst hervorgerufen. Wo sie einen etwas höheren Grad annimmt, entsteht eine ödematöse Beule von blauvioletter oder zinnoberroter Färbung, in deren Mitte der Glasdruck eine streifenförmig die Gefässe begleitende, diapedetische Blutung nachweisen kann. Dieses ist die Entstehung der Frostbeule.

Wo sanguinolentes Oedem und Frostbeulen entstehen, da tritt auch regelmässig Jucken auf. Die Kälte erzeugt also das Jucken nie direkt. Dieses entsteht nur an einigen Stellen indirekt durch Hinzutreten einer sekundären arteriellen Lähmung, die nicht stark genug ist, die Stauungshyperämie in eine reine Wallungshyperämie umzuwandeln, die aber den durch die Stanungshyperämie bereits erhöhten Blut- und Lymphdruck in der Haut stellenweise bis zu maximaler Höhe steigert.

Behandlung der Kältestauung.

Die Behandlung der Kältestauung an den Füssen ist schon im Kapitel Frost und Frostbeulen (S. 34) gegeben. Sie lässt sich kurz in die zwei Indikationen zerlegen: Umwandlung der Stauungs- in eine Wallungshyperämie und Beseitigung des Stauungsödems durch Druck oder härtende Mittel.

Ausser den daselbst genannten Mitteln mögen speziell für die Kältestauung an den Händen hier noch einige weitere praktische Ratschläge folgen. Für die permanent nötige Erwärmung der Haut der Hände haben sich die wollenen feldgrauen Fausthandschuhe bestens bewährt, sowie das Anlegen und Befestigen eines kleinen Thermophors in der Pulsgegend. Sodann sind sehr wirksam heisse Ichthyolbäder. Zu diesem Zwecke wird die Haut eingepinselt mit:

Ichthyol
Ricinusöl
Aether ana 10,0
Spiritus 70,0
M.

Nachdem dieser Firnis in wenigen Minuten eingetrocknet ist, werden die Hände in heissem Wasser 20—30 Minuten gebadet und dabei in der Weise massiert, dass man jeden Finger nur zentripetal streicht, als wolle man enge Handschuhe anziehen. Ein grosser Teil des Firnisses bleibt auf der Hornschicht und färbt sie bräunlich. Täglich werden 1—2 Bäder gegeben. Die Reste der diapedetischen Blutungen und des sanguinolenten Oedems der Frostbeulen weichen am raschesten unter der Einwirkung von Arnika, z. B. in folgender Verschreibung:

Tinct. Arnicae 10,0
Calcar. carbon. 10,0
Sulfur. pracc. 10,0
Ung. Zinci ad 100,0,

die auch bei offenem Frost anwendbar und unmittelbar nach den Handbädern einzureiben ist. Wo Bäder und Massage an der Front unmöglich werden, pinselt man, wie an den Füssen, pures Ichthyol auf und beklebt die Finger nach dem Eintrocknen mit Collemplastrum adhaesivum. Solche Dauerverbände können bis zu einer Woche sitzen bleiben.

B. Senkungshyperämie durch die Schwere.

Die Senkungshyperämien sind Stauungshyperämien, bei denen das Hindernis der Blutströmung nicht allein auf der venösen Seite der Kapillaren liegt und auch überhaupt nicht von der Gefässwandung, sondern vom Gefässinhalt ausgeht, dessen abnormer Vermehrung sich das Kaliber der Gefässe anpasst. Zusammen mit den bekannten Totenflecken und denjenigen Blutstauungen, welche dem Dekubitus vorangehen, bilden die Senkungshyperämien der Unterextremitäten und ihre Folgezustände, die Varizen, eine kleine Gruppe wichtiger Zirkulationsstörungen, bei welchen das Strömungshindernis in der Aufhebung der normalen Triebkräfte des Blutes durch die Schwere liegt.

Die Schwere wirkt auf das Blut aller abhängigen Körperteile gleichmässig ein, sowohl auf arterieller wie auf venöser Seite, die Blutmenge und den Blutdruck erhöhend, die Stromgeschwindigkeit jedoch dort beschleunigend, hier vermindernd. Dadurch wird an den Beinen durch Zusammendrängen des Blutes im Kapillargebiet ein abnorm blutreicher Zustand der Haut erzeugt, bei dem der Strömungswiderstand erhöht, die Stromgeschwindigkeit aber herabgesetzt ist, mit einem Worte: eine echte Stauungshyperämie.

Dieser Zustand, der sich in typischer Weise bei jungen Leuten einstellt, welche beruflich gezwungen sind, den ganzen Tag zu stehen oder zu sitzen, prägt sich in livider Hautfarbe und leichter Schwellung der Unterschenkel und Knöchelgegend sowie in Schwäche und abendlichen Schmerzen in den Beinen aus. Der Uebergang von der gehenden in die stehende oder sitzende Lebensweise, bei der die Pumpwirkung der Beinmuskeln und Venenklappen aufgehoben ist, welche sonst den Rückfluss des Blutes der Schwere entgegen vom Fusse zum Herzen sichert, bedingt zunächst in allen solchen Fällen eine Stauungshyperämie.

Aber dieselbe wird stets und meistens schon nach kurzer Zeit dadurch überwunden, dass die Muskulatur der Arterien und Venen der Haut den Kampf mit der Schwere aufnimmt und unter Erstarkung und Vergrösserung ihrer Masse die Gefässe auf eine Verkleinerung ihres Kalibers, auf einen höheren Tonus, einstellt. Damit schwinden die subjektiven Beschwerden und die Schwellung. Die livide weicht einer blassen Hautfarbe, und das Wohlbefinden ist vorläufig erkauft mit einer Blutarmut der Beine und Füsse, die zwar noch zu keinen Beschwerden Anlass gibt, aber die weitere Folge nach sich zieht, dass im Bereiche der Unterextremitäten die Vis a tergo, die Mitarbeit des Herzens, bei der Zurückbeförderung des Blutes so gut wie aufgehoben ist. Ganz allmählich macht sich dieser Umstand in der Weise geltend, dass von den grossen Venenstämmen her bis zu den muskelreichen subkutanen Venen die Blutsäule unter Anspannung der Venenwände und Ausbuchtung ihrer Klappen herabsinkt.

Die Stauung in dieser (dritten) Periode, d. i. in den gewöhnlich zur Beobachtung kommenden Fällen, ist mithin ihrem Wesen nach eine **Senkungshyperämie**. Deshalb schwellen jetzt auf den Druck der zirkulären, elastischen Binde die zentral gelegenen Teile der Venen an (Trendelenburg), nicht wie in der ersten Periode die peripheren; wir haben den **varikösen Symptomenkomplex** vor uns. Derselbe besteht anatomisch in einer schlangen- und ampullenartigen Erweiterung und Verdickung der Venenwände, welche die herabsinkende Blutsäule in sich aufnehmen und ihren schädlichen Einfluss auf die Haut selbst kompensieren. Die Varixbildung ist mithin ein nützliches Ereignis, eine Art Naturheilung. Mit dieser Form der Kompensation kommt der Prozess vorläufig zum Stillstand; weit mehr Menschen, als man gewöhnlich annimmt, laufen ihr Leben lang mit enorm grossen Varizen der Ober- und Unterschenkel umher, ohne jede Spur von Unbehagen, ja, ohne davon etwas zu wissen.

Pruritus hiemalis.

Bei manchen mit Varizen Behafteten ändert sich aber das Bild, und zwar mit einem sehr lästigen Symptom, nämlich mit Jucken, welches zumeist am Abend und ganz besonders beim Entkleiden auftritt. Es sind dies gewöhnlich nicht die Fälle mit auffallend grossen und dicken Varizen, sondern gerade die mit schwacher Ausbildung derselben, bei denen nur auffallend viele, blaue Venennetze oberflächlich in der Gegend von Knie, Wade und um das Fussgelenk sichtbar sind. Zur Auslösung des Juckanfalls kommen meistens noch zwei weitere Bedingungen hinzu: die **kalte Jahreszeit** und die **Entblössung der Haut**. Im Hochsommer können solche Patienten ganz frei von Jucken sein. Wenn aber im Spätherbst die ersten Fröste sich einstellen, die Kleidung dicker, meist wollen gewählt und abends ausgezogen wird, beginnt eine nächtliche Periode des Juckens, die erst in der heissen Jahreszeit von selbst wieder aufhört und daher von Duhring als **Winterprurigo (Pruritus hiemalis)** beschrieben worden ist. Die variköse Beschaffenheit der Haut und das Beschränktbleiben des Juckens auf die Unterextremitäten lehrt aber, dass in diesen Fällen ein höherer, durch Blutsenkung bedingter Kapillardruck herrscht, der die bleibende Grundbedingung des Juckens darstellt. Die verlangsamte Zirkulation führt zu einem Sauerstoffmangel der Oberhaut und dieser — wie immer — zu stärkerer Verhornung, die sich in einer besonders trockenen und rauhen Hautoberfläche ausdrückt.

Solange die so disponierte Haut der Beine in der fest anschliessenden Bekleidung steckt und von einer warmen Dunsthülle umgeben ist, hält sich das Gleichgewicht zwischen erhöhtem Kapillardruck und erhöhtem Horndruck, verschiebt sich aber beim Ausziehen mit dem Fortfall der Dunsthülle und der nun rascheren Abdunstung und Abkühlung unter Verkleinerung des Kapillarquerschnitts zugunsten des Horndrucks. Ein leises Jucken überzieht die Haut, welche mit Wohlbehagen gerieben wird, bis ein leichter Grad von Wallungshyperämie eintritt. So legt sich der Betreffende ins Bett, hofft aber vergebens Ruhe zu finden. Die Bettwärme verstärkt nämlich die Wallungshyperämie, ohne dass die Senkungshyperämie nachlässt, und nun erst setzt mit Erhöhung des Kapillardrucks ein furchtbarer Juckanfall ein, der sich unter Umständen bis zur Mitternacht hinzieht und erst mit der Erschöpfung des ermüdeten Kranken endet. Nach dem Aufstehen und Anziehen der Kleidung ist der Zustand erträglich, allmählich stellen sich aber die Folgen des fortgesetzten nächtlichen Kratzens ein: schwielige Verdickung der Oberhaut der Beine, Erythem und Urtikaria, schliesslich Einkratzung von Ekzem- und Eiterorganismen mit ihren weiteren Folgen: chronisches Ekzem und Furunkulose.

Das ausgeprägte Krankheitsbild des Pruritus hiemalis verdankt also seine Entstehung dem Zusammentreffen von zwei Faktoren: **Blutsenkung** und **Kälte**. Er wird auch im Felde im Winter nicht fehlen.

Die einfachste Behandlung des Anfalles selbst ist die Vermeidung des Bettes, die nirgends leichter fällt als im Felde, und das Anbehalten der Kleidung während des Schlafens.

Die kausale Behandlung hat die zugrunde liegende Blutsenkung und den erhöhten Gefässtonus ins Auge zu fassen, sowie die Folgeerscheinung der zu trockenen Hornschicht. Gegen die ersteren sind elastische, hochaufreichende Strümpfe zu empfehlen, die auch nachts anbehalten werden, unter Umständen auch ein richtiger Zinkleimverband beider Beine, der ruhig 2 bis 3 Wochen liegen bleiben kann, bis eine Badegelegenheit kommt. Endlich eine dauernde Beklebung der Haut mit Collemplastrum Zinci.

Eine Mischung von Ungt. Hebrae und Kampfersalbe mit Zusatz von etwas Karbolsäure und Chlorbenzol kann zwischendurch zur Einfettung dienen:

Ung. Hebrae
Ung. camphorati ana 24,0
Acidi carbolici
Chlorbenzoli ana 1,0
M.

sowie gleichzeitig zur Verbesserung der Zirkulation, Stillung des Juckens, Erweichung der Hornschicht und Beseitigung etwaiger Ekzeme.

Auch hat sich ein verstärktes Ungt. Resorcini comp. hierfür bewährt:

Resorcini
Ichthyoli ana 5,0
Acid. salicylici 2,0
Ungt. neutralis ad 50,0

welches denselben Indikationen gerecht wird.

6. Entzündliche Exsudation und Jucken.

Entzündliche Bläschenbildung in der unverhornten Stachelschicht unterhalb einer erheblichen Widerstand leistenden Hornschicht, diese Kombination bildet einen weit verbreiteten Typus juckender Zustände, denn hier sind die beiden Faktoren: erhöhter Lymphdruck im Papillarkörper und Gegendruck der Horndecke in besonders starker Ausprägung vorhanden, wenn auch meist nur vorübergehend. Das Bläschenekzem und die Prurigopapeln, die Krätze, die Miliaria rubra et alba, Miliaria tropica (Prickly heat) und Cheiropompholyx bilden mannigfache Variationen dieses Grundtypus.

A. Bläschenekzem.

Die Bläschen des chronischen Ekzems bilden sich auf Grundlage einer jedes nässende Ekzem charakterisierenden, schwammigen Erweichung der dicht unterhalb der Hornschicht gelagerten Stachelzellen (Spongiose), und zwar durch eine akute, chemotaktische Anlockung von serösem Exsudat. Indem dieses die Oberfläche der Haut zu gewinnen sucht, durchtränkt es den Papillarkörper und die Stachelschicht, staut sich aber an der verdickten und in eine Schuppe oder Kruste umgewandelten Hornschicht, von der aus die Bläschen sich mithin nach innen, also nach rückwärts vergrössern. Diese Steigerungen des entzündlichen Prozesses und damit die Juckanfälle des Ekzems treten periodisch auf und werden teils durch spontane Wucherung der in der Hornschicht nistenden maulbeerförmigen Kokkenhaufen (Morokokken des Ekzems), teils durch chemische und physikalische äussere Reize (z. B. Desinfektionsmittel, unpassende Medikamente, Hitze, Kratzen) hervorgerufen. Besonders bei diesen Steigerungen durch äussere Reize ist die begleitende Wallungshyperämie ein sehr wirksamer, Druck und Jucken erhöhender Faktor.

Wir haben also drei Faktoren, welche beim chronischen Bläschenekzem zusammen das Jucken bedingen und von denen die Beseitigung eines einzelnen bereits das Jucken mässigt oder aufhebt: die feste Hornschicht, die Exsudation in der Stachelschicht und die Hyperämie im Papillarkörper. Die Behandlung hat darauf zu achten, welcher Faktor im Einzelfalle so in den Vordergrund tritt, dass er zunächst Abhilfe erheischt. Nicht immer ist es möglich, zur gleichen Zeit auch die anderen beiden Faktoren gleich wirksam zu bekämpfen. In der geschickten Auswahl und Kombination der verschiedenen Mittel gegen diese drei Faktoren beruht die Kunst, das Jucken und möglichst zugleich mit diesem Hauptsymptom auch das Ekzem zu beseitigen.

a) Beseitigung der Blutwallung.

In der Bekämpfung der Blutwallungen, welche das Ekzem begleiten und das Jucken periodisch verstärken, wurzeln die allgemein üblichen Empfehlungen der feuchten Umschläge mit Bleiwasser und essigsaurer Tonerde. So angenehm sie den Patienten gegen das Gefühl von Brennen und Hitze sind, so wenig tragen sie, allein gebraucht, zur Beseitigung des Juckens bei; ja, sie schaden oft dem Ekzem durch zu starke Durchfeuchtung der Oberhaut. Trockene Kälte in Gestalt von Gummibeuteln mit kaltem Wasser ist unter allen Umständen zur Bekämpfung der Hyperämie empfehlenswerter. Aber auch die Verdunstungskälte lässt sich sehr wohl verwenden, wenn man sie mit den sonst passenden Ekzemmitteln dergestalt kombiniert, dass diese in Pastenform (z. B. Pasta Zinci sulfurata) auf die Haut gestrichen und mit Mullbinden niedergebunden werden, die man nun durch Begiessen mit essigsaurer Tonerde-Lösung oder reinem Wasser permanent feucht hält. Im Winter genügt dieses zu einem sehr wirksamen feuchtkalten Verband; im Sommer kann man über der nassen Binde noch den Beutel mit kaltem Wasser anbringen.

In dieser Kombination einer eintrocknenden Paste mit einer feuchten Einbindung liegt, was die Beseitigung des Juckens betrifft, gar kein Widerspruch. Im Gegenteil bilden beide zusammen erst eine richtige und vollständige Behandlung des Juckens. Unter dem Einfluss der Paste trocknen die Ekzembläschen rasch ein, während die Verdunstungskälte die Hyperämie beseitigt und die Feuchtigkeit der Binde obendrein die Hornschicht erweicht und den Horndruck mässigt.

Will man den Kühlungseffekt durch Wasserzusatz zu den Pasten ersetzen, so verwendet man statt der gewöhnlichen Ekzempasten Kühlpasten, z. B.:

Magnes. carbon. 10,0
Liq. plumbi acet. 50.0
M. adde Ung. Zinci 40,0

Pulv. Ichthargani (siehe S. 54) 20,0
Liq. Alumin. acet. 40,0
M. adde Eucerini 40,0

Die Kühlpasten als Mittel gegen die Wallungshyperämie sind einfacher im Gebrauch, aber allein weniger wirksam gegen das Jucken als die beständig feucht gehaltenen Binden über den Pasten. Uebrigens ist nicht zu vergessen, dass die feuchten Binden natürlich auch das Kratzen ebenso gut unschädlich machen wie trockene Binden. Sie haben sich daher grade dort besser als alle anderen Maassnahmen bewährt, wo die Kratzeffekte feuchter Ekzeme am meisten gefürchtet werden und gleichzeitig Binden gut anzubringen sind, an den Unterschenkeln Erwachsener und den Gesichtern der Kinder.

b) Beseitigung der Exsudation.

Der nach der kokkenhaltigen Hornschicht gerichtete Exsudatstrom und seine Folgen, die Spongiose der Stachelschicht und die Bläschen, bedürfen einer eintrocknenden Behandlung und zwar durch unsere stärksten Eintrocknungsmittel. Da diese ausnahmslos in die Gruppe der reduzierenden Heilmittel gehören, so erfüllen sie gleichzeitig noch die wichtige Indikation, die Ekzemkokken abzutöten. Hierfür muss je nach der Hartnäckigkeit und Stärke des Juckens eine ganze Reihe unserer besten Ekzemmittel zur Verfügung stehen, die sich nach der Tiefe der Wirkung etwa folgendermaassen ordnet:

Pasta Zinci sulfurata,
Pasta Zinci cum Creta sulfurata (siehe S. 8.),
Ichthyolgelanth,
Gelanthum Resorcini comp.,
Ung. Resorcini comp.

In bezug auf Eintrocknung und Jucken wirken prompt die bereits besprochenen Zinkschwefel- und Zinkschwefelkreidepaste. Sie machen die hyperämische und nässende Haut rasch blutarm und trocken und beseitigen mittels des Schwefelgehaltes auch viele Ekzemkokken. Ihre schwache Seite liegt in der häufig durch sie bewirkten übermässigen Trockenheit und Sprödigkeit der Hornschicht und der geringen Tiefenwirkung. Ausserdem können etwa 10 pCt. der Ekzematösen überhaupt keinen Schwefel vertragen; er bewirkt bei ihnen Hyperämie statt Anämie. Hier treten nun das Gelanthum Ichthyoli und Gelanthum Resorcini comp. ein.

Gelanth*) ist einer unserer besten wasserlöslichen Firnisse, ein Gemisch von Traganth mit überhitzter, nicht gerinnender Gelatine (Metagelatine). Der erstere Firnis enthält 5 pCt. Ichthyol, der letztere 5 pCt. Resorzin + 5 pCt. Ichthyol + 2 pCt. Salizylsäure. Ersterer ist milder, letzterer wirksamer. Beim Ichthyol bedingt die Flüchtigkeit die grössere Tiefenwirkung; Resorzin und Salizylsäure sind milde schälende und dadurch tiefer greifende Mittel. Eine Sprödigkeit der Hornschicht wie beim Schwefel tritt nicht ein. Beide Firnisse eignen sich wegen der lange anhaltenden Wirkung bei relativ seltener Applikation und wegen der Trockenheit des Anstrichs ohne Bindenbedeckung sehr gut zur Behandlung stark juckender und mässig feuchter Ekzeme im Felde und sogar während des Dienstes.

Die dem Gelanthum Resorcini comp. entsprechende Salbe, das Ung. Resorcini comp., welches eine 30jährige Prüfungszeit glänzend bestanden hat:

Resorcini 5,0
Ichthyoli 5,0
Acidi salicylici 2,0
Ung. neutralis ad 100,0
M.

vertritt mit denselben Eigenschaften der gleichzeitigen Beseitigung von Exsudation, Kokken und Jucken den entsprechenden Firnis überall da, wo dieser aus äusseren Gründen nicht anwendbar ist, so auf dem Kopf und stark behaarter Haut, und wo wegen bereits vorhandener Sprödigkeit und grosser Trockenheit nur Salben hingehören. Eine besonders gute Folge ist daher auch: erst Zinkschwefelkreidepaste, dann gegen die Reste: Ung. Resorcini comp. Auch kann man von vornherein beide Mittel gemischt anwenden:

Pasta Zinci et Cretae sulfurata,
Ung. Resorcini comp. ana p. aeq.

Abgesehen davon, dass alle diese Mittel: Schwefel, Ichthyol, Resorzin kokkentötend sind, daher kausal wirken und dadurch indirekt zugleich die Anlockung des Exsudats aus den Blutgefässen besiegen helfen, wirken sie auch symptomatisch direkt gegen die Exsudation durch Beseitigung der Hyperämie und des entzündlichen Oedems des Papillarkörpers und durch Verengerung der Blutkapillaren. Sie treffen also nebenher auch den zweiten Faktor des Juckens, die Blutwallung. Ja, bis zu einem gewissen Grade wird auch der dritte Faktor des Juckens, der Horndruck, günstig durch dieselben beeinflusst, indem wenigstens Schwefel und Resorzin schon bei schwacher Dosierung, Ichthyol bei stärkerer eine leicht schälende Wirkung ausüben.

Daher ist bei der Behandlung mit den genannten Präparaten neben der Besserung des Ekzems die Juckstillung so rasch und nachhaltig.

c) Beseitigung des Horndruckes.

Beim Bläschenekzem mit seiner krustösen, von Exsudat durchsetzten, unvollkommen verhornten (parakeratotischen) Horndecke spielt der Horn-

---

*) Hergestellt von der Schwanapotheke, Hamburg.

druck im allgemeinen keine so grosse Rolle wie beim kallösen Ekzem. Eine Ausnahme hiervon aber machen die schubweise unter einer dickeren Hornschicht, besonders also an Fingern und Händen aufschiessenden, tiefsitzenden Bläschen. Diese bedingen meistens ein sehr quälendes Jucken, und der sonst hilfreiche Kratzeffekt gleitet an dem Hornschichtpanzer ab. Trockneten diese unter den gebräuchlichen Schüttelmixturen aus Zinkoxyd und essigsaurer Tonerde nicht ein, so griff man früher zur Abschälung der betreffenden Ekzemstellen mit Salizylguttaplast oder Kalilauge, und mit der Abschälung der Hornschicht verschwand das Jucken. Diese Heilmittel waren aber schmerzhaft und werden jetzt vollkommen und weitaus besser ersetzt durch eine Abschälung mittels Ichthargangguttaplast (20 g pro Rolle, siehe S. 58). Dieser mortifiziert die Hornschicht schmerzlos und stillt das Jucken durch Tötung der Kokken sofort. Nur muss man einige Zeit die Schwarzfärbung der umgebenden Haut in Kauf nehmen.

Aber auch das gewöhnliche krustöse Ekzem bedarf von Zeit zu Zeit hornerweichender Mittel, besonders nach längerer Anwendung reduzierender Mittel und grösserer Anhäufung von Schuppen und Krusten. Doch kommen hierbei die starken hornlösenden Mittel (KOH, Salizylsäure) — schon wegen ihrer Schmerzhaftigkeit — nicht in Frage, sondern nur Bäder und Seife.

Die Bäder können aber auch selbst Jucken erzeugen und sind daher mit Vorsicht zu gebrauchen. Sie können nämlich Jucken teils durch Blutwallungen erregen, die in oder nach zu heissen Bädern eintreten, teils aber auch durch die Art des Abtrocknens. Die Bäder bei juckendem Ekzem müssen nur mässig warm (unter 30° C) und nur kurz sein, um keine Reaktion in Gestalt von Gefässlähmung herbeizuführen. Das Abtrocknen durch Wischen mit dem Badetuch ist ganz zu vermeiden. Der Körper wird einfach in ein Badetuch eingeschlagen und bleibt so im Baderaum oder in einem Bette, bis Abtrocknung eingetreten ist. Sehr gut wirkt auch Pudern (mit Talkum, Magnes. carbonic. oder Bolus) nach der spontanen Abtrocknung.

Als juckstillende Zusätze zum Bade ist ausser der durchaus bewährten Kleie nur Dinte zu empfehlen, etwa nach folgender Formel:

Acidi tannici 10.0
Aq. destill. ad 200,0
M.
Ferri sulfurici 20,0
Aq. destill. ad 200,0
M.

Von beiden Lösungen werden gleichzeitig 50—100 g dem Bade zugesetzt. Diese sogenannten Dintenbäder werden bei juckenden Ekzemen noch viel zu wenig gebraucht. Sie wirken nicht bloss entzündungswidrig, sondern in hohem Grade nervenberuhigend. Die Hornschicht quillt nur mässig, lange nicht so stark wie in gewöhnlichen Seifenbädern und die ekzematösen Partien leiden nicht, wie so oft in jenen. Gewöhnlich folgt auf diese Bäder eine merkliche lokale und allgemeine Beruhigung der Haut und Nerven.

Die Hornschicht erweichende Eigenschaft der Seifen nützt man bei juckenden Ekzemen in der mildesten und zugleich sparsamsten Form aus. wenn man sie im Anschluss an Bäder verwendet. Mit der betreffenden Seife wird ein Schwamm oder Wattebausch eingerieben und der Patient vor dem Bade damit an allen Ekzemstellen eingeschäumt. Auch nach solchen Bädern wird der Patient nicht abgerieben, sondern in ein Badetuch gewickelt, um eine nach dem Bade eintretende Hyperämie und damit erneutes Jucken zu vermeiden. Aus demselben Grunde kommen nur ganz milde schälende Seifen hierfür in Betracht, wie beispielsweise die überfetteten Salizylseifen und Resorzinseifen.

B. Prurigo mitis (Willan).

Die Prurigoknötchen, die klinisch die Elementarläsion sowohl der milden wie der schweren Prurigo ausmachen, sind, wie der alte deutsche Name: Juckblätterchen es ausdrückt, hauptsächlich durch ihr starkes Jucken ausgezeichnet. Wenn irgendwo, muss sich hier jede Theorie des Juckens bewähren.

Die Knötchen der Prurigo mitis stellen schrot- bis erbsengrosse, in der Kutis liegende, derbe Knötchen dar, welche bei jugendlichen Erwachsenen gruppenweise rasch und in zeitlich getrennten Schüben auftreten. Sie sitzen unregelmässig zerstreut, ohne die Streckseiten der Extremitäten, wie die Knötchen der Prurigo gravis, zu bevorzugen. Oft sind sogar die leicht schwitzenden Innenseiten der Arme und Beine, die Axillarlinien des Rumpfes besonders stark befallen. Die Knötchen bleiben stets getrennt und sind von gesunder, nicht von juckender, entzündeter, schuppender oder nässender Haut umgeben (Unterschied von Ekzem). Sie sitzen zum Teil an Follikelmündungen, zum Teil dazwischen. Beim Beginne sind sie hautfarben, werden aber, indem sie sich etwas vergrössern, bald rötlich oder weisslich entfärbt, wobei sie intensiv zu jucken beginnen und nicht eher zur Ruhe kommen, als bis jedes einzelne Knötchen an der Oberfläche zerkratzt und mit einem Blutbörkchen bedeckt ist. Dann heilt es in 1 bis 3 Wochen. ohne zu Drüsenschwellung, Pigmentierung und Hautverhärtung Anlass zu geben und ohne Narbenbildung zu hinterlassen (Unterschiede von Prurigo gravis), während neue Gruppen von Knötchen aufschiessen, welche dieselben Veränderungen durchmachen.

Die histologische Untersuchung erklärt diese klinischen Befunde und das heftige Jucken. Es finden sich in der unverhornten Stachelschicht, gruppenweise und unregelmässig verteilt, Herde anschwellender und dann der Nekrobiose verfallender Zellen. Unterhalb derselben schwillt der Papillarkörper ödematös an und von hier, dem Zentrum des Knötchens, erstreckt sich eine entzündliche Schwellung des Gefässbaumes der Kutis noch eine Strecke weit in die Tiefe, mit starker Erweiterung sämtlicher Lymphbahnen, die nach der Subkutis hin abnimmt (Gegensatz zur Papel der Urtikaria) und von keiner Emigration von Leukozyten begleitet ist.

Die rasche Bildung dieses serösen Exsudats zusammen mit der parenchymatösen Zellschwellung des darüberliegenden Epithels erklärt sowohl die Heftigkeit des Juckens und den absoluten Zwang zum Kratzen wie das rasche Aufhören des Juckens nach Abkratzen der Knötchendecke. Vermutlich ist die Zellnekrose im Epithel auf einen infektiösen Keim zurückzuführen, welcher dann wohl auch durch seine Wirkung auf die Gefässnerven den ersten schwachen Juckreiz bedingt. Beim Sitz der Epithelnekrose an einem Follikelausgang kommt, als drucksteigernd und das Jucken verschlimmernd, noch eine Kontraktur des Haarbalgmuskels hinzu. Eine Verdickung und stärkere Verhornung der gesamten Epitheldecke dagegen, wie bei der Prurigo gravis, findet sich bei der Prurigo mitis nicht.

Als symptomatisches Heilmittel sowohl gegen die entzündliche Schwellung von Epithel und Kutis und wahrscheinlich auch als kausales gegen den zugrunde liegenden, infektiösen Keim hat sich die Einpinselung mit 10 proz. Ichthyolgelanth bewährt. Die Wirkung lässt sich beschleunigen und verstärken durch eine vorhergehende Abreibung der juckenden Stellen mit Sandpapier und Einreibung eines ebenfalls juckstillenden und antiparasitären Puders von folgender Zusammensetzung:

Pulv. fluentis ad 50,0
Paradichlorbenzoli 5,0
M.

Paradichlorbenzol ist jene nicht unangenehm riechende, organische Verbindung, welche neuerdings von Nocht zur Vernichtung der Pediculi empfohlen wurde und welche sich als hervorragendes Antipruriginosum erwiesen hat. Auf den zerkratzten Stellen brennt das Mittel etwas. Einige Minuten nach dem Einwischen lässt dieses Brennen aber zugleich mit dem Jucken nach, und nun wird mehrmals täglich der Ichthyolfirnis aufgepinselt.

Bei hartnäckig rezidivierenden Fällen kommt man zum Ziele, wenn man dem Ichthyolfirnis 1—2 pCt. Chrysarobin zumischt. Auch tägliches Einschäumen mit Ichthyolseife vor dem Auftragen von Ichthyolgelanth hat in solchen Fällen einen guten Einfluss. Wo die genannten Ichthyolpräparate nicht vorhanden sind, verschreibt man folgende, bereits gegen Erysipel empfohlene **Ichthyoltinktur**:

Ichthyoli 25,0
Xyloli 20,0
Alkohol absol. 5,0
M.

C. Skabies.

Auch bei der Skabies haben wir als Jucken erzeugend zwei Faktoren zu unterscheiden, eine milde primäre Juckempfindung, die von dem Einbohren der Milbe in die Hornschicht herrührt, und das eigentliche starke, die Krätze charakterisierende Jucken, die Folge einer Bläschenbildung unterhalb des horizontalen Ganges, den die Milbe in der Hornschicht gräbt.

Dieser verläuft stollenartig, der Hautoberfläche folgend, und zwar immer oberhalb der basalen Hornschicht, ohne irgendwo in die Stachelschicht einzudringen. Die Bläschen bilden sich dagegen getrennt davon im obersten Teile der Stachelschicht und dehnen sich von hier nach der Breite und Tiefe weiter aus. Sie verdrängen die Stachelschicht einfach mechanisch. Degenerationsprozesse des Epithels finden sich nicht und bei unkomplizierter reiner Skabies auch keine Eiterbeimischung zu dem serösen Inhalt der Bläschen. Erst durch Einführen von Ekzemkokken und Eiterkokken mittelst des kratzenden Nagels in die Milbengänge verwandeln sich die serösen Skabiesbläschen in Ekzembläschen mit trübem Inhalt oder gelbe Eiterbläschen, die dann auch bald die betreffenden Organismen neben mehr oder minder reichlichen Leukozyten in Menge enthalten. Die Bläschenbildung wird um so stärker, je mehr sich die Milbe der Stachelschicht nähert, während es bei sehr dicker Hornschicht (z. B. der Vola) in der weiter entfernten Stachelschicht oft nur zu einer Schwellung der Epithelien und dem Beginn einer Spongiose durch das Toxin der Milbe kommt. Die Milbe lebt also nicht etwa von dem Eiweiss des von ihr angelockten serösen Exsudates, sondern allein von der trocknen Hornschicht, die sie allseitig umgibt. Das periodische Auftreten und rasche Anschwellen der Bläschen bei Annäherung der grabenden Milbe an die Stachelschicht bewirkt das periodisch aufflackernde und dann wieder nachlassende Jucken der Krätze.

Die im Kapitel: Krätze empfohlene Behandlung mit Schwefelpulver stillt das Jucken symptomatisch durch Eintrocknen der Bläschen und kausal durch Tötung der Milben.

D. Miliaria rubra et alba.

Die Miliaria gehört mit den beiden folgenden Bläschenkrankheiten (Miliaria tropica, Cheiropompholyx) in eine gemeinsame Gruppe, welche durch rasches Aufschiessen entzündlicher Papeln und Bläschen bei stark schwitzender Haut und durch intensives Jucken ausgezeichnet sind. Neigung zum Schwitzen, Fieber, starke Hitze, warme Kleidung begünstigen den Ausbruch, der an den bedeckt getragenen Körperstellen plötzlich in weiter Verbreitung und in Gestalt dicht gedrängter, zahlloser, kleiner roter Papeln (M. rubra) auftritt, deren Spitze sich bald mit einem winzigen hellen Bläschen (M. alba) bedeckt. Wird die Haut trocken gehalten, so heilt die Miliaria ebenso rasch ab, wie sie gekommen ist; andernfalls schliessen sich leicht andere parasitäre Hautkatarrhe (intertriginöses und seborrhoisches Ekzem) an dieselbe an. Der Inhalt der Bläschen hat mit dem sauren Schweiss nichts zu tun; es ist ein entzündliches, alkalisch reagierendes seröses Exsudat mit Beimischung von wenigen Leukozyten und Mastzellen. Die Bläschen dehnen sich innerhalb der Stachelschicht von der Hornschicht rückstauend sehr rasch aus. Sie haben mithin den Bau wie die durch Hornparasiten chemotaktisch erzeugten Oberhautbläschen. Der noch unbekannte Erreger, der im sezernierten Schweisse offenbar einen guten Nährboden findet, und seine chemotaktische Wirkung muss an die Stelle der früheren unhaltbaren Theorien treten, nach denen die Miliariabläschen entweder selbst Schweisszysten oder durch Schweissmazeration der Oberhaut entstandene Produkte sein sollten.

Besonders hat die Verwechslung der Miliaria mit der Crystallina*) hierzu beigetragen, deren zahllose Bläschen ebenfalls im Anschluss an starke, besonders präagonale Schweissausbrüche und beim Absinken hoher Fieber auftreten, die aber wirkliche Schweisszysten der Hornschicht ohne jede entzündliche Beimischung darstellen, ohne Eiweissgehalt, ohne Begleitung von Hyperämie und Oedem, dagegen mit deutlicher Beziehung zu einem Schweissporus. Es ist nun für die Theorie des Juckens von Wichtigkeit, dass die Miliaria und die Crystallina sich auch gerade in dieser Beziehung scharf unterscheiden, indem die letztere ganz ohne subjektive Empfindung entsteht, während die Miliaria bis zu vollendeter Bläschenbildung stets und oft intensiv juckt. Bei der Crystallina sind eben die Blutgefässe unbeteiligt und die Bläschen sitzen nicht unterhalb der Hornschicht, wie bei der Miliaria. Es fehlt dort die rasch auftretende, erhöhte Spannung zwischen der Hornschicht und einem gegen dieselbe gerichteten Exsudationsstrom.

Die Behandlung der Miliaria kann ebenso einfach sein wie die der Skabies. Es genügt für die Beseitigung der Miliaria und etwaiger Folgekrankheiten (Ekzem) reichliches Einpudern mit einem eintrocknenden, antiparasitären Puder. z. B.:

Talci ad 50,0
Sulfuris
Zinci oxydati ana 2,5
M.

oder

Pulv. Ichthargani
Talci ana 25,0
M.

Mit der Eintrocknung der Bläschen hört auch das Jucken auf.

E. Miliaria tropica.

Da der Krieg manchen deutschen Kollegen Gelegenheit geben wird, den von den Europäern im Orient so gefürchteten roten Hund (prickly heat) persönlich kennen zu lernen, so möge die Besonderheit dieser der Miliaria verwandten Dermatose kurz erörtert sein.

Der aus zahllosen winzigen roten Papeln und glänzenden, hellen, nicht konfluierenden Bläschen auf stark geröteter Haut bestehende, äusserst heftig juckende Ausschlag überzieht in der heissen Jahreszeit in sehr kurzer Zeit grosse Teile des Körpers, hauptsächlich den Rumpf an den Stellen, wo die Kleidung fest anliegt und der Schweiss stagniert, aber auch Gesicht und Hände. Wollenzeug, heisses und reichliches Getränk, Muskelbewegung ver-

---

*) Der irreführende Mischbegriff Miliaria crystallina sollte grundsätzlich vermieden werden.

schlimmern, Ruhe, Kälte, Einpudern*) mässigen ihn. Er ist stets begleitet von starkem Schwitzen und äusserst heftigem Jucken, das nur während des Badens und allmählich mit dem Eintrocknen der Bläschen abnimmt. Fast immer kommt es an Stelle der Hautfalten zu einer Mazeration der Hornschicht mit brennenden Empfindungen, zu sekundären Eiterpusteln und Furunkeln.

Nach Pollitzer besteht eine Hyperämie des Papillarkörpers und Erweiterung seiner Lymphräume. Die stark juckende Papel hat ihren Sitz in der Stachelschicht und Körnerschicht, wo zunächst der Schweissporus, der in der Hornschicht verstopft ist, sich zu einer spiraligen, dann rundlichen Blase ausdehnt. Dieselbe enthält erst klares Sekret, später auch epitheliale Zelltrümmer. Hiernach wäre der Hauptunterschied zwischen der Miliaria nostras und tropica, dass erstere unabhängig vom Schweissporus entsteht, letztere auf Grundlage desselben, und der Inhalt dort entzündliches Exsudat ist, hier eine veränderte Schweissflüssigkeit. Gemeinsam ist beiden die akut einsetzende starke Hyperämie und punktförmige Schwellung des Papillarkörpers und die Lokalisation des Bläschens **unterhalb der Hornschicht**. Diese Symptome genügen, um bei beiden Affektionen das starke Jucken, wenn auch in verschiedener Weise, zu erklären.

Bei der geringen Kenntnis, die wir bisher vom Wesen der Miliaria tropica besitzen, wäre es aber sehr erwünscht, wenn sich bietende Gelegenheiten zur histologischen und bakteriologischen Erforschung benutzt würden. Besonders wäre die eingehende Untersuchung der Schweissporen, mikroskopisch und kulturell, auf Bakterien von wesentlicher Bedeutung.

F. Cheiropompholyx (Hutchinson).

Diese zuerst in England von Tilbury Fox und Hutchinson beschriebene, vom Ekzem verschiedene Bläschenerkrankung der Vola manus (seltener auch der Planta pedis) ist im Sommer auch bei uns nicht selten.

Die Prädilektionsstelle dieser Bläschen ist der Grenzsaum der dicken Hornschicht der Innenseite der Finger gegen die dünnere Hornschicht der Rückseite hin. Sie umsäumen also zunächst die Interdigitalfalten der Finger in Gestalt schrotkorngrosser, durchscheinender Bläschen und erinnern in ihrem Aussehen an durch Kochen gequollene Sagokörner. Von hier aus verbreiten sie sich gegen die innere, seltener die äussere Handfläche und können dabei allmählich die Grösse von Erbsen und durch Konfluenz die von Kirschen und Pflaumen erreichen, ohne zu bersten. Das erste Auftreten und die Volumzunahme ist von Jucken begleitet, welches um so unangenehmer empfunden wird, als alle Kratzversuche an der dicken Horndecke erfolglos abgleiten. Von den Bläschen des Ekzems der Vola manus unterscheiden sich die der Cheiropompholyx darin, dass auch bei allgemeiner Konfluenz der Bläschen und starker Schwellung der Hände die Rötung und jede

---

*) Empfehlenswert ist eine Mischung von Magnes. carbonica, Talcum und Zinkoxyd.

seröse Sekretion und Borkenbildung fehlt, dass die Bläschen nicht von selbst bersten, sondern nach zwei- bis dreiwöchigem Bestande spontan abtrocknen und die abfallenden Schuppen keine erweichte feuchte, sondern eine trockne und nur leicht gerötete Fläche hinterlassen. Das Leiden kommt hauptsächlich an stark schwitzenden Händen vor und wird durch sein häufiges Rezidivieren lästig.

Während Fox die Bläschen für Schweisszysten erklärte, haben sich fast alle neueren Autoren der Ansicht von Hutchinson angeschlossen, der sie für entzündlichen Ursprungs hielt. Besonders die sorgfältigen Untersuchungen von Robinson, Williams und Santi verneinten den Zusammenhang der Bläschen mit Schweissporen und erwiesen die Alkaleszenz und den Eiweissgehalt derselben. Einen vermittelnden Standpunkt nimmt neuerdings Nestorowsky ein, welcher als Beginn Veränderungen am Schweissporus betrachtet, in dessen Umgebung aber später selbstständige Bläschen auftreten. Ich konnte mikroskopisch einen besonderen Bazillus in den Bläschen nachweisen.

Eine rasch wirkende Behandlung besteht in sorgfältigem Aufstechen sämtlicher Bläschen in einem warmen Seifenbade, wobei das Jucken sofort verschwindet, und der Bepinselung der Stellen mit einem spirituösen Desinficiens, welches besser als wässrige und fettige Vehikel in alle Winkel der unterminierten Hornschicht hineingelangt. Hierzu hat sich der Spiritus argenti bewährt.

Argenti nitrici 1,0
Spiritus nitroso-aetherei*) 20,0
M. D. ad vitr. nigr.

In vorgeschrittenen Fällen mit grossen Blasen ist eine Abtragung aller dickschaligen Blasendecken mit dem Rasiermesser statt des blossen Anstechens anzuraten.

Das Jucken beim Auftreten der Cheiropompholyx-Bläschen zeigt, dass hier der wachsende Druck eines entzündlichen, gegen die Hornschicht gerichteten und sich an derselben stauenden Exsudates schon allein ausreicht, um Jucken zu erzeugen. Denn bei dieser Affektion, die den reinen Typus der chemotaktischen Entzündung darstellt, fehlt die Röte und Gefässlähmung, welche die Entzündungen sonst meist begleiten (z. B. beim Ekzem). Eine Läsion der Blutgefässwandungen (Cohnheim'scher Typus der Entzündung) ist also nicht notwendig zur Entstehung des Juckens, auch nicht bei entzündlichen Hautkrankheiten.

7. Keratose, Blutwallung und Jucken.

A. Das schwielige (kallöse) Ekzem.

Die Bildung einer verdickten Hornschicht gehört nicht zu den Hauptsymptomen des Ekzems, wenn als solche mit Fug und Recht nur diejenigen Symptome herausgehoben und in den Vordergrund gestellt zu werden ver-

---

*) Statt gewöhnlichen Alkohols, in welchem der Silbersalpeter rasch reduziert würde.

dienen, welche direkt oder indirekt von den Ekzemkokken erzeugt werden und mit Beseitigung dieser schwinden, wie das Schuppen (Parakeratose), die Epithelverdickung (Akanthose) und die seröse Exsudation (Spongiose), die zur Bläschen- und Krustenbildung führt. Die Verdickung der Hornschicht dagegen (Hyperkeratose) wird von einem ausser der Haut liegenden Faktor beherrscht, der mechanischer Art ist, vom Kratzen. Dieses physikalische Trauma ist vom regelmässigen Verlauf des Ekzems ganz unabhängig; wo es aber in denselben mit Hartnäckigkeit eingreift, da verwischt es die genannten regulären Symptome und erzeugt eine Dermatose von eigenem, höchst einförmigem Charakter, welche praktisch von grosser Wichtigkeit ist: das kallöse Ekzem.

Bei jedem kallösen Ekzem bildet sich mit der Zeit ein schädlicher Zirkel. Das zu Grunde liegende Ekzem juckt durch den toxischen Einfluss des Ekzemkokkus und die Spannung, welche das chemotaktisch angelockte und gegen diese Hornparasiten gerichtete entzündliche Exsudat zwischen Blutkapillaren und Hornschicht hervorbringt. Erzeugt dieses Jucken heftiges und unablässiges Kratzen, so verdickt sich die Hornschicht schwielig über dem Ekzem; denn die Schwiele ist die natürliche Reaktion der Oberhaut gegen das Kratzen. Diese Hyperkeratose vermehrt aber wieder den Druck auf die Blutkapillaren und dadurch wieder das Jucken. Ja, sie tut noch mehr; sie verewigt das Jucken, da der kratzende Nagel meistens wirkungslos an ihr abprallt. Die Hyperkeratose ist also nur insofern ein zweckmässiges, natürliches Heilbestreben, als sie das Trauma unwirksam macht; insofern aber ein sehr unzweckmässiges, als sie erstens die Ekzemerreger einkapselt und zweitens das Jucken unterhält und verstärkt. Man begreift es, dass auf diese Weise aus höchst unbedeutenden Ekzemen, z. B. von einfach pityriasiformem Typus, die garnicht beachtet wurden, allein durch das Eingreifen der Schwielenbildung sehr lästige Uebel von unbegrenzter Dauer sich entwickeln können, welche den Patienten und oft auch den Arzt zur Verzweiflung bringen und hin und wieder sogar zu psychischen Störungen und Selbstmord führten. Es ist ferner begreiflich, dass die schlimmsten und ausgeprägtesten Formen nur bei Erwachsenen und nur dort vorkommen, wo die Hände leicht hingelangen, an den Armen, Genitalien, Beinen, und dass es andererseits wieder Stellen am Körper gibt, wo kallöse Ekzeme nicht vorkommen, weil der kratzende Nagel nicht hingelangt, wie z. B. die Gegend zwischen den Schulterblättern. Auch die behaarten Körpergegenden sind im allgemeinen vor dem kallösen Ekzem bewahrt, da bei ihnen die Hornschicht sehr dünn und zur Schwielenbildung nicht geneigt ist. Kommt es aber bei ihnen zur Ausbildung dieser Ekzemform durch unablässiges Kratzen, z. B. an den grossen Labien oder dem Schamberg, so schwinden unter dem Kratzen und der Hyperkeratose auch wiederum die Haare.

In geringem Grade kompliziert die Hyperkeratose fast alle lange bestehenden und stark juckenden, umschriebenen und universellen Ekzeme. Es macht sie trockener, da unter ihrem Einfluss allmählich das Nässen und sogar das Schuppen aufhört. Die frische rote oder gelbliche Farbe geht in ein düsteres Graugelb und Graubraun über; die Erhebung über das Hautniveau bei den papulösen und verrukösen Formen nimmt um so mehr ab, in je grösserem Umfang die kubischen, saftigen Stachelzellen sich in platte, trockne Hornzellen umwandeln. Die feinere Oberhautfelderung geht dabei verloren, und es bleiben nur die am tiefsten eindringenden Hornschichtfalten zurück, die um so breiter werden, je geringer ihre Anzahl wird. Da die normale Elastizität der lederartig derb werdenden Haut sehr leidet und diese nur noch die gröberen Biegungen und Streckungen mitmacht, so ordnen sich diese groben Falten, wie bei den Dickhäutern, gern zu parallelen Linien, die quer zur Hauptbewegung verlaufen, also an den Ellen- und Kniebeugen und Handgelenken z. B. quer zur Längsachse der Arme und Beine. Der Mangel an ausgiebiger Beweglichkeit der kallösen Haut macht es schwer, sie in einer Falte zu erheben, bewirkt aber andererseits, dass, wo die Bewegungen erzwungen werden, tiefe Einrisse (Rhagaden) entstehen, die wegen der mangelnden Elastizität schwer heilen.

Diese schweren und schwierig zu beseitigenden Folgeerscheinungen, denen sich allmählich noch ein Schwund des Fettgewebes und der Lanugohaare, allgemeine Lymphdrüsenschwellung und eine dunkle Pigmentierung hinzugesellen, stellen bei universeller Ausbreitung den Status pruriginosus des Ekzems, kurz: das „pruriginöse Ekzem" dar. Mit dieser Bezeichnung wird also nicht nur das unablässige Jucken als Hauptsymptom besonders unterstrichen, sie soll vielmehr absichtlich an die analogen Veränderungen der Haut bei der echten Prurigo gravis (Hebra) erinnern*).

Ekzema ani et scroti.

Die praktisch wichtigsten unter den umschriebenen kallösen Ekzemen sind die Skrotal-, Vulvar- und Analekzeme. Bei einer grossen Anzahl von sog. Pruritus der Skrotal-, Vulvar- und Analgegend handelt es sich in Wirklichkeit um schwielige Ekzeme, die vielleicht einmal mit einem Pruritus, z. B. gelegentlich einer Intertrigo, eines Fluor albus, einer Diarrhoe vor Jahren angefangen haben, aber seit Langem schleichender Weise über das Stadium leichter Ekzeme mit sporadischen Juckanfällen in das Endstadium des kallösen Ekzems mit Dauerjucken übergegangen sind. Oft weiss der Laie von dem alten, lokalen Ekzem dieser Gegenden nichts und schiebt das immer stärker werdende Jucken auf alle möglichen, weit entfernten Ursachen, die in anderen Organen oder einer abnormen Blutbeschaffenheit liegen sollen. Und hierin wird er häufig vom Arzte bestärkt, der dem Laien deswegen Glauben schenkt, weil er selbst von einem vesikulösen, papulösen oder nässenden Ekzem nichts gesehen hat und nicht daran denkt, dass alle Symptome dieser gewöhnlichen Ekzemformen unter der Herrschaft der Schwiele längst verschwunden sein können, um einer lederartigen, groben, trocknen, zu Juckanfällen stets bereiten Oberhaut Platz zu machen.

---

*) Vgl. das folgende Kapitel: Prurigo gravis.

Unter den bekannten schälenden Mitteln empfehle ich für den Gebrauch im Felde ganz allein eine sehr starke, 40 proz. Resorzinpaste, also eine Schälpaste (Pasta lepismatica), wie sie für Gesichtsschälungen gebraucht wird:
Zinci oxydati
Ichthyoli ana 10,0
Resorcini
Ung. neutralis ana 40,0
M.S. Pasta lepismatica.

Sie bedarf an den hier in Betracht kommenden komplizierten und unebenen Flächen eines die Konsistenz vermehrenden Zusatzes, der natürlich auch aus der hornerweichenden Gruppe unserer Ekzemmittel gewählt werden muss. Derselbe ist in der Hebra'schen Salbe in unübertrefflicher Weise gegeben. Mit dieser Mischung:
Pasta lepismatica 80,0
Ung. Hebrae 20,0
M.

werden die Teile eingerieben und dann mit dünn ausgezogener Watte und einer stramm sitzenden Schwimmhose bedeckt. Diese behält der Patient Tag und Nacht unter der Unterhose an und lässt sie nur herunter, wenn ein Bedürfnis vorliegt oder — 2—3 mal täglich — frisch eingerieben wird. Die Salbe schmerzt das erste Mal, wo sie auf zerkratzte Stellen gelangt. Aber das Jucken ist auch gewöhnlich schon am ersten Tage vorbei, um nicht wiederzukommen. Hat sich nach 3—4 Tagen eine sogenannte „Brennhaut" gebildet, so lässt man sie sich unter einer Kühlpaste [z. B. Pasta Zinci mollis*)] oder einfacher Hebra'scher Salbe oder dem entsprechenden Blei-Karbol-Salbenmull in weiteren 3 Tagen abstossen. Ergibt dann die durch Abwaschen gereinigte Haut noch irgendwo Reste des kallösen Ekzems und des Juckens, so werden diese noch einmal auf dieselbe Weise geschält. Selten ist nötig, die Haut öfter als zwei- oder dreimal abzuschälen.

Erst nach einer solchen vollständigen Schälung hat man auf der nun verdünnten Hornschicht, falls noch Verdacht auf Ekzemreste vorliegt, Aussicht, mit den sonst gegen stark juckende Ekzeme bewährten Salben etwas auszurichten. Zu solchen Nachkuren ist z. B. das Ung. Caseini cum Liantral**), das Ung. Resorcini compositum***) oder der Blei-Karbol-Salbenmull zu empfehlen. Aber man kann auch einfach mit obiger Mischung fortfahren, indem man die Pasta lepismatica allmählich mehr und mehr durch Ung. Hebrae ersetzt.

Anstatt die notwendige Schälung der Oberhaut mit Resorzin vorzunehmen, kann man sie auch mit einfacher starker Karbolsäurelösung (5—20 pCt.) nach Schröder bewirken, welche bekanntlich ein vortreffliches Antipruriginosum, aber giftiger ist als Resorzin. Schwache Karbollösungen wirken nur vorübergehend juckstillend, weil sie nicht schälen; starke bilden

---
*) Siehe Kapitel XXI, S. 51.
**) Hergestellt von Beiersdorf & Co., Hamburg.
***) Siehe S. 10.

sofort eine Schale, womit das Jucken allerdings momentan aufhört. Aber da die übrigen Symptome des Ekzems nicht gleichzeitig beseitigt werden, wie durch die Pasta lepismatica, sondern an den Grenzen und im Bereiche der Schale neue juckende und schmerzende Rhagaden entstehen, hat man diese alte Methode meistens fallen lassen. Eschle umgeht diese störende Nebenwirkung in der Weise, dass er die Konzentration der Karbollösung langsam verstärkt. Er verschreibt gleichzeitig eine 5 proz. und eine 20 proz. Lösung und lässt zunächst bei jedem neuen Juckanfall mit der ersten Lösung pinseln. Jeden 2. Tag wird dann das erste Gläschen aus dem zweiten nachgefüllt, so dass die Karbolschale sich langsam und ohne unliebsame Reizerscheinungen bildet. Mit Abstossung derselben ist dann auch meistens das Ekzem geheilt (briefliche Mitteilung). Die langsame Verstärkung der Karbolsäure verfolgt also einen ähnlichen Zweck wie der Zinkoxyd- und Ichthyolgehalt der Pasta lepismatica.

Sind die genannten Mittel zurzeit nicht vorhanden, so kann man auch dem Patienten vorläufig durch die sogenannte „heisse Abschreckung" so lange Ruhe verschaffen, bis die Schälkur vorgenommen werden kann. Hierunter ist die Betupfung der juckenden Stellen mit so heissem Wasser (45—50° C) verstanden, wie es eben noch ohne Verbrennung vertragen wird. Man taucht, wenn die Juckanfälle kommen, einen festen Zeuglappen in Wasser von über 50° C, presst denselben einige Sekunden fest auf die Haut und hebt ihn dann ab. Momentan ist dann das Jucken verschwunden, kommt aber in einigen Sekunden wieder, worauf wieder die heisse Kompresse fest aufgedrückt wird. Nachdem die Prozedur 4—5 mal wiederholt ist, pflegt das Jucken für längere Zeit nachzulassen. Die übergrosse plötzliche Erhitzung führt nämlich eine völlige arterielle Gefässlähmung herbei, auf die alsbald als Reaktion eine länger dauernde Anämie einsetzt. Während dieser Zeit lässt die Spannung zwischen Kapillardruck und Hornschicht und damit das Jucken nach. Und das um so mehr, als die starke, feuchte Erhitzung auch einen nicht bloss erweichenden, sondern auch vergrössernden Einfluss auf die Hornzellen hat, so dass der Druck der gesamten Hornschicht auf ihre Unterlage vermindert wird. Derartige heisse „Abschreckungen", bei denen aber die Haut nicht gerieben und auch nicht einmal trocken gewischt werden darf, um nicht einen neuen Juckanfall auszulösen, können täglich und nächtlich mehrmals angewendet werden. Sie haben auf das Ekzem stets nur einen günstigen Einfluss.

Für die Behandlung der universellen kallösen, der „pruriginösen" Ekzeme gilt als Regel, den im Einzelfalle gewünschten Salben oder Pasten 10—20 pCt. der Pasta lepismatica zuzusetzen, um den Faktor der Hyperkeratose zu beseitigen oder wenigstens günstig zu beeinflussen. Entwickelte sich die Hyperkeratose also z. B. bei einem universellen seborrhoischen Ekzem, so verschreibt man

    Pasta Zinci sulfurata 90,0   oder   80,0
    Pasta lepismatica   10,0   20,0
  M.

Ist man sich darüber klar geworden, dass bei einem Anal- oder Skrotalekzem (für die Vulvarekzeme gilt dasselbe) der Faktor der Hyperkeratose eine Rolle spielt, dann muss man unbedingt zu den stärksten keratolytischen Mitteln greifen. Es hat dann keinen Zweck, mit juckstillenden und schmerzstillenden Nervina, Karbolsäure und Teer mit einbegriffen, auch nur Versuche zu machen. Das einzige Radikalmittel, welches aber in jedem Falle sofort hilft und dem gequälten Patienten die erste ruhige Nacht verschafft, ist die Abschälung mittels Schälpaste.

B. Prurigo gravis.

In viel grösserer Ausbreitung, als die Prurigo mitis (Willan) in den feuchten Küstenländern (England, Norddeutschland) vorkommt, findet sich die Prurigo gravis (Hebra) in den Ländern mit trocknem Kontinentalklima (Oesterreich, Galizien, Polen, Russland). Sie gilt hier als eine von der Kindheit bis zum Tode anhaltende, unheilbare Krankheit, und es ist für die norddeutschen Aerzte, die jetzt in Polen und Russland stehen, gewiss von Interesse, dieselbe gelegentlich an Ort und Stelle zu studieren und mit der milden und vorübergehenden Knötchenkrankheit der Heimat (Prurigo mitis) zu vergleichen. Bei beiden bildet das schrot- bis erbsengrosse, kutane, blassrote oder blassgelbe juckende Knötchen, das bei seiner Ausbildung sofort zerkratzt wird, die elementare Läsion. Während diese Knötchen aber bei der Prurigo mitis unregelmässig zerstreut sind und besonders auch auf den Beugeseiten auftreten, finden sie sich bei Prurigo gravis auf die Streckseiten beschränkt. Dort sind sie vorzugsweise am Rumpf und Oberkörper, hier am Unterkörper reichlich vorhanden. Jene Art verschlimmert sich im Sommer und beim Schwitzen, diese wird durch Schwitzen gebessert und macht im Sommer Remissionen. Bei beiden besteht ein beständiger Juckreiz, eine Neigung zu urtikariellen Ausbrüchen und eine grosse Anzahl von Kratzeffekten. Aber bei der Prurigo mitis sind die meisten dieser Kratzspuren von gleicher Beschaffenheit, bei der ungeheuer chronischen Prurigo gravis von sehr verschiedener. Nebeneinander hat man hier frische Striemen, ältere Exkoriationen, Pigmentierungen, dunkle und ganz alte, helle Narben. Weiter gesellen sich hier indolente Bubonen, grobe Felderung, Trockenheit und graubraune bis aschgraue Farbe der Hornschicht, Fettlosigkeit, Haarlosigkeit, straffe Spannung, Schwund der Elastizität und harte, lederartige Beschaffenheit der Gesamthaut hinzu. Es sind, wie man sieht, dieselben degenerativen Symptome der Haut, welche bei sehr langem Bestande stark juckender Ekzeme zum „Status pruriginosus" führen und das „pruriginöse Ekzem" charakterisieren*).

Der hauptsächliche Unterschied des pruriginösen Ekzems, wie wir es konstant in Norddeutschland beobachten, einerseits und der Prurigo gravis Hebra andererseits ist das Befallensein der Beugestellen dort, die bei der Prurigo gravis verschont bleiben, und das stärkere Befallensein des Ober-

---

*) Siehe voriges Kapitel.

körpers und Kopfes dort, des Unterkörpers und der Unterschenkel hier. Dieser Unterschied beruht darauf, dass sich das pruriginöse Ekzem meistens aus einem seborrhoischen Ekzem, welches vom Kopfe nach abwärts zieht, herausgebildet hat, während die Prurigo gravis an den Streckseiten der Extremitäten und vorzugsweise der unteren beginnt. Man könnte geneigt sein, die Prurigo gravis als eine Art Prurigo mitis zu betrachten, bei welcher sich, analog wie beim pruriginösen Ekzem, ein pruriginöser Status im Laufe der Zeit ausgebildet hat, wenn nicht zwischen den Knötchen der beiden Prurigoarten die soeben erwähnten Unterschiede der Lokalisation und der Beeinflussung durch Hitze und Feuchtigkeit bestünden. Die stärkere Ausprägung des pruriginösen Status an den Beinen der an Prurigo gravis Leidenden macht es übrigens wahrscheinlich, dass auch hier wie beim Pruritus hiemalis*) das Zusammenwirken von Kälte und Senkungshyperämie die bekannte Rolle spielt.

Auf alle Fälle treffen bei der Prurigo gravis sämtliche das Jucken steigernde Bedingungen zusammen, die wir einzeln bei der Prurigo mitis, dem Pruritus hiemalis und pruriginösen Ekzem kennen gelernt haben: Seröse Exsudation im Papillarkörper, umschriebene Zellschwellungen in der Stachelschicht, Senkungshyperämie und Kältestauung, Kontraktur der Hautmuskeln und eine übermächtige Hyperkeratose.

Die Behandlung hat sich zunächst theoretisch vom Dogma der Unheilbarkeit zu befreien und dann praktisch zuerst die Hyperkeratose wie beim pruriginösen Ekzem durch Zusatz von Schälmitteln zu den hier gebräuchlichen Teersalben und weiterhin die frisch auftretenden Pruriginoknötchen wie bei der Prurigo mitis mit Ichthyol und Chrysarobin in Angriff zu nehmen. Eine entschiedene Besserung der Prurigo gravis habe ich schon allein durch Versetzung der Patienten von Polen nach England beobachtet. Es wären daher Mitteilungen von Interesse, ob bei etwaiger Verbringung pruriginöser Polen nach dem feuchten Klima von Flandern Besserungen und Heilungen ihres Leidens zu beobachten sind.

C. Lichen.

Der Lichen (planus) umfasst bekanntlich eine Reihe papulöser Ausschläge, die durch ihre Derbheit und Härte, livid bläulichrote Farbe und auffallenden Glanz, sowie dadurch gekennzeichnet sind, dass sie trotz langen Bestandes keine Umwandlung in Bläschen und Pusteln erfahren. Sie sind bedeckt mit einer sehr harten, verdickten, glatten, nicht schuppenden Hornschicht und neigen zur Bildung von Hornperlen und Hornplatten. Die Lichenpapeln treten in Gruppen und Schüben auf und hinterlassen nach sehr langem Bestande dunkelbraunes Pigment.

Es ist nun für die Theorie des Juckens wichtig, dass bei dieser Erkrankung scheinbar in willkürlicher Regellosigkeit, einmal völlige Juckfreiheit, ein andermal das heftigste Jucken besteht, in einigen Fällen gar nicht über

---

*) Siehe S. 75.

subjektive Empfindungen geklagt wird, während in anderen fortwährendes Jucken eine Nervenzerrüttung zur Folge hat, die schliesslich zu melancholischen und maniakalischen Zuständen führen kann. Diese anscheinende Regellosigkeit herrscht in klinischer Beziehung, trotzdem histologisch ein durchaus einheitlicher, höchst charakteristischer Symptomenkomplex zugrunde liegt, der sich in der Oberhaut und dem Papillarkörper abspielt.

Auf eine anfängliche Wucherung der Stachelschicht (Akanthose) folgt sehr bald eine Verdickung der Hornschicht (Hyperkeratose), welche erstere in Schranken hält und durch ihren Druck die Stachelschicht zu einem flachen Lager umbildet, das später der Atrophie und kolloidaler Degeneration anheimfällt. Währenddessen tritt darunter im Papillarkörper eine dichte Zellanhäufung auf, die durch die besondere Kleinheit und Plasmaarmut der Zellen einerseits, andererseits durch ihre genaue Beschränkung auf den Papillarkörper charakterisiert ist. Sie verwandelt die schlanke Form der Papillen in eine Birnen- und Keulenform und unter dem Druck der in die Breite anschwellenden Papillen verschmächtigen sich die dazwischen gelagerten Epithelleisten und verschwinden schliesslich ganz in dem flachen atrophierenden Lager des Deckepithels. Gegen die Epithelgrenze hin gesellt sich zu der Zellproliferation der Papillen ein Oedem, welchem die oberflächlichen Teile des Zellinfiltrates allmählich zum Opfer fallen.

Innerhalb der verschiedenen Schichten der Lichenpapel herrschen also bedeutende Gegensätze des Druckes und des Wassergehaltes. Die Hornschicht steht während ihrer ganzen Entwickelung unter einem abnorm hohen Drucke, erst von seiten der wuchernden Stachelschicht, dann bei deren Atrophie unter dem der schwellenden Papillen und ihres Oedems. Dieser doppelte Druck spricht sich in dem permanenten eigenartigen Glanze der Lichenpapeln aus, an dessen Entstehung aber auch die besondere Festigkeit der Hornschicht beteiligt ist, die es nicht zur Abschuppung kommen lässt. Derselbe Druck ist aber auch die Ursache des Rückbildungsprozesses (Oedem und kolloide Degeneration) an der Grenze von Epithel und Papillarkörper, welcher den Zusammenhang zwischen beiden Keimblättern lockert. Diese mittlere Entartungszone zeigt, dass die beiden Zonen des hohen Gegendrucks oberhalb und unterhalb derselben liegen müssen, d. h. in der hyperkeratotischen Hornschicht einerseits und der Papillarschwellung andererseits.

Diese hochgradige Spannung zwischen Horndruck und Papillardruck beim Lichen bildet die Grundlage des unerträglichen Juckens, welches einzelne Lichenfälle auszeichnet, und zwar sind es hauptsächlich die polygonalen Papeln, welche hierunter leiden.

Die polygonalen Papeln gehören zu den kleinsten Lichenpapeln (1—2 mm Durchmesser) und erheben sich steil über die gesunde Nachbarschaft mit einer geradlinigen, 3—5 seitigen Begrenzung, wie sie bei keiner andern Hautkrankheit vorkommt, und die sich nur dadurch erklärt, dass die ganze Lichenpapel von vorgebildeten Oberhautfurchen begrenzt ist. Damit aber diese Grenze auch bei der papulösen Anschwellung nicht überschritten wird, ist es nötig, dass die Schwellung hauptsächlich nur diejenigen Elemente befällt, für welche die Oberhautfurchen normalerweise die Grenzen bilden; das sind die Papillen. Eine einzelne polygonale Lichenpapel wird also dauernd begrenzt von denselben, tiefgehenden Furchen der Hornschicht, so sehr die Schwellung der auf diesem Bezirk zusammenstehenden Papillen auch einen grösseren Raum beanspruchen möchte. Man begreift, dass schon jede einfache Hyperämie der polygonalen Papel infolge dieser mechanischen Bedingungen einen starken Juckanfall auszulösen vermag.

Die planen Lichenknötchen, welche meist in beschränkter Anzahl, besonders am Unterschenkel vorkommen, bilden von vornherein grössere Papeln von etwa 5—7 mm Durchmesser, die nicht steil über die Hautoberfläche emporragen, sondern flache, blaurote bis braune, harte, glänzende, zuweilen zentral eingesunkene und stets rundlich begrenzte Scheiben darstellen. Bei ihnen finden sich dieselben Veränderungen der Stachelschicht und Hornschicht, aber es fehlt jede stärkere Schwellung des Papillarkörpers und jede Beschränkung der Ausdehnungsfähigkeit der übriggebliebenen Papillen durch tiefe Furchen der Hornschicht. Daher liegen die verdickte Hornschicht, die abgeplattete Stachelschicht und ein tellerförmig abgeplattetes Infiltrat des Papillarkörpers einfach wie drei horizontale flache Scheiben übereinander. Die Spannung zwischen Kapillardruck und Hornschicht ist wohl etwas erhöht, aber nicht in so maximaler Weise wie bei der in ihrer Ausdehnung beschränkten, polygonalen Papel, und daher ist das Jucken wesentlich geringer.

Die follikulären Lichenpapeln bilden sich an den Ausgängen der Haarbälge. Die Hyperkeratose ist deswegen noch stärker ausgebildet, aber auch hier fehlt die natürliche Begrenzung der Papillenschwellung und damit die Grundlage heftiger lokaler Juckanfälle mit obligatem Zerkratzen der Papeln. Dagegen begleitet die follikulären Papeln gewöhnlich eine allgemeine Hyperästhesie der Haut für Berührung und für die Reibung der Kleider, die von Frostschauern und leisem, rieselndem Jucken begleitet ist. Dieselben Empfindungen finden sich aufs Höchste gesteigert in den seltenen Fällen universeller Hauthyperämie mit vereinzelten follikulären und planen Papeln (lichenöser Erythrodermie), die zu allgemeiner Schwächung und Abmagerung, zu nervösem und psychischem Zusammenbruch führen können.

Wir werden wohl nicht fehlgehen, in den letztgenannten Nervenstörungen das primäre Juckgefühl des Lichens in seiner Isolierung und höchsten Ausbildung zu sehen, die spezifische Störung der sensibeln Gefässnerven beim Lichen, während die Steigerung desselben in der follikulären, planen und besonders der polygonalen Papel sich durch die mechanischen Bedingungen des umgebenden Gewebes erklärt.

Die grosse Verschiedenheit dieser Bedingungen erklärt dann auch sowohl die anscheinende Regellosigkeit des Juckens beim Lichen wie auch die Tatsache, dass die tiefen Kratzeffekte beim Lichen eine weit geringere Verbreitung besitzen wie beim kallösen Ekzem und ein gewisser Kontrast besteht zwischen Ausbreitung und Dauer dieses Hautleidens und der subjektiven Empfindungen einerseits und den geringen Kratzspuren andererseits, ein Kontrast, der unter Umständen für die Differentialdiagnose zwischen Lichen und pruriginösem (kallösem) Ekzem von Bedeutung werden kann. Es kommt hierbei in Betracht, dass dort, wo die heftigsten Juckanfälle einsetzen, z. B. an den Unterschenkeln und Vorderarmen, das Kratzen wegen der viel härteren Hornschicht ziemlich wirkungslos abgleitet, daher bald aufgegeben und nicht konsequent bis zum Bluten fortgesetzt wird.

Bei dieser Sachlage ist es ein Glück, dass das Jucken beim Lichen fast immer kausal behandelt werden kann, da der unbekannte Erreger mit grossen Arsendosen und der Karbol-Sublimat-Schmierkur wirksam bekämpft wird, welche beide das primäre Jucken sicher und, wenn auch nicht rasch, so doch im Laufe weniger Wochen völlig beseitigen. Man muss freilich mit den zweckmässigerweise keratinierten Pillen auf 10 Stück und mehr pro die steigen. Diese Art der Arsendarreichung verhindert bei dem viele Wochen hindurch notwendigen Gebrauche die Belästigung des Magens, wie sie bei entsprechend hohen, lange Zeit gegebenen Dosen der Solutio Fowleri allmählich eintritt.

   Acid. arsenicosi 0,5
   Carbonis pulv. 3,0
   Saponis med. pulv. 0,5
   Seb. pilul. 6,0
   f. pil. No. 100
   obd. len. ard. Keratin.

Von diesen Pillen gibt man zunächst eine pro Tag und steigt langsam bis auf 10 Pillen, geht dann wieder auf 5 zurück und wieder auf 10 Pillen hinauf. Wellenförmig auf diese Weise auf- und absteigend kann man die Pillen wochenlang ohne Nachteil fortgeben, obwohl die höchste Dosis (10 Pillen) die Maximaldose pro die weit übersteigt. Aber dieses ist für den Erfolg bei schweren Hautleiden, wie Lichen und Pemphigus, durchaus notwendig und schadet nicht.

Die genannte Schmierkur wird mit folgender Salbe ausgeführt, bei der das Ung. Zinci zum Schutze der Haut gegen Sublimat und Karbol notwendig ist.

   Ung. Zinci ad 500,0
   Acidi carbolici 5,0
   Sublimati 1,0
   M.S. Lichensalbe.

Die Salbe wird täglich zweimal am ganzen Körper eingerieben und bewährt sich hauptsächlich bei den universellen, zu schweren Nervensymptomen führenden Fällen durch sofortige Beruhigung des Nervensystems.

Gegen das intensive lokale Jucken (Spannungsjucken) sind sehr heisse Abschreckungen zur Beseitigung der Blutwallungen zu empfehlen sowie ein Erweichen der Hornschicht durch öfteres Einschäumen mit einer Natronsuperoxydseife[*]. Auch Betupfen der einzelnen Papeln mit einer Mischung von Milchsäure und Karbolsäure zu gleichen Teilen und darauf folgendes

---

[*] Z. B. Pernatrolseife der Schwanapotheke, Hamburg.

Einfetten mit Ung. Hebra oder obiger Lichensalbe hilft in vielen Fällen. Sehr wirksam ist auch die abschälende Bepinselung der einzelnen Knötchen mit Schälkollodium:

        Acidi salicylici
        Cykloform (oder Anaesthesin) ana 10,0
        Collodii 80,0
    M. Pinsel im Kork.

vor der unmittelbar darauf folgenden Einreibung der Lichensalbe.

D. Variola.

Bei den Pocken spielt das Jucken nur eine untergeordnete Rolle; aber die Art, wie es bei dieser Erkrankung auftritt, ist für die Theorie des Juckens lehrreich. Die Laien und praktischen Aerzte haben von jeher das Jucken und darauf folgende Kratzen mit der Narbenbildung nach Pocken in Zusammenhang gebracht; bedeutende Kliniker wie Hebra und Curschmann haben sich aber entschieden gegen einen solchen Zusammenhang ausgesprochen. Eine kurze Betrachtung des Juckens als Symptom der Pocken möge daher hier Platz finden und für den Fall, dass dem Kriege wieder wie 1870 Pockenfälle in grösserer Anzahl folgen sollten, zu einschlägigen Beobachtungen anregen.

Die Bläschenbildung in den Pocken und auch noch die mit dem 5. oder 6. Tage beginnende Pustelbildung ist mit dem Gefühl von Hitze, Brennen und unangenehmer Spannung verbunden, aber nicht mit irgendwie erheblichem Jucken, obwohl während dieser Zeit die Stachelschicht, durch Oedem und fibrinoide Umwandlung anschwellend, Hornschicht und Papillarkörper weit auseinander drängt. Das Jucken setzt erst etwa mit dem 10. Tage ein, wenn der Pustelinhalt zur Borke eintrocknet und das Kutisödem nachlässt, und dauert mit Unterbrechungen an, bis in der dritten Woche die Borken abzufallen beginnen. Offenbar hat das Erscheinen der überhornten Vertiefungen der Hautoberfläche, der Pockennarben, unmittelbar im Anschluss an die Periode der Borkenbildung und des Kratzens zu der verbreiteten Annahme einer Beziehung des Kratzens zur Narbenbildung beigetragen. Diese Beziehung ist aber nur eine indirekte. Nicht das Kratzen erzeugt die Bildung von grubigen Substanzverlusten und Narben, sondern die unterhalb der tief eindringenden Borken sich vollziehende Unterwachsung mit jungem Epithel und dessen Verhornung in dieser abnorm tiefen Lage bedingt die Entstehung von bleibenden, grubigen Vertiefungen der gepockten Haut. Dieselben Borken bedingen aber auch das Jucken und reizen zum Kratzen. Denn auf den der Haut benachbarten Schleimhäuten, wo die Bläschen- und Pustelbildung in gleicher Weise stattfindet, die Pusteln aber geschwürig zerfallen, anstatt wie auf der Haut zu einer Borke einzutrocknen, findet sich weder Narbenbildung noch Jucken. Die Eintrocknung der Borken und ihre Sequestrierung von der übrigen Oberhaut ist also von beiden Symptomen die notwendige Bedingung. Führen wir den Pusteln so viel Wasser zu, wie ihnen auf den Schleimhäuten zur

Verfügung steht, so beseitigen wir gleichzeitig mit dem Jucken auch die Hauptursache der späteren Narbenbildung, die harte Borke.

Daher die gute Wirkung der vielfach gerühmten feuchten Umschläge gegen die Pocken des Gesichtes, der Hände und Füsse, denen man einen sehr schwachen Zusatz (1 pM. bis 1 pCt.) von adstringierenden oder desinfizierenden Mitteln (wie Ichthyol, Resorzin, Kalipermanganat, Pyraloxin) geben muss, um eine Mazeration und Fäulnis der Hornschicht zu vermeiden.

Weniger umständlich als die dauernde Bedeckung mit feuchten Umschlägen ist die Einsalbung mit hygroskopischen Medikamenten wie Euzeringlyzerin oder seinem augenblicklichen Ersatz:

Eucerini anhydrici
Sol. Calcii chlorati ana 50,0
M.

Diesen wasseranziehenden Kühlsalben kann man auch noch Aq. Menthae, Aq. Chamomillae zusetzen und sie so als Schleimhautsalben für die eintrocknenden Ostien der Nase und des Mundes gebrauchen.

Für die Pocken der gewöhnlich in extremer Weise angeschwollenen Lider ist eine wasserhaltige Kühlpaste mit Pyraloxin und Suprarenin sehr zu empfehlen:

Eucerini 25,0
Pyraloxini 0,05—0,5
Sol. Suprarenini (1 pM.) 1,0
Aq. Boracis ad 50,0
M.

sowie die entsprechende wässerige Mischung:

Pyraloxini 0,05
Sol. Suprarenini (1 pM.) 1,0
Aq. Boracis ad 50,0
M.

gleichzeitig als Augentropfen, zum Einträufeln in den Bindehautsack.

In der Pocke haben wir das Beispiel einer Effloreszenz, welche zunächst nur das Gefühl einer unangenehmen Spannung auslöst, das aber in ein Juckgefühl umschlägt, wenn von der benachbarten Hornschicht her ein Hornschichtsaum sich unter die harte, eingetrocknete Borke nach Art der Irisblende unterschiebt und damit die Abheilung der Pocke vollendet.

Diese Ueberhornung der heilenden Pocke unterhalb der Borke hat eine grosse Aehnlichkeit mit der Ueberhornung eines offenen Geschwüres, welche ja auch Jucken auslöst*). Es kommt mithin für die Auslösung des Juckgefühls eine schwache, aber unmittelbare Spannung zwischen Horndruck und Kapillardruck in nächster Nähe der Kapillaren (Ueberhornung des Pockengrundes) mehr in Betracht als eine beträchtlichere Spannung bei Uebertragung derselben aus grösserer Entfernung (Bildung der Pockenpustel in der Stachelschicht).

---

*) Siehe S. 64.

E. Das medikamentöse Jucken.

Es ist bekannt, dass unsere bewährtesten und stärksten Heilmittel gegen Psoriasis und Ekzem: Chrysarobin, Pyrogallol, Resorzin und Ichthyol, ehe die heilende Wirkung eintritt, sehr häufig, ja, man kann fast sagen, regelmässig zu Jucken Veranlassung geben. Diese Tatsache ist gewiss vielen Aerzten schon deswegen aufgefallen, weil es ja dieselben Heilmittel sind, die das charakteristische Jucken des Ekzems mit diesem selbst zu beseitigen vermögen und anderseits auch bei solchen Fällen, z. B. von Psoriasis, Jucken erzeugen, die an und für sich durchaus nicht zum Jucken Veranlassung geben. Man sieht hieraus, dass dieses Jucken von den reduzierenden Heilmitteln selbst erzeugt wird und von den genannten Hautkrankheiten unabhängig ist, wenn auch die krankhaften Zustände der Haut in manchen Fällen den Eintritt des Juckens begünstigen.

Nehmen wir als Beispiel das Chrysarobin, so hat man Gelegenheit, an demselben zu beobachten, dass ein an und für sich juckendes Unterschenkelekzem am ersten und zweiten Tage der Chrysarobinbehandlung noch stärker juckt als vorher, während einige Tage später, nach dem Eintritt der gewünschten Chrysarobindermatitis und ihrer Abheilung unter Zinkschwefelpaste, das Chrysarobinjucken und das Ekzem zugleich nebst dem anfänglichen Ekzemjucken verschwunden ist.

Dieser auf den ersten Blick paradoxe Vorgang erklärt sich einfach, wenn man bedenkt, dass Chrysarobin sukzessive immer tiefere Schichten ergreift: zuerst die Hornschicht, dann die Stachelschicht und den Papillarkörper*). Somit ist die erste Wirkung eine Hyperkeratose, welche einige Reihen von verhornenden Stachelzellen der Hornschicht hinzufügt und dadurch den Horndruck und das Jucken vermehrt.

Geht die reduzierende Wirkung aber weiter in die Tiefe, so wird durch Sauerstoffentziehung die Neubildung von Epithel und Mitosen verhindert, und damit hört die Reproduktionskraft der Stachelschicht auf, die nun ohne Nachschub neuer Epithelien sich durch die weitergehende Verhornung verdünnt, wozu noch hinzukommt, dass das Chrysarobin auch die Eigenschaft besitzt*), die verhornten Epithelschichten als Ganzes abzuwerfen. Die zweite Wirkung des Chrysarobins ist mithin eine bedeutende Volumverminderung der Stachelschicht und damit eine Verminderung des Horndrucks.

Die dritte Wirkung, auf die Blutgefässe, besteht in einer Lähmung derselben mit Hyperämie und selbst mit entzündlichem Oedem, wodurch die Spannung zwischen Kapillaren und Hornschicht und damit das Jucken erhöht wird. Solange diese Hyperämie besteht, ist kein Nachlassen der Spannung und des Juckens zu spüren. Mit ihrem Nachlassen bei der Abheilung mittels Zinkschwefelpaste mindert sich aber sofort das Chrysa-

---

*) Diese Eigenschaften gewinnt das für sich allein nur oberflächlich reduzierende Chrysarobin durch die Mitwirkung der Oelsäure der Haut. S. Unna, Cignolin als Heilmittel der Psoriasis. Dermat. Wochenschr. 1916. Bd. 62.

robinjucken und das Ekzemjucken und hört völlig auf, wenn die chrysarobinierte Hornschicht als Schuppe von der reduzierten Stachelschicht abfällt.

Unter den Chrysarobinwirkungen sind also zwei, welche das Jucken verstärken: die Hyperkeratose einerseits, die Gefässlähmung und Entzündung anderseits, aber auch zwei, welche das Jucken aufheben: die Verdünnung der Stachelschicht und die Abschiebung der Schuppe. Es ist daher leicht verständlich, dass, wenn eine dicke Stachelschicht unter einer relativ dünnen Hornschicht vorhanden ist, wie bei psoriatiformen Ekzemen, oder wo eine dicke Hornschicht besteht, aber nur eine geringe Neigung zur Entzündung herrscht, wie bei kallösen Ekzemen, die Anwendung des Chrysarobins gar kein anfängliches Jucken zur Folge hat.

Aehnlich liegen die Verhältnisse beim Ichthyol, wo auch oft neben der guten Wirkung auf das Ekzem anfänglich ein medikamentöses Jucken auftritt. Beim Ichthyol handelt es sich um ein reduzierendes, flüchtiges Medikament, dessen Reduktionswirkung sich aber im Gegensatz zum Chrysarobin bereits mit der Vernichtung der Ekzemorganismen und der stärkeren Verhornung der obersten Schicht der Stachelzellen gewöhnlich erschöpft.

Das starke Pyrogallol und das milde Resorzin verbinden sich wie alle Phenole direkt mit dem Eiweiss der Oberhautzellen, die daher als eine mehr oder weniger feste, zusammenhängende Schicht abgestorbener Epithelien, als eine Schale, abfallen. Die tiefergehende Reduktion wirkt leicht über das blosse Aufhören der Mitosenbildung hinaus und selbst bis zur Nekrose der Stachelschicht und Blasenbildung, hat aber nur in seltenen Fällen eine Blutwallung zur Folge, wie sie beim Chrysarobin die Regel ist. Daher ist bei diesen Phenolen das anfängliche medikamentöse Jucken auch ein selteneres Ereignis.

Das medikamentöse Jucken beseitigt man dem Gesagten nach am besten durch Aufhebung des Horndrucks und Vermeidung von Hyperämie und entzündlichem Oedem.

Dem Horndruck entgegen wirken alle keratolytischen Mittel, die daher empirisch bereits immer den starken reduzierenden Mitteln als Korrigentien zugesetzt wurden, in erster Linie Salizylsäure. Dieselbe hat als 2—5 proz. Zusatz zu Chrysarobinsalben zwei günstige Wirkungen. Teils lockert sie die verdickte Hornschicht und bringt sie zur Abhebung, teils beschleunigt sie die Wirkung des Reduktionsmittels, indem sie dasselbe einer jüngeren Epithelschicht zugänglich macht.

Aehnlich wirken alkalische Seifenbäder, welche alle paar Tage abwechselnd mit den reduzierenden Mitteln gegeben werden, während ein direkter Zusatz von Seife zu denselben nur in einzelnen Fällen zu empfehlen ist, nämlich dort, wo das Medikament durch Seife nicht bereits vor dem Gebrauch oxydiert wird, wie bei Ichthyol, Schwefel und den reduzierenden Bestandteilen des Teers. So bildet die grüne Seife einen wesentlichen Bestandteil der vielgebrauchten Wilkinson'schen Salbe zusammen mit

Teer, Schwefel, Kreide und Fett. Sodann ist auch dort ein Seifenzusatz brauchbar, wo die durch das Alkali beschleunigte Oxydation die Wirkung nicht aufhebt, sondern nur modifiziert, wie beim Pyrogallol. Das dabei aus dem Pyrogallol entstehende Pyraloxin wirkt gerade dort ausgezeichnet (Pityriasis rubra, Dermatitis exfoliativa), wo Pyragallol wegen zu starker Reduktionswirkung kontraindiziert ist. Beim Chrysarobin bewirkt ein Seifenzusatz in der Kruke dagegen nur eine Abschwächung, da dadurch ein Teil des Chrysarobins in das viel schwächere chrysophansaure Alkali umgewandelt wird. Will man daher aus andern Gründen dem Chrysarobin doch Seife zusetzen, so muss man wenigstens die Wirkung derselben auf das Chrysarobin durch grösseren Salizylsäurezusatz wieder aufheben.

Auch die feuchten impermeablen Umschläge in jeder Form, über den Reduktionsmitteln angebracht (als Priessnitz-Umschlag), vermindern durch Erweichung der Hornschicht den Horndruck und das Jucken und lassen noch weitere nervenberuhigende und juckstillende Zusätze zu, wie Abkochungen von Baldrian, Kamillen, Pfefferminz, die nebenbei auch den entzündungerregenden Einfluss der Mittel auf die Blutgefässe der Kutis mässigen.

Aus dem Gesagten wird jetzt auch die vorzügliche Wirkung der Unguenta composita Chrysarobini, Pyrogalloli, Resorcini verständlich, welche seit 1887 allmählich die wirksamsten und beliebtesten Anwendungsformen für die starken Reduktionsmittel geworden sind. Sie verdanken ihre besonders gute Wirkung den korrigierenden Zusätzen von Ichthyol und Salizylsäure, obwohl sie selbst nur halb so schwach prozentuiert sind wie die gebräuchlichen Salben der Art, z. B. das offizinelle 10 proz. Ung. Chrysarobini. So hat der Ersatz von 5 pCt. Chrysarobin im Ung. Chrysarobini compositum durch 5 pCt. Ichthyol die Folge, dass die stark reduzierende Kraft erhalten bleibt, während die entzündliche Wirkung des Chrysarobins sehr abgeschwächt wird. Ichthyol ist in bezug auf die unerwünschte, übermässige entzündliche Nebenwirkung des Chrysarobins geradezu sein Gegenteil und daher das denkbar beste Korrigens. Der 2 proz. Zusatz von Salizylsäure wirkt, wie eben besprochen, teils keratolytisch, Spannung und Jucken beseitigend, teils vertiefend auf die Reduktionswirkung.

8. Lymphstauung, Blutwallung und Jucken.
A. Der Lymphstrom der Haut.

Jedes Oedem ist bedingt durch ein Missverhältnis zwischen Blutzufuhr und -abfuhr und nicht, wie häufig angenommen wird, durch einen Verschluss der Lymphbahnen. Der experimentelle Verschluss sämtlicher Lymphbahnen einer Extremität erzeugt kein Oedem, wohl aber schon das schwache Anlegen einer Stauungsbinde, welches sämtliche Venen der Extremität nur leicht komprimiert. In der Ruhe sind die grossen Lymphgefässe trocken, wie das Ueberlaufsrohr eines Wasserkastens bei offenem Abflussrohr. Bei jeder Arbeit tritt aber schon ein Missverhältnis zu gunsten der Blutzufuhr ein, welche die Lympherzeugung bedeutend vermehrt, z. B. schon durch abwechselnden Verschluss von Teilen der Hautvenen bei der Muskelbewegung der Antagonisten (Lympherzeugung durch Pumpbewegung). Sofort wird der Ueberschuss der Gewebslymphe in die leere und stets offene Seitenbahn der Lymphgefässe abgelenkt und durch diese dem Blute wieder zugeführt.

Eine einfache, unkomplizierte Wallungshyperämie (Lähmung der Hautarterien), z. B. das Erythem der Scham, des Zorns, ist nicht von Oedem begleitet. Das Kaliber der Hautvenen ist so sehr viel bedeutender als das der Hautarterien, dass nicht bloss alles Blut der bei der Hyperämie gelähmten Arterien, sondern auch alle das arterielle Kapillarsystem verlassende Lymphe nach Durchströmung des Gewebes durch die venösen Kapillaren zum Herzen anstandslos zurückkehren kann.

Dass die Lymphe durch die venösen Kapillaren wieder aufgesogen wird, hat vor sehr langer Zeit schon Magendie durch Vergiftungsversuche, später Klemensiewicz an Modellen und lebenden Tieren gezeigt und ist neuerdings wieder von Starling und Hamburger auf breiter, experimenteller Grundlage nachgewiesen. Die Lymphe der Haut verlässt also sauerstoffreich die arteriellen Kapillaren und tritt, mit den Stoffwechselprodukten der Haut beladen und sauerstoffarm, normalerweise wieder in das um den Betrag der ausgetretenen Lymphe verarmte Blut der venösen Kapillaren ein. Die Triebkraft des Herzens und das chemische Bedürfnis des Hautgewebes (Armut an Sauerstoff und Nährmaterial) bedingt den Austritt der Lymphe, die Gewebsspannung und der gegenüber dem Blutserum erhöhte osmotische Druck der Lymphe (Leathe) sowie die (oxypolare) Affinität der sauerstoffarmen Gewebslymphe zu dem immer noch sauerstoffreicheren Venenblut (Unna) den Wiedereintritt in den Blutstrom: der Lymphstrom der Haut ist also eine geschlossene, normalerweise nur der Ernährung der Haut gewidmete Seitenbahn des kapillaren Blutstroms.

Wie aber bereits ein gelindes Anziehen der Stauungsbinde am Arm erst Zyanose und dann auch ein Oedem der Haut herbeiführt, so bedingt auch jedes noch so geringe Hindernis der Blutabfuhr eines einzelnen Kapillarbezirks einen Uebertritt der Hautlymphe in die Lymphgefässe dieses Bezirks und eine Erweiterung aller seiner Lymphspalten (umschriebenes Oedem). Ein Venenkaliber der Haut, welches unter gegebenen Verhältnissen ausreichen würde, das arterielle Blut samt der Lymphe aufzunehmen, genügt hierfür nicht mehr, wenn durch Arterienlähmung und Blutdruckerhöhung die Filtrationsmenge der Lymphe steigt. Da die Arterienlähmung aber eine solche der dazu gehörigen Venen nach sich zieht, da, mit anderen Worten, den erweiterten Arterien erweiterte Venen entsprechen, ist es die Regel, dass einfache Hyperämien keine ödematöse Schwellung bedingen. Die Hautvenen passen sich in ihrem Tonus für gewöhnlich dem der Hautarterien an. Jede Inkoordination aber derart, dass neben einer arteriellen Lähmung die entsprechende venöse zurückbleibt, ganz ausbleibt oder gar einer Steigerung des Venentonus Platz macht, führt mit Sicherheit zum Oedem.

Dabei ist klar, dass eine mässige Steigerung des Venentonus, welche bereits zum Oedem führt, da sie den Lymphabfluss auf dem Venenwege abschneidet, noch lange nicht ausreicht, den Blutabfluss aus demselben Hautbezirk zu beschränken, obwohl die Blutzufuhr in diesen Fällen von Oedembildung über die Norm gesteigert ist.

Die beiden notwendigen Bedingungen eines jeden Hautödems sind hiernach: eine Lähmung und Erweiterung der Hautarterien und eine dieser Lähmung nicht entsprechend grosse Erweiterung der Hautvenen.

Für eine solche zum Oedem führende Inkoordination zwischen Arterien- und Venentonus ist die Haut durch ihre anatomischen und physiologischen Einrichtungen mehr als andere Organe prädisponiert.

Hierfür kommt in erster Linie in Betracht die räumliche Trennung des arteriellen und venösen Systems durch ein kompliziertes, muskelloses Kapillarsystem. Wenn man vom Gefässtonus der Haut spricht, denkt man meistens nur an die starke Ringmuskulatur der subkutanen Hautarterien und übersieht gewöhnlich, dass die subkutanen Venen auch eine Muskulatur, wenn auch eine schwächere, besitzen. Beide verlieren aber diese ungewöhnlich starke Muskulatur beim Eintritt der Gefässe in die Lederhaut ziemlich plötzlich, indem sie sich hier in ein reich verästeltes Kapillarsystem auflösen, welches durchweg den reinen Charakter der Kapillaren besitzt, d. h. ein einfaches Endothelrohr darstellt.

In dieser für die Haut eingeschobenen langen, ebenso labilen wie wichtigen Zwischenbahn, welche dem Stoffaustausch zwischen Blut und Gewebe dient, wird einerseits die Vis a tergo vom Herzen her für die Blutströmung allmählich fast vollkommen aufgebraucht, während andererseits die durch innere und äussere Reize (Temperatur, mechanische und chemische Einflüsse) erregbare Hautmuskulatur Gelegenheit findet, ihre Spannung vermöge des muskulo-elastischen Systems in feiner Abstufung auf das Kapillarsystem der Haut und deren Blutgehalt zu übertragen. Diese Einrichtung, welche bekanntlich für uns als haarlose Geschöpfe von einschneidender, lebenerhaltender Bedeutung ist, hat für die Blutabfuhr aus der Haut die wichtige Nebenfolge, dass hier an die Stelle der allgemeinen Vis a tergo zum grossen Teile die autonome, elastische Spannung der Haut tritt*).

Ueber die inneren Reize, welche auf die derartig selbständige Venenmuskulatur der Haut wirken, sind wir ebenfalls, und zwar soweit sie die Folge zentraler und peripherer Nervenreize sind, bereits durch ältere Arbeiten von Goltz, Riegel und Klemensiewicz hinreichend unterrichtet. Hirth hat wiederholt auf die Bedeutung des Sauerstoffs und der Salze des Blutes auf die Blutbewegung hingewiesen, und ausgedehnte praktische Versuche haben deren hervorragende Bedeutung für die Instandhaltung und

---

*) Wo sich übrigens ähnliche Verhältnisse wie an der Haut finden in bezug auf das Herantreten eines reichen Kapillarsystems an die Atmosphäre, begegnen wir auch analogen Einflüssen der muskulo-elastischen Spannung des Organs auf den Blutgehalt; man denke z. B. an die Verhältnisse beim Asthma bronchiale.

Beförderung der Zirkulation bestätigt. Möglicherweise verfügt aber das Venensystem der Haut auch über periphere Gefässganglien, welche der Regulierung der Blutabfuhr an diesen weit vorgeschobenen Gefässbezirk dienen könnten. Mit einem solchen wünschenswerten Nachweise würden die verdienstlichen Studien von Hasebroek über die Blutzirkulation und seine Arbeitshypothese einer kinetischen Mitarbeit der peripheren Hautarterien und Hautvenen eine neue und allgemein verwertbare Stütze erhalten.

Diese besonderen Verhältnisse an der Haut im Auge behaltend, überlege man nun, was ein allgemeiner zentraler Reiz der Vasomotoren zur Folge haben muss: doch wohl einen gleichmässigen Antrieb zur Verengerung der Arterien und Venen. Ein solcher würde aber an der Haut niemals zu einer faktisch gleichmässigen Verengerung der Arterien und Venen führen können, da auf den Arterien permanent der ganze Blutdruck lastet, auf den Venen nur ein verschwindender Teil desselben. Daher würden durch denselben Reiz die Hautvenen entsprechend mehr verengt werden als die Arterien; mit anderen Worten: Jeder zentrale Reiz der Vasomotoren würde an der Haut bereits eine Inkoordination und als Folge derselben ein Oedem bedingen. Dass dieses nicht der Fall ist, verdanken die Hautvenen offenbar ihrer — auch meistens übersehenen — übergrossen Weite. Nur durch dieses anatomische Verhältnis ist die anstandslose Aufsaugung der Hautlymphe durch die venösen Kapillaren normalerweise auch trotz zahlreicher Vasomotorenantriebe ermöglicht. Man versteht aber nun auch die Neigung der Haut zur Oedembildung, d. h. zu einer relativen Verstärkung des Venentonus, wenn besondere und **abnorm wirkende Reize** für denselben hinzukommen.

B. Die Entstehung der Quaddel.

Das klinische Element aller Formen der Nesselsucht (Urtikaria) ist die Quaddel; in ihr ist die Juckempfindung auf eine umschriebene, ödematöse Hautfläche (zirkulatorisches Flächenelement) beschränkt und hier aufs Höchste gesteigert. Die Quaddel ist ein juckendes, umschriebenes, elastisches Oedem der Lederhaut.

Das Oedem der Quaddel zeichnet sich vor allen anderen Oedemen dadurch aus, dass es ganz plötzlich entsteht. Nach der physikalischen oder chemischen Reizung einer Hautstelle erhebt sich die Quaddel vor unseren Augen und bedarf zur vollen Ausbildung nur einiger Sekunden. Sie kann daher — im Gegensatz zu anderen Oedemen — nur durch ein plötzliches Hindernis der Blutabfuhr, d. h. allein durch eine **plötzliche Verstärkung des Venentonus** erzeugt sein (Unna). So lautet die älteste Theorie der Urtikaria; sie ist mit allen klinischen, anatomischen und pathologischen Befunden vereinbar.

Wer die Quaddel erklären will, muss in erster Linie die sofort nach einem Brennesselstich aufschiessende unkomplizierte Quaddel erklären; sie hat der Urtikaria den Namen gegeben, und jeder kann an ihr die wesentlichen Eigenschaften derselben studieren. Sehr bald nach dem ersten Stich des Brennesselhaares entsteht ein Gefühl von Kitzel zugleich mit einer punktförmigen Rötung. Berührt man die Stelle nicht, so breitet sich die Rötung in verschwommener Weise aus, und es gesellt sich ein immer stärkeres Brennen hinzu. Erste Phase der Quaddel: Reizung der sensiblen, freien Nervenenden und arterielle Gefässlähmung.

Das injizierte Gift der Brennessel steigert die Lähmungshyperämie und Transsudation, der rote Fleck schwillt zu einer flachen roten Papel an und damit beginnt eine abnorme Spannung zwischen kapillarer Blutbahn und Epitheldecke, und die Juckempfindung setzt ein. Zweite Phase der Quaddel: Steigerung der Hyperämie und Transsudation bis zur papulösen Schwellung und Einsetzen der Juckempfindung.

Das Jucken nötigt zum Reiben und Kratzen der Stelle. In diesem Momente setzt die eigentliche Quaddelbildung ein. Die Papel erhebt sich steil auf das Doppelte und Dreifache und wird im Bereich dieser maximalen Erhebung weiss, hart, elastisch und die Juckempfindung an derselben maximal. — Dritte Phase: Bei fortdauernder Transsudation aus den Kapillaren der gelähmten Arterie wird durch das Reiben und Kratzen der Hautstelle der bis dahin dem Tonus der gelähmten Arterien koordinierte schwache Venentonus erhöht; damit wird die Lymphabfuhr durch die Hautvenen plötzlich abgeschnitten und allein auf die die Venen umgebenden Lymphbahnen beschränkt, die dadurch anschwellen, während die Venen von diesem Augenblick an bei verengtem Kaliber nur noch das Blut aus der Haut fortzuschaffen im Stande sind. So entsteht das spezifische Oedem der Quaddel. Die Lymphe staut sich um die Hautvenen an der Grenze zwischen Kutis und Subkutis an, steigt von hier nach aufwärts, alles Blut aus den Hautkapillaren der Kutis und schliesslich des Papillarkörpers verdrängend und den Druck zwischen Blutbahn und Hornschicht hier aufs Höchste steigernd. Winkler hat durch einen hübschen Versuch gezeigt, dass die Quaddelbildung, obwohl sie stets im Gefolge von Hyperämie auftritt und sich auf anämischer Haut nicht hervorrufen lässt, auf einen Fortbestand der Gefässlähmung nicht angewiesen ist. Er bepinselte bei der Urticaria factitia (siehe S. 106) die gerötete, mit Quaddeln besäte Haut mit Trichloräthylen, wodurch die ganze Haut anämisch wird. Dabei schwindet die allgemeine Kapillarröte, während die durch Druckstriche erzeugten weissen Linien bestehen bleiben (starker arterieller Krampf); ebenso aber erhalten sich auch die weissen quaddelförmigen Leisten (arterieller und venöser Krampf), ein schöner und einfacher Beweis, dass die Quaddel wesentlich ein Krampfphänomen ist.

C. Klinik der Quaddel.

Spontan oder durch starke Behandlung mit kaustischen Alkalien oder durch Atropininjektion fällt die Quaddel ebenso rasch wie sie entstanden ist; die gereizte Venenmuskulatur erschlafft zur Norm, die Aufsaugung der Lymphe durch die Venen beginnt wieder, während die Transsudation aus den arteriellen Kapillaren erhöht bleibt. Man kann nun, solange das

Gift in der Haut noch nicht resorbiert ist, meistens 2—3 Tage lang, das Experiment beliebig oft wiederholen. Auf der etwas geröteten Hautstelle erzeugt Druck und Kratzen stets wieder eine rasch aufschiessende, weisse Quaddel, immer genau an demselben Ort und von demselben Umfange, aus der mehr verwaschenen Rötung, rundlich und scharf konturiert, steil aufsteigend. Während die Rötung sich unter dem Kratzen unregelmässig ausbreitet, bleibt die Quaddel an dem einmal vorgezeichneten Ort und behält ihre Form ohne Rücksicht auf die Richtung des Kratzens. Diese Eigenschaften, ihre **Stabilität des Orts und der Form**, erklären sich daraus, dass die Quaddel durch eine auf einen Punkt gerichtete, **zentripetale Flüssigkeitsströmung**, durch eine **Resorptionsströmung** erzeugt wird, nicht — wie die entzündlichen Exsudate — durch eine **zentrifugale Exsudationsströmung**.

Im Gegensatz zu den plastischen Oedemen der Beine der Herz- und Nierenkranken, ist das Oedem der Quaddel **nicht wegdrückbar**. Es setzt dem drückenden Finger einen erheblichen Widerstand entgegen, da die Lymphgefässe die reichlich gebildete Lymphe allein nicht rasch fortschaffen können und der mechanische Druck selbst den Tonus der Venen sogar noch steigert. Die Lymphe weicht nur zögernd und nie vollständig, und die Quaddel schwillt beim Nachlass des Druckes rascher wieder an, als sie dem Druck auswich und oft höher als vorher, da die Inkoordination bestehen bleibt und sich die Arterien durch den Druck erweitern, **die Venen aber unter dem Einfluss des Giftes abnormer Weise verengert bleiben. Das Oedem der Quaddel ist mithin elastisch.**

Unter der Wirkung der Aderlassbinde schwellen Brennesselquaddeln am Arm etwas ab, während entzündliche Oedeme des Armes durch zirkuläre Einschnürung, z. B. schon durch ein zu enges Aermelloch, gewaltig zunehmen. **Die bedeutende Stauung des Blutes in den Armvenen erzwingt von der Peripherie her die Erweiterung der pathologisch verengten Venen der Haut** und ermöglicht daher in beschränktem Umfange wieder eine Resorption der Lymphe durch dieselben Venen. Doch ist diese Abschwellung der Quaddeln unter der Aderlassbinde wegen der allgemeinen Stauung nie vollständig.

Auch der Aderlass hat die Wirkung, dass die Quaddeln abschwellen und das Jucken abnimmt, da die verstärkte Transsudation einen hohen Kapillardruck voraussetzt und mit dem Aderlass abnimmt: eine selbstverständliche Folge der Filtrationsgesetze.

Wir wissen seit Jahrzehnten (zuerst Fraentzel, dann Schwimmer 1878), dass der Urtikariaanfall durch Atropininjektion kupiert wird. Diese hebt den abnorm starken Venentonus auf und damit die Inkoordination des Arterien- und Venenkalibers; die Venen werden wieder frei für den normalen Abfluss der Lymphe. Wir haben aber neuerdings auch durch Scholz (1914) erfahren, dass mittels Suprareninjektion der gleiche Erfolg erzielt wird; sehr begreiflich, da hierdurch die Grundlage der Quaddel, die primäre Hyperämie beseitigt wird.

Die Quaddelbildung als Folge von Brennessel- (und Insekten-) stichen kann man, da sie die unmittelbare Resorption des Giftes aus der Kutis in die allgemeine Zirkulation zu verhindern sucht, gleichsam als eine **natürliche Abwehrbewegung der Hautgefässe** auffassen. Sie versuchten gleichsam, durch Behinderung der Resorption das Gift so lange in der Haut festzuhalten, bis die Kratzbewegungen es nach aussen eliminiert haben. Wer jemals gestochen ist, weiss, wie selten diese Elimination tatsächlich gelingt.

Durch die Theorie der **Inkoordination zwischen Arterien- und Venenquerschnitt** der Haut erklären sich also alle Eigenschaften der Quaddel in einfacher Weise: das Ansteigen des Oedems aus der Tiefe zur Oberfläche der Haut, das rasche Kommen und Gehen, die runde, auf einen Punkt zentrierte, stabile Form, der Widerstand gegen Druck, die Stabilität des Ortes, die Wirkungen des Aderlasses und der Aderlassbinde, der therapeutische Effekt von Atropin und Suprarenin und endlich **das überaus heftige Spannungsjucken**.

D. Quaddel und Jucken. — Quaddel und Entzündung.

Wenn es auch im Wesen der Quaddel liegt, dass die ihr eigene hohe Spannung zwischen Blutdruck und Hornschicht das einmal aufgetretene Jucken bis zur Unerträglichkeit steigert, so ist doch die Quaddel an und für sich ohne Jucken denkbar. Es gibt sogar eine sehr interessante Form der Quaddel, die Urticaria factitia oder das quaddelförmige Autogramm der Haut, welche ganz ohne Jucken verläuft. Während beim normalen Menschen ein Strich mit stumpfem Stifte meistens nach einer rasch vorübergehenden, strichförmigen Anämie eine strichförmige länger dauernde und etwas verwaschene Hyperämie zur Folge hat, auf die manchmal noch eine lange bestehende strichförmige Anämie folgt (Lewin's Reizphänomen), schwillt bei den an Urticaria factitia Leidenden jede solche strichförmige Druckstelle alsbald zu einer ödematösen Leiste, einer strichförmigen Quaddel an, welche noch einen hyperämischen Rand erkennen lässt. In diesen Ausnahmefällen genügt also ein einfacher einmaliger Druck auf die Hautgefässe, um zunächst eine Hyperämie und dann eine Inkoordination zwischen Arterien- und Venenquerschnitt einzuleiten. Hier ist kein Gift in die Haut eingespritzt und demgemäss fehlt von Anfang an die Reizung der sensibeln Nerven der Blutgefässe und das Jucken. Wir haben hier die isolierte Wirkung der abnormen Venenweite auf die Quaddelbildung vor uns. Daraus folgt, dass auch bei der Quaddel nach Brennessel- und Insektenstich die toxische Wirkung auf die sensibeln Gefässnerven, welche das Jucken bedingt, wohl zu trennen ist von der direkten Reizung der Muskeln der Venenwand durch dasselbe Gift, welche die Quaddelbildung zur Folge hat. Im übrigen ist die Quaddel der Urticaria factitia ebenso gebaut wie die des Brennesselstichs. Die Strichform ist nur eine scheinbare; in Wirklichkeit setzt sich der Strich auch hier aus einer Folge dicht aneinander gereihter Kreise zusammen, die der Folge von gedrückten Stellen der Hautvenen entsprechen.

Das Quaddelphänomen ist also etwas von dem Jucken Ablösbares, wenn es auch meistens mit demselben vereint vorkommt. Dann ist es aber auch erklärlich, dass es sich auch mit anderen Hautleiden verbinden kann, seien dieselben angioneurotischer Natur, wie der Frost*), oder entzündlicher, wie das Ekzem**). In jedem Falle steigert es die Spannung im Gewebssaft der Haut und damit die Intensität des schon vorhandenen Juckens. Derartige mit Urtikaria verbundene Affektionen sind daher subjektiv besonders lästig und auch besonders schwer zu heilen. Es hat dann stets die Behandlung des Quaddelphänomens sorgfältig neben der Behandlung der Grundkrankheit einherzugehen. Derartige Kombinationen von Entzündung und Urtikaria dürfen aber nicht dazu verleiten, die Urtikaria selbst als eine besondere Art von Entzündung anzusehen, als ein „entzündliches Reizphänomen" (Philippson, Török) oder Uebergänge zwischen Entzündung und Urtikaria anzunehmen.

Jede entzündliche seröse Exsudation entspricht einem zentrifugalen (meist chemotaktisch hervorgelockten) Exsudationsstrom aus den arteriellen Kapillaren heraus, die Urtikaria aber umgekehrt einer zentripetalen Transsudation, welche sich gegen die venösen Kapillaren richtet, ohne in dieselben eindringen zu können. Eine Kombination beider grundsätzlich verschiedenen Strömungen ist bei ihrem verschiedenen Sitze wohl möglich und erscheint unter dem Bilde einer Entzündung der Haut mit zerstreuten, stärkeren Schwellungen des Gewebes. Aeltere (Unna) und neuere histologische Untersuchungen (Bruck, Baum) haben zur Genüge ergeben, dass bei Brennessel- und Insektenstichen — den typischen, reinen Quaddeln — weisse und rote Blutkörperchen in nennenswerter Menge nicht auswandern, dass von einem entzündlichen Exsudate in Cohnheim's Sinne keine Rede sein kann, sondern dass es sich um eine einfache seröse Flüssigkeit handelt.

Uebrigens liefert die entzündliche Diapedese in der Haut unregelmässig gestaltete, zackige, mit spitzen Ausläufern versehene, stern- und streifenförmige Exsudate, während das Oedem der Quaddel rund oder oval, nach aussen scharf konturiert ist und eng begrenzt bleibt.

Entzündliche Exsudate entstehen und verschwinden ferner nicht so rasch wie die Quaddel und lassen sich andrerseits durch Druck verschieben, ohne wie die Quaddel einen erheblichen, elastischen Widerstand zu leisten und beim Nachlass des Druckes sofort wieder in alter Form emporzuschnellen.

Die zweite Theorie der Quaddel, die „Entzündungstheorie", findet mithin seitens der Klinik und Histologie keine Unterstützung.

E. Die vasomotorisch-sekretorische Theorie der Quaddel.

Die dritte Theorie stammt von Neisser her, der, sich auf die Forschung Heidenhain's stützend, in der Urtikaria eine vasomotorisch-sekretorische Neurose sieht. Heidenhain stellte, unbefriedigt durch die

---
*) Siehe S. 33, S. 71.
**) Siehe S. 8, S. 11.

rein physikalische Theorie der Lymphbildung der Ludwig'schen und Cohnheim'schen Schule, die Behauptung auf, dass dieselbe einer „Sekretion" der Endothelien der Blutkapillaren ihre Entstehung verdanke, welche unabhängig neben dem Filtrationsdruck arbeite. Letzteren erkennt Heidenhain übrigens speziell für pathologische Stauungsverhältnisse ausdrücklich als wirksam an. Er sah eine Bestätigung dieser Sekretionstheorie besonders in dem Vorhandensein von Stoffen verschiedenster Herkunft, der „Lymphagoga erster Ordnung", welche, in das Blut injiziert, die Lymphabsonderung mächtig emportreiben, wie Pepton, Nuklein, Bakterienprodukte, Auszüge von Muscheln, Krebsen, Blutegeln, Erdbeeren usw.

Heidenhain's Einwürfe gegen eine rein physikalische Theorie wurden sämtlich durch die Arbeiten von Starling, Cohnstein, Roth, Ascher, Lazarus, Barlow und Ellinger und einige auch von Hamburger widerlegt, so dass heute kein Physiologe Bedenken trägt, die Lymphabsonderung durch die allgemein physikalisch wirksamen Kräfte der Filtration, Diffusion und Osmose zu erklären, zu denen sich in einzelnen Fällen noch chemische Affinitäten zwischen den Elementen des Blutes und den Absonderungsprodukten der Organe gesellen.

Eine „sekretorische Neurose" zur Erklärung der Urtikaria heranzuziehen erübrigt sich also. Wie ich 1886 nachwies, entbehrt diese Hypothese aber auch jeder anatomischen Basis. Die Endothelien der Kapillaren, unveränderliche dünnwandige Platten mit vorspringendem Kern, sind zur Sekretion nicht geeignet. Alle nachweisbar sezernierenden Zellen besitzen eine der stärkeren Leistung entsprechende grössere Masse und Komplikation und die genauere Beobachtung ergibt auch regelmässig, dass ihre Form sich während der Sekretion verändert. Hiervon zeigen aber die Endothelien der Kapillaren bei Urtikaria ebenso wenig etwas wie bei der Einwirkung von Heidenhain's lymphagogem Mittel. Natürlich ist auch die Plötzlichkeit des Auftretens und Verschwindens der Quaddeln wohl mit einer Muskelwirkung (Venenspasmus), aber nicht mit einer „Sekretion der Endothelien" vereinbar. Die Cohnheim'sche Idee einer auf Nervenreiz erfolgenden starken Transsudation aus den Kapillaren, die durch eine „plötzliche Erhöhung der Durchlässigkeit" bedingt wird, entbehrt überhaupt jeder physiologischen Grundlage. Ebenso wenig macht eine solche Annahme die feste, rundliche Form der Quaddel, ihren bedeutenden Widerstand gegen Druck und Verschiebung, das Aufsteigen des Oedems aus der Tiefe der Haut (es müsste bei einer Sekretion gerade umgekehrt sein), die Abschwächung unter der Aderlassbinde und endlich die Steigerung des Juckens verständlich. Die Heidenhain-Neisser'sche Theorie nimmt andererseits auch keine Rücksicht auf die bekannten und wirklich vorhandenen anatomischen und physiologischen Tatsachen: die bedeutende Weite und starke Muskularis der Hautvenen und die von vielen Autoren sicher nachgewiesene Aufsaugung der Lymphe mittelst der venösen Kapillaren.

Die Theorie der Inkoordination von Blutzu- und -abfuhr dagegen verwertet nicht nur diese Tatsachen, sondern erklärt auch ganz allein, weshalb das Transsudat der Haut bei der Quaddel unter elastischem Drucke in der Kutis fest eingeschlossen verharrt und gerade nervöser Reize bedarf, um zu erscheinen und zu verschwinden. Sie erklärt allein die auffallende Schnelligkeit des Auftretens und die Flüchtigkeit der Erscheinung, sowie die Besonderheit dieses Oedems, dass es, Einlass begehrend, sich zuerst in den Lymphscheiden der Hautvenen an der Subkutisgrenze ansammelt, sodann von hier rückstauend und die Lymphbahnen der Haut erfüllend, diese zu einer rötlichen Platte auftreibt und erst zuletzt auch das Blut aus dem Papillarkörper herausdrückt, wobei die rote Quaddel in die noch höhere, weisse übergeht.

In Zukunft verlangt die Mechanik der Quaddelentstehung die physiologische Bearbeitung von zwei noch unbearbeiteten Momenten, für welche die anatomische Grundlage tatsächlich bereits vorhanden ist, erstlich die Wirkung isolierter Reizungen der Venenmuskulatur bei gelähmter Arterienmuskulatur und zweitens die Funktion und Arbeitsleistung der sauerstoffaktivierenden Mastzellen, welche einen kontinuierlichen Belag der Blutkapillaren bilden und die einzigen Zellen grösserer Masse an ihnen darstellen, denen man eine „sezernierende Tätigkeit" allenfalls zutrauen könnte. Dass die Mastzellen zu dem Muskeltonus der Blutgefässe in der Tat eine besondere Beziehung haben müssen, geht daraus hervor, dass bei der pigmentierten Urtikariaform der Kinder (Urticaria pigmentosa) das durch Streichen erzeugte Autogramm der gesunden Haut nur ein starkes Erythem ist, auf den Flecken dagegen, welche durch ein dichtes Mastzelleninfiltrat ausgezeichnet sind, eine strichförmige Quaddel.

Die Aetiologie des Juckens der Brennesselquaddel lässt sich also zerlegen in zwei Grundbedingungen: eine Sensibilitätsneurose der Blutkapillaren, die das Jucken hervorbringt, und eine Inkoordination zwischen Arterien- und Venentonus, welche einerseits die Ursache der plötzlichen Schwellung der Haut ist, andererseits ein gleichzeitig vorhandenes Jucken in hohem Grade verstärkt. Diese Inkoordination, welche auf dem Lymph-, Blut- und Nervenwege und natürlich auch wie bei allen Muskeln von höheren Nervenzentren aus erzeugt werden kann, aus dem unkontrollierbaren Widerspiel zentral wirkender Vasokonstriktoren und Vasodilatatoren abzuleiten, ist rhetorisches Beiwerk und erklärt die Entstehung der Quaddel in keinem Einzelfalle. Da bei den einfachsten und klarliegendsten Fällen, dem Stich der Brennessel und dem des Insekts, das Gift nacheinander lokal beide Wirkungen, die sensorische und muskuläre, ausübt und hier die Quaddelbildung nie versagt, so ist es logisch und am einfachsten, bei allen Giften, welche Quaddeln hervorrufen, zunächst eine zwiefache lokale Wirkung auf die Blutgefässe anzunehmen, eine auf die sensiblen Nervenenden und eine auf den Muskelapparat derselben, mag diese letztere Wirkung direkt auf die Muskelfaser selbst oder auf deren Nerv gerichtet sein.

Bekanntlich gehören zu diesen Giften allerlei Genussmittel, Speisen und Arzneien, ferner Stoffwechselprodukte der Darmverdauung und Schwangerschaft. Bruck konnte in einem Fall von Urtikaria nach Genuss von Schweinefleisch durch den Tierversuch eine Anaphylaxie gegen Schweineserum bei dem Patienten nachweisen. Manche Fälle sogenannter Idiosynkrasie gegen eiweisshaltige Nährstoffe dürften daher vielleicht als solche von Anaphylaxie anzusehen sein. Sicher geht aber Wolff-Eisner zu weit, welcher die Urtikaria überhaupt auf eine Ueberempfindlichkeit gegen körperfremdes Eiweiss zurückführen möchte. Weder die Nesseln nach Genuss von Erdbeeren, nach Insektenstichen, Morphiuminjektionen, Nikotinmissbrauch, noch die durch Kälte und Druck verursachten Quaddeln lassen sich auf ein solches anaphylaktisches Schema zurückführen.

F. Die Behandlung der Urtikaria.

Bisher erschien die empirische Behandlung der Urtikaria ebenso widerspruchsvoll wie ihre Aetiologie und Pathogenese. Aeusserlich wurde einerseits zu allen Zeiten Essigsäure, andererseits aber auch Ammoniak empfohlen, innerlich Mineralsäuren und Zitronensaft neben Aqua Calcis und Soda, seit Jahrzehnten Atropin, neuerdings aber auch Suprarenin.

Unsere pathologische Analyse klärt diese Widersprüche restlos auf; die meisten Mittel wirken nämlich einseitig, sie beseitigen nur je ein einziges Glied aus der Kette der Erscheinungen, welche zum klinischen Bilde der Urtikaria führen und zur Entstehung der Quaddel notwendig sind.

Bei den folgenden therapeutischen Ratschlägen wird natürlich vollkommen abgesehen von den in der Praxis wohl wichtigen, aber allgemein bekannten und geübten Empfehlungen zur Beseitigung von Dispositionen und Nebenumständen, z. B. von Verstopfung, Eingeweidewürmern, Magen- und Darmkatarrhen, mangelnder Blutgerinnung, Blutarmut, allgemeiner Nervosität usf. Wir beschränken uns vielmehr auf die Beseitigung des Quaddelmechanismus allein und des ihn begleitenden Juckens.

Um diesen Mechanismus, wie er bei chronischer Urtikaria anfallsweise auftritt, unwirksam zu machen, müssen wir in erster Linie die anfängliche Hyperämie beseitigen, da auf einem anämischen Hautbezirke keine Quaddel sich bildet. Wie erzeugen wir also am besten auf der hyperämischen Urtikariahaut eine langdauernde Anämie?

Das einfachste und sicherste Mittel ist die innere Darreichung des von Hardy empfohlenen Ammoniaks, von dem Funke und Deahna gezeigt haben, dass es unter Blutdrucksteigerung die Muskulatur sämtlicher Arterien erregt und diese somit verengert. Da es nicht als solches eliminiert wird, sondern, an Karbaminsäure in der Leber gebunden, als Harnstoff zur Ausscheidung kommt, so wird auch durch grössere Mengen dieses Alkalis der Harn nicht alkalisch. Ammoniak gehört mithin zu den völlig unschuldigen Mitteln, die längere Zeit gegeben werden können, und wegen seiner Flüchtigkeit auch zu den rasch und energisch wirkenden. Durch gleichzeitige Tonisierung der Drüsenmuskeln wird durch Ammoniak auf anämischer Haut die Schweissabsonderung gefördert. Ammon. carbonicum wirkt ebenso wie Ammoniak, nur schwächer. Am besten verbindet man Ammoniak mit dem ebenfalls Anämie hervorrufenden Menthol in Form von Aqua Menthae pip.*) und um die Magenverdauung weniger zu stören, mit Anis als Korrigens:

   Ammon. carbon. 5,0
   Liq. Ammon. anisati 5,0
   Sir. simpl. 20,0
   Aq. Menthae pip. ad 200,0
   M. S. stündlich einen Kinderlöffel, nur zwischen den Mahlzeiten.

Wenn ausnahmsweise nach einiger Zeit die Ammoniakdarreichung in dieser Form nicht mehr gut vom Magen vertragen werden sollte, ersetzt man das Ammoniak durch Ichthyol in Form von überzuckerten oder keratinierten Pillen oder Kapseln (1—2g täglich). Auch Ichthyol ist bekanntlich ein Ammoniumsalz, in welchem der Ammoniumbase eine erhebliche Mitwirkung zukommt. Die mit ihr verbundene Ichthyolsulfonsäure ist eine stark reduzierende Säure und wie alle reduzierenden Säuren in unverbundenem Zustande gefässlähmend. Die Ammoniakverbindung (Ichthyol) aber erweitert die Gefässe der Haut bei innerem Gebrauche nicht, da bei der Zersetzung im Darm das Ammoniak als das rascher und stärker wirkende Mittel allein zur Geltung kommt; sie wird ja daher auch allgemein als innerliches Mittel zur Tonisierung der Gefässe bei Rosacea und Varicen gebraucht.

In hohem Grade gefördert wird diese innere Alkalibehandlung durch eine äussere, zu welcher sich ebenfalls das entzündungswidrige Ichthyol am meisten empfiehlt, sowie die stark basische, angenehm kühlende Pasta Zinci mollis. Am besten betupft man die Quaddeln einzeln mit purem, etwas mit Wasser verdünntem Ichthyol (oder mit der Ichthyoltinktur**), lässt dasselbe antrocknen und wischt über die ganze trockene Fläche die Pasta Zinci mollis so oft auf, als ein Juckanfall sich meldet. Die darin befindlichen Mittel: Kreide, Kalkwasser und Zinkoxyd wirken alle anämisierend.

In derselben Richtung wirkt das uralte und heute wieder hochmoderne Mittel des Aderlasses, nämlich anämisierend. Da die peripheren Gefässe sich augenblicklich dem verminderten Blutvolumen anpassen, so ist der sofortige Erfolg gegen den Juckanfall fast immer höchst prägnant, Ich ziehe den einfachen Aderlass den damit kombinierten Injektionen von Serum oder Eigenblut vor, da ich nicht die Ueberzeugung gewinnen konnte, dass diese kompliziertere Technik einen besseren und nachhaltigeren Erfolg hat als der Aderlass allein.

Dem Aderlass nahestehend in seiner Wirkung ist die Suprareninlösung (1:1000), welche nach Hasebroek ein spezifisches Exzitans für die Gefässmuskulatur ist. Man kann es als subkutane Injektion geben:

   Suprarenin. borici (1 : 1000) 5,0
   Sol. Natr. chlorat. (0,9%) 20,0
   M. S. Suprarenin 1 : 5000.

---

 *) Die Spuren von ätherischem Pfefferminzöl wirken allerdings etwas lähmend auf die Blutgefässe der Haut.
 **) S. 22 u. 82.

Von dieser Lösung entspricht die Injektionsdosis (1,0 g) 0,2 Suprareninlösung oder 0,0002 Suprarenin. Ich ziehe die innere Darreichung vor:

Sol. Suprarenin. (1 : 1000) 5,0
Sir. simpl. 20,0
Aq. destill. ad 100,0
M. S. stündlich einen Teelöffel.

Der Sirupzusatz verhindert die oxydative Zersetzung des Suprarenins in der Flasche. Man kann mehrere Tage hindurch täglich 1—2 g der Suprareninlösung, d. i. 5—10 Teelöffel geben, bis der volle Erfolg erreicht ist.

Endlich wären hier noch die Bäder zu nennen, zunächst die von Mc Call Anderson warm empfohlenen Schwefelbäder. Auch sie wirken anämisierend, wenn sie mit gewissen Vorsichtsmassregeln gegeben werden, nämlich nicht zu stark (50—100 g Schwefelleber auf ein Bad), nicht zu warm (etwa 35° C) und ohne die Haut nachher abzureiben oder abzutrocknen. Die Haut wird entweder mit Zinkpuder sanft trocken gewischt oder besser noch, der Patient geht, ohne abzutrocknen, mit einem Badetuch umhüllt ins Bett und pudert erst nach einer halben Stunde ein, wenn die Haut trocken geworden ist. Diese Bäder sind besonders indiziert bei Komplikation mit Ekzem. Die Dauer der Bäder wird nach dem Gefühl des Patienten dosiert und kann eine halbe Stunde und mehr betragen.

Ebenso günstig wirken die schon beschriebenen*) Ichthyolbäder, bei denen der Patient, mit einem spirituslöslichen Ichthyolfirnis eingepinselt, in ein warmes Bad gesetzt wird.

Ganz vortreffliche Wirkung sieht man auch von lauwarmen Douchen, die aus einer Giesskanne in Kopfhöhe langsam über den Körper gegossen werden. Auch bei diesen Bädern und Douchen ist eine Hauptsache, dass der erzielte anämisierende Effekt nicht durch Abreiben der Haut wieder in sein Gegenteil verkehrt wird. Also auch hier: Trocknen im Bett, dann Puder oder Paste.

Steht man einem schweren Falle von universeller Urtikaria gegenüber, in welchem die Haut rot, hyperästhetisch, geschwollen, zerkratzt und mit Quaddeln besät ist, so sind die hier angegebenen anämisierenden Mittel die allein in Betracht kommenden. Man braucht nicht zu besorgen, dass die stärkere Tonisierung die Inkoordination von Arterien und Venen verstärkt; denn hier kommt es vor allem darauf an, den Blutzufluss energisch einzudämmen; damit wird die hauptsächlichste Folge der Inkoordination, das Quaddelödem, ebenfalls beseitigt. Denn dann genügen die Venen wieder dem Abfluss von Lymphe und Blut.

Anders steht es mit den Fällen unkomplizierter und örtlich beschränkter Urtikaria, zu denen auch die von Quincke's Oedem, Milton's Riesenurtikaria, gehören. Hier ist die Haut im ganzen nicht hyperämisch, nur um die Quaddeln zieht sich ein schmaler oder breiter roter Hof. Hier ist die Domäne der gefässlähmenden Mittel, der Säuren und des Atropins.

---

*) S. 73.

Die starken Mineralsäuren: Salpetersäure und Schwefelsäure innerlich, die Hauptmittel der alten französischen Dermatologen, Rayer und Biett, werden nur noch selten gegeben und sind auch nur in der Form der Mixtura sulfurica acida (Schwefelsäure 1 + Alkohol 3) zu empfehlen, besonders, wenn gleichzeitig Unregelmässigkeit und Beschleunigung des Pulses besteht:

Mixtur. sulfur. acid. 10,0
Tinct. Valerian.
Tinct. Digitalis ana 20,0
M.D.S. 25 Tr. zur Zeit.

Erhalten hat sich, besonders im Volke, die innere und äussere Behandlung mit Hausessig (Acid. acet. 4 pCt.) und Zitronensaft.

Die flüchtige Essigsäure ist in konzentrierter Form geradezu das sicherste und rascheste Lähmungsmittel der Hautgefässe (Rubefaciens), das wir besitzen. Durch Aufpinselung derselben wird der Blutzufluss so gewaltig und auf so lange Zeit vermehrt, dass von einer Beseitigung der Inkoordination keine Rede sein würde. Daher gebraucht man sie nur in sehr verdünntem Zustande und in der praktischen Form der blossen Waschung mit verdünntem Essig. Indem man mit vielem Wasser einerseits die lähmende Wirkung so abschwächt, dass sie nur an der schwächeren Muskularis der Venen bemerkbar wird und gleichzeitig eine erhebliche Verdunstungskälte erzeugt, erreicht man durch dieses Mittel tatsächlich und auf sehr einfache Weise einen kühlenden, juckstillenden und das Quaddelödem mässigenden Effekt.

Innerlich genommen, setzen die organischen Säuren die Alkaleszenz des Blutes herab, verringern dadurch den Gefässtonus und befördern zugleich den im Bereich der Quaddel stagnierenden Lymphabfluss auf chemischem Wege, indem die alkalische Gewebslymphe die herabgesetzte Blutalkaleszenz auszugleichen strebt und damit das verschwundene Resorptionsvermögen der Venen wieder anbahnt und belebt. Es ist daher ganz verständlich, dass sich der Essig als palliatives Hausmittel gegen Urtikaria im Volke erhalten hat.

Moderner als Essig und Zitronensaft ist bei der Urtikaria die innerliche Verabreichung der Salizylsäure, besonders als salizylsaures Natron, aber auch in der Form von Aspirin (Azetylsalizylsäure) und Salol (Phenylsalizylsäure), Verbindungen, die bei ihrer Spaltung im Darm Salizylsäure frei machen. Die Salizylsäure wirkt, was man bei der Applikation von Salizylguttaplasten auf die Haut geeigneter Versuchstiere leicht erkennen kann, gefässlähmend, also bei der Urtikaria die Lymphabfuhr erleichternd. So wirkt sie auch bei der innerlichen Gabe von Natron salicylicum, Aspirin und Salol; nur insofern etwas verschieden, als bei Aspirin und Salol diese Wirkung durch die freigemachte und in gleicher Richtung wirkende Essigsäure, resp. Karbolsäure verstärkt wird, während das bei der Spaltung des Natronsalizylats freiwerdende Alkali einen verstärkten Gefässtonus herbeiführt und die Blutzufuhr beschränkt. Salizylsaures Natron wirkt also wohl deshalb so günstig, man könnte sagen: spezifisch bei Urtikaria, weil es bei seiner Spaltung ausnahmsweise beiden Bedingungen gerecht wird, der Blutzufuhrbeschränkung und der Blutabfuhrerleichterung.

In die Reihe der gefässlähmenden inneren Mittel gehören auch die Baldrianpräparate, voran der Baldriantee, in welchem das Baldrianöl beruhigend und die Reflexerregung beseitigend, die Baldriansäure gefässlähmend wirkt. Allein oder zusammen mit Kamillentee sollte dieses vortreffliche Hausmittel bei der Urtikaria mehr als bisher und in grossen Dosen gegeben werden. Der Baldriantee kann auch durch die neueren Baldrianpräparate: Bornyval, Validol und Bromural ersetzt werden. Letzteres macht den Uebergang zu den Brompräparaten, die sich in Bezug auf die lähmende Wirkung auf Reflexe und Sensibilität der Haut dem Baldrian anschliessen, ihn aber in Bezug auf gefässlähmende Wirkung nicht ersetzen können. Immerhin kann man auch diese bei den genannten Formen der Urtikaria nützlich verwenden.

Wesentlich stärker und rascher und hierin dem Suprarenin vergleichbar wirkt Atropin auf das Quaddelphänomen, indem es mit den Nervenenden der Muskulatur der Schweissdrüsen gleichzeitig auch die Nervenenden der Gefässmuskulatur der Haut lähmt. Dadurch wird die Inkoordination zwischen Arterien- und Venentonus beseitigt, eine vorhandene stärkere Hyperämie allerdings nicht verringert. Man tut also gut, bei blosser Atropindarreichung stets äusserlich ein anämisierendes Präparat gleichzeitig zu verordnen (Pasta Zinci mollis, Ichthyoltinktur usw.).

Man injiziert das Atropin (0,001) oder gibt es in Pillen (0,0005 3 bis 4 stündlich). Da das Suprarenin hauptsächlich die arterielle Zufuhr hemmt, das Atropin den venösen Abfluss erleichtert, so kann man mit gutem Erfolge beide Mittel gleichzeitig geben, und zwar Atropin bei Tage; nachts dagegen, wo es hauptsächlich den hyperämisierenden Einfluss der Bettwärme aufzuheben gilt, Suprarenin.

XXVI. Die Verhütung des chronischen Trippers.

Der Kampf mit dem Tripper ist während des Krieges allmählich zu einer immer ernsteren und nachgerade ermüdenden Angelegenheit geworden. Trotzdem jetzt alle Kriegs- und Reservelazarette und sogar viele Feldlazarette mit eigenen Abteilungen für Geschlechtskranke ausgerüstet sind, an deren Spitze bewährte Spezialärzte stehen, die ihr Möglichstes tun, um die Krankheitsdauer der Gonorrhoiker herabzudrücken, scheint nach den mir vorliegenden Nachrichten der behandelnden Aerzte selbst das Resultat dieser vereinten, zielbewussten Anstrengungen nicht überall den berechtigten Ansprüchen zu genügen. Noch immer gehört in den meisten Lazaretten eine 4—5 wöchige, energische Behandlung dazu, um einen Gonorrhoiker wieder dienstfähig zu machen; jede Komplikation erhöht die Behandlungsdauer aber auf das 2—3 fache.

Auf der anderen Seite fehlt es nicht an Erfahrungen, dass einzelne Tripperfälle fast ohne jede Behandlung ausheilen. Schon 1870—71 beobachtete ich einzelne Fälle, bei denen sogar unter anstrengenden Märschen eine Spontanheilung zustande kam, als hätte die erhöhte Zirkulation in den Beinmuskeln die Abheilung befördert.

Daher mögen einige Leitsätze von einem Arzte, welcher den Tripper nur aus der Privatpraxis als eine relativ harmlose Sache kennt, manchen Kollegen im Felde vielleicht von Nutzen sein.

1. **Es muss versucht werden, im Felde jeden frischen Tripper — wie in der guten Privatpraxis — so rasch zu heilen, dass er gar nicht in das chronische Stadium übergeht.** Anders ausgedrückt: der frische Tripper muss geheilt werden, so lange nur der vorderste Teil der Harnröhre befallen ist.

2. Zu diesem Zwecke muss jede Reizung der hinteren Harnröhre vermieden werden, nämlich solche: a) durch grössere Injektionsmengen, Irrigationen, Injektionen unter erhöhtem Druck mit Dehnung der Harnröhre, Injektionen von längerer Dauer, b) durch Einführung **nackter Sonden und Katheter**, c) **durch Stagnation des eitrigen Sekretes in der vorderen Harnröhre.**

3. Der letzte Punkt ist der wichtigste. Bei Tage sorgt das Urinieren für die Wegschaffung des Sekretes, aber während der Nachtruhe sammelt sich das Sekret an. Daher die konstante Verschlimmerung des Status morgens beim Erwachen, der „Morgentropfen", der jedem Tripperkranken bekannt ist. Die zweimalige nächtliche Einspritzung (um 2 und 5 Uhr) verhindert die Sekretstauung und ist **die erste Bedingung für eine rasche Heilung frischer Tripper.**

4. Ausser der Stauung des Sekretes bringt die Nachtruhe noch folgende schädigende Momente mit sich, die sämtlich auf die Blutfülle der Urethra verstärkend wirken: die Bettwärme; die grössere Blasenfüllung, die zu Erektionen führt; die Erektionen aus anderer Ursache. Diese drei Umstände ebenso wie die Sekretstauung steigern sich im Laufe der Nacht immer mehr, während sie bei Tage ganz fortfallen. Sie fallen aber auch fort, wenn die Nachtruhe alle drei Stunden künstlich unterbrochen wird durch eine Blasenentleerung mit nachfolgender Injektion.

5. Die nächtlichen Tripperinjektionen sind in meiner Privatpraxis aus den genannten Gründen seit Jahrzehnten eingeführt und haben sich ausnahmslos gut bewährt. Allerdings begehe ich nie den taktischen Fehler, diesen ungewohnten Injektionsmodus dem Patienten zu empfehlen; ich lasse ihn vielmehr, sokratisch fragend, die vier Ursachen, „weshalb der Tripper morgens schlimmer ist als abends?", durch eigenes Nachdenken selber finden, was — mehr oder minder rasch — aber jedesmal gelingt. Dann ist der Patient für die damit verknüpfte Selbstüberwindung gewonnen. Wo so viel Verständnis und **guter Wille** bei den Gonorrhoikern im Felde vorhanden ist, lässt sich die nächtliche Behandlung auch hier leicht durchführen. Sonst hilft nur eine straffere Organisation, wie sie sich aber in

jedem Feldlazarett einrichten lässt. Ein Sanitätsunteroffizier übernimmt dann das Kommando über die „nächtliche Heerschau",

6. Möglichst sofort nach Stellung der Diagnose beginnt die Behandlung. Für die Injektionen brauche man die kleinste Sorte von· Spritzen und eine sehr milde, adstringierend-desinfizierende Mischung, von der ich die älteste Formel als die bewährteste empfehle:

> Resorcin . . . . . . 2 pCt.
> + Zincum sulfocarbolicum ½ pCt.

Hiermit wird alle 3 Stunden eine Injektion gemacht, also 8 mal in 24 Stunden; bei Tage mag eine Injektion ausfallen, bei Nacht nicht.

Man lasse die Mannschaften bei Tage nicht im Bette liegen (aus den obigen Gründen), sondern, wenn möglich, Arbeitsdienst tun. Ausserdem benutze man den Tag zur energischeren Behandlung der Fossa navicularis und Umgebung, wo der Tripper, sich selbst überlassen, viel länger isoliert bleibt, als die meisten Aerzte wissen. Nichts hat mir in dieser Beziehung so viele Dienste geleistet als die „sanfte" Massage über der nur 5—6 cm weit in die Harnröhre eingeführten Salbensonde mit der 1884 von mir für den chronischen Tripper eingeführten Höllensteinwachssalbe:

> Butyr. Cacao ad 100,0
> Cerae flav. 5,0
> Balsam. peruviani 2,0
> Rad. Curcumae 5,0*)
> Arg. nitr. 1,0, sol. in aq. 1,0
> M.

Der Mangel von Kakaobutter hat die neue Formel geprägt:

> Cetacei 30,0
> Paraffini liq. 60,0
> Cerae flav. 8,0
> Arg. nitr. 1,0, sol. in aq. 1,0
> M.

Die Urethralmasse muss so hart sein, dass sie als ein fester Körper eingeführt werden kann und dann erst, durch die Körperwärme schmelzend, ihre Wirkung beginnt. Sie wird in kleinen Gläschen dispensiert und im Wasserbade geschmolzen. Dann werden Zinnsonden (Nr. 16 bis 18) etwa 10 cm weit eingetaucht, worauf man sie abtropfen lässt und für den Gebrauch hinhängt. Zur Einführung werden sie eingeölt. Die Stelle der Zinnsonde kann auch der Silberkatheter vertreten. Die Massage mit der Höllensteinsalbe hat den Zweck, die Fossa navicularis und die ersten Gonokokkenherde in ihrer Nachbarschaft zu desinfizieren; sie schmerzt, milde ausgeführt, schon das 2. mal nicht mehr. Die Ausführung der Massage geschieht einen um den anderen Tag, am besten morgens nach der ersten Injektion. Dafür können dann die 2 nächsten Injektionen an diesem Tage ausfallen. Auch das Urinieren unterbleibt etwa 6 Stunden. Dann beginnt das dreistündliche Injizieren für den Rest des Tages und während der Nacht.

---

*) Rad. Curcumae verhindert die Zersetzung des Höllensteins durch Licht und kommt nur bei längerer Aufbewahrung der Masse in Frage.

7. Bei dieser Behandlung hört gewöhnlich schon nach 3—4 Tagen der Morgentropfen auf; die Behandlung geht aber ihren Gang ruhig weiter. Frische Tripper sind gewöhnlich in 8 Tagen geheilt, ältere Tripper der vorderen Harnröhre in 2—3 Wochen. Günstige Berichte liegen mir aus 4 Lazaretten vor; aber die hauptsächliche gute Wirkung entfaltet die nächtliche Injektion und Salbensondenmassage im ersten Beginn des Trippers. Sie wäre daher vor allem zu Versuchen an der Front in der Revierkrankenstube zu empfehlen, wobei die Patienten bei Tage zum Arbeiten angehalten werden könnten. **Mancher Arzt könnte mittels dieser milden Abortivkur ganz frische Tripperfälle schon bei der Truppe zur Heilung bringen.** Ist diese Behandlung an der Front aus verschiedenen Gründen nicht möglich, so wäre es immer noch empfehlenswert, Feldlazarettstationen für frische Tripper einzurichten, um einer noch weiter gehenden Verschleppung der Behandlung vorzubeugen. Erst wenn auch dieser Versuch fehlschlägt, sollten die Patienten zur Behandlung der hinteren Harnröhre mit Spülungen und Dilatation dem Kriegs- oder Reservelazarett übergeben werden. Die sofortige Ueberweisung dahin kürzt an der Behandlungsdauer nichts ab, verhindert aber die Aerzte an und hinter der Front, den Tripper zu coupieren, solange er noch „vorne sitzt".

Ich gebe mich keinen Augenblick der Täuschung hin, als wenn mit diesen Vorschlägen, welche aus der zivilen Praxis geschöpft sind, für die Bekämpfung des Trippers im Felde ein wesentlicher Fortschritt erzielt werden könnte. Ich bin schon zufrieden, wenn einige günstig liegende Fälle von akutem Tripper dadurch vor dem chronischen bewahrt bleiben. Wenn die Aerzte sich wieder daran erinnern, dass in früheren Zeiten viele Tripper spielend leicht heilten, und sie die Möglichkeit erwägen, ob die Bösartigkeit des Trippers von heute vielleicht nur eine scheinbare ist und mit der starken und von vornherein tief eindringenden Behandlung zusammenhängt. Wenn sie die Schwierigkeit nicht allein in der Anwesenheit der Gonokokken und ihr einziges Ziel nicht in ihrer raschen Zerstörung, sondern auch in vielen Nebenumständen sehen, welche das Wachstum der Gonokokken im menschlichen Körper erst ermöglichen, wie beispielsweise: die nächtliche Bettruhe und den künstlichen Transport von der Fossa navicularis in die hintere Harnröhre. Wenn sie beginnen, allen diesen Nebenumständen von vornherein die grösste Aufmerksamkeit zu schenken, ist das Ziel des Kapitels erreicht.

In dieser Beziehung war der kleine Aphorismus bereits nicht ganz ohne Wirkung und hat mehr Bemerkungen und Anfragen eingetragen, als ich erwartete. Nur einige, welche allgemeines Interesse besitzen dürften, mögen hier noch kurz beantwortet werden.

Von der Biologie des Gonokokkus wissen wir nur, dass er sauerstoffgierig ist, in den von ihm herbeigelockten Leukozyten sich um den Kern herumlagert und an diesem noch haftet, nachdem er den Leukozytenleib zerstört hat. Die Sauerstoff aktivierenden Leukozytenkerne sind eben seine

Sauerstoffquelle. Es ist also ein nützlich Ding, ihm die Leukozyten abzujagen, und das tut das oxydierende Kalipermanganat, indem es durch negative Leukotaxis relativ rasch den Eiter in schleimiges Sekret verwandelt. Aehnlich wirken wohl die Silbersalze als Sauerstoffmittel, nämlich negativ leukotaktisch und entziehen damit dem Gonokokkus seine Hauptnahrung. Resorzin, Tannin, Zinksulfat, Bleisalze dagegen gerben und reduzieren wohl die Leukozyten und Schleimhautepithelien und verschlechtern dadurch den Gonokokkennährboden positiv.

Wenn ich also gefragt werde, ob ich denn überhaupt an eine Tötung der Gonokokken durch Injektionen glaube, so antworte ich mit gutem Gewissen bejahend. Mögen wir nur dafür sorgen, dass die Urethra nicht so blutreich wird, wie sie nachts im Bette gewöhnlich ist, dann können unsere bewährten Mittel schon bewirken, dass der Gonokokkus asphyktisch zu Grunde geht.

Ganz mit Recht schlägt Kollege Wolff (Metz) vor, als Beihilfe „von innen heraus" einerseits die Sedativa: Morphium, Kampfer, Lupulin, Brom zu geben, andererseits die Harnröhre mehr durch Trinken unserer Species diureticae zu spülen. Auch ich bin ein Freund dieser alten guten Mittel und kann sogar auch die Gewissensfrage, ob ich denn nicht die von mir gegen Hauthyperämie empfohlenen Mittel: Suprarenin und Ammon. carbon. gebe, mit ja beantworten. Ich habe Suprarenin sogar innerlich und gleichzeitig äusserlich mit Resorzin in Injektionen gegeben und mit gutem Erfolge.

Anstatt Resorzin und Zinksalz ist mir von mehreren Seiten das neue Trippermittel Choleval (Merck) gerühmt, ein kolloidales Silberpräparat mit gallensaurem Natrium als Schutzkolloid, dem eine verdauende Einwirkung auf Leukozyten zugeschrieben wird. Aus diesem Grunde habe ich schon ein gutes Vorurteil für dasselbe. Einige wenden es als $^1/_2$—1 proz. Lösung an, Kollege Heusner aber verwendet stärkere, bis 3 proz. Will man das Choleval zur nächtlichen Injektion benutzen, dann gilt es, jede Hyperämie zu vermeiden, und ich würde vorschlagen, zu diesem Zwecke ganz schwache Lösungen anzuwenden.

XXVII. Heilung des eingewachsenen Nagels ohne chirurgische Operation.

Die heute so wirksame und vereinfachte örtliche Anästhesie hat aus der früher wegen ihrer Schmerzhaftigkeit gefürchteten Operation des eingewachsenen Nagels in den Händen der Chirurgen eine verhältnismässig einfache Sache gemacht.

Darüber wird gewöhnlich übersehen, dass gar nicht jeder Fall von eingewachsenem Nagel durch Ausziehung der Nagelplatte oder Exstirpation des Nagelbettes operiert zu werden braucht und dass die in allen Fällen helfende dermatologische Behandlung noch einfacher ist, wenn sie auch nicht so schnell zum Ziele führt.

Es gehören dazu nur 2 Dinge: der Spiritus Argenti*) und ein Stückchen Feuerschwamm. Man hebt mit der Pinzette die in den seitlichen Falz sich einbohrende Nagelplatte empor und schiebt ein fein abgeschnittenes Blättchen Feuerschwamm zwischen diese Kante und den Falz und dann langsam tiefer vor, aber nur, soweit es bei leichtem Druck geht. Die Schmerzen beim Auftreten im Stiefel lassen dann sofort nach. Nun träufelt man auf den porösen Schwamm die spirituöse Höllensteinlösung. Sie brennt kurze Zeit an der Wundstelle des Falzes, bis sich ein Schorf gebildet hat. Dieser hält das Stückchen Schwamm in der Lage fest, und die Höllensteinlösung sterilisiert es zugleich, was jedes andere Antiseptikum unnötig macht. Ist unverständigerweise gerade vorher die Nagelkante beschnitten, so dass der Schwamm keinen genügenden Halt findet, so muss man ihn noch extra mit einer Zirkeltour von Collemplastrum Zinci oxydati befestigen und die Kur dauert um soviel länger. Wichtig aber ist es, die als Hebel notwendige schmerzende Kante des Nagels nicht wegzuschneiden; sie dient als Hebel, um mittels des sanften, elastischen Druckes des eingeschobenen Feuerschwammes die Achse der Nagelplatte allmählich mit der Achse des Nagelfalzes wieder parallel zu richten.

Sie wirkt also kausal, denn in allen Fällen ist der eingewachsene Nagel dadurch erzeugt worden, dass zu irgend einer Zeit vorher ein langdauernder Stiefeldruck die Achse der Phalanx der grossen Zehe seitlich, meist nach aussen, verschoben hat. Der zunächst getroffene, weiche, seitliche Falz hat sich dadurch modellieren und in eine neue Wachstumsrichtung drängen lassen, nicht aber die weit zurück und geschützt liegende Nagelmatrix. Diese produziert mithin stetig ihre normal gerichtete Nagelplatte und schiebt sie auf dem Nagelbette in richtiger Richtung vor, d. h. in spitzem Winkel gegen den falsch gerichteten Nagelfalz.

Natürlich hat der Patient den lästigen Druck an Stelle des Nagelfalzes längst durch weitere Stiefel zu beheben gesucht und kann sich gewöhnlich nicht denken, dass ein falscher Stiefel vor langer Zeit Schuld des Uebels sein soll; Sandalenträger haben aber noch niemals an eingewachsenem Nagel gelitten.

Aber das Uebel, das ein falscher Druck allmählich zu Stande gebracht hat, kann ein ebenso konsequenter Druck an richtiger Stelle wieder gut machen. Man muss eben die richtig wachsende Nagelkante selbst benutzen, um den falsch gerichteten, aber nachgiebigen Nagelfalz wieder parallel zu richten. Dazu muss der Druck sanft sein und gleichzeitig muss der bisherige Kontakt zwischen Nagelplatte und Nagelfalz sofort aufhören. Der Keil von Feuerschwamm hat vor jedem anderen Material die Vorteile, dass er elastisch ist und dadurch einen wirksameren Druck ausübt und sodann,

---

*) Argenti nitrici 1,0
   Aq. destill. 2,0
   Spir. aether. nitrosi 17,0
M.S. Spiritus Argenti.

bereits für sich aseptisch, vermöge seiner Porosität noch sehr gut Antiseptika aufnimmt. Er kann daher ruhig ein paar Tage liegen bleiben und der Patient tut gut, jeden Tag einen Tropfen Spir. Argenti aufzuträufeln. Wenn der Keil sich nach einigen Tagen lockert, muss ein neues und etwas dickeres Blättchen Feuerschwamm eingeschoben werden, wobei der Patient merkt, dass die Spalte zwischen Nagelplatte und Falz sich bereits verbreitert hat und die Einführung daher noch weniger empfindlich ist. Nach 3—4 Einführungen ist meistens Nagelplatte und Nagelfalz weit genug von einander getrennt. Inzwischen ist auch die wunde Stelle durch den Höllenstein geheilt und alle Gefahr vorüber.

Vom Augenblick der ersten Feuerschwammeinführung an ist aber der Schmerz verschwunden und der Mann marschfähig.

XXVIII. Arnika innerlich bei Blutungen.

Ein Mittel, welches im Kreise der Militärärzte noch viel zu wenig bekannt ist und bei Verletzungen häufig segensreich, hin und wieder lebensrettend wirkt, ist die Arnikatinktur.

Jeder Bluterguss in die Haut, in hohem Grade die grossen Blutergüsse der Subkutis sind vortreffliche Nährböden für Spaltpilze und werden aus diesem Grunde von chirurgischer Seite geschont, wenn nicht ihre Spaltung und antiseptische Entfernung dringend notwendig erscheint. Aber auch die unverletzte Oberhaut über grossen Blutergüssen Verschütteter, Gestürzter oder sonst Verletzter ist keine volle Gewähr, dass das Hämatom bis zu vollkommener Resorption aseptisch bleibt.

Ist schon der längere Bestand einer umfangreichen Hautblutung eine Gefahr an sich, so schliesst sich an dieselbe, wenn die ernährenden Gefässe durch sie verengt und verschlossen werden, leicht eine Gesamtnekrose der Kutis an, die zu grossen Substanzverlusten und langwierigem Krankenlager führen kann.

Daher ist es Pflicht, jede Hautblutung so rasch als möglich zur Resorption zu bringen. Hierfür ist nun die offizinelle Tinctura Arnicae der Pharmacopoea Germanica ein sehr geeignetes Mittel. So selten dieselbe heute noch innerlich gegeben wird, so zäh hängt die Volksmedizin und die aus dieser Nutzen ziehende Homöopathie an derselben.

Es ist aber gar kein Grund einzusehen, weshalb wir von diesem geradezu einzigen Heilmittel bei Blutungen nicht in recht grossen, allopathischen Dosen andauernd Gebrauch machen sollten. Die Arnika kam in der Medizin in der zweiten Hälfte des vorigen Jahrhunderts in Verruf, nicht deshalb, weil man von innerem Gebrauche schädliche Folgen gesehen hätte, sondern weil nach der übertriebenen, kritiklosen Wundbehandlung mit Arnika Schädigungen der Haut beobachtet wurden. Als dann in den 70er Jahren die antiseptische Wundbehandlung aufkam, wurde der äusserliche Gebrauch der Arnika als Wundbehandlungsmethode mit vielen anderen Methoden in ganz berechtigter Weise aufgegeben. Dabei erhielt sich im Volke und bei einigen Aerzten die äusserliche Arnikabehandlung der Furunkel, Oedeme und gewisser Neuralgien. Dieselbe ist auch heute noch dort berechtigt, wo es auf rasche Resorption von Blutungen und Exsudaten ankommt, und sie ist vollkommen unschädlich, wenn man sich schwach dosierter Salben bedient, z. B.

        Tinct. Arnicae 10,0
        Eucerini anhydrici 40,0
     M. f. ungt.

Im Volke und bei den Homöopathen erhielt sich auch die innere Arnikabehandlung, die bei den meisten Aerzten vollkommen in Vergessenheit geraten ist. Es wurde vergessen, dass Jahrhunderte lang die Gehirnblutungen bei Schlaganfällen sehr erfolgreich mit Arnikainfusen innerlich behandelt und wesentlich rascher zur Resorption gebracht wurden als ohne dieselben. Es wurde vergessen, dass Arnika innerlich eines unserer besten Analeptika und schon aus diesem Grunde gerade bei schwer Verletzten am Platze ist.

Im jetzigen Krieg aber, mit seinem Uebermass an Traumen durch Fall, Verschüttung, Geschosse und Explosionen, welche alle mehr oder minder mit lokalen Hämatomen und Quetschungen von Gewebsteilen einhergehen, muss, so sollte man meinen, die Arnika wieder zu einem so vielbegehrten Heilmittel werden wie im Mittelalter, wo man es deshalb „Fallkraut" nannte und bei allen traumatischen Unfällen gab. Denn nicht nur führt die beschleunigte Resorption zu rascherer Dienstverwendungsfähigkeit, auch das subjektive Wohlbefinden, das Aufhören des Gefühls des Zerschlagenseins stellt sich auffällig rasch wieder ein, wie denn der dankbare Volksmund sich den Namen der gelben Blüte: „Wolfsgelb" oder „Wolferlei" seinerzeit durch Umtaufen in „Wohlverleih" mundgerecht gemacht hat.

Jedenfalls ist der resorptionsfördernde Einfluss innerer Gaben von Arnica montana auf Hautblutungen leicht zu beobachten und steht über allem Zweifel erhaben fest. Eine vierzigjährige Erfahrung gerade auf diesem Gebiete drängt mich zu dem Ausspruche, welchen ich der 2. Auflage dieser Aphorismen noch mitgeben möchte, dass wir in dieser Hinsicht bisher kein anderes Mittel von gleicher Wirksamkeit besitzen. Leider ist es mir in dieser langen Zeit nicht möglich geworden, eine befriedigende Erklärung für diese einzig dastehende Wirksamkeit ausfindig zu machen, und ich schlage sie daher den Pharmakologen als höchst geeignetes Thema zu einer Preisaufgabe vor.

Im Felde sollte also bei keiner Hirnblutung und keiner grösseren Hautblutung vergessen werden, die Arnikatinktur als resorptionanregendes und zugleich belebendes Mittel sofort anzuwenden.

Die Verschreibung als Infus ist im Felde unpraktisch. Die Tinktur genügt in allen Fällen. Sie ist 10 proz. Man macht daraus am besten eine Mixtur:

        Tinct. Arnicae 5,0—20,0
        Aqu. destill. ad 200,0
     M. S. 2 stündlich 1 Esslöffel.

Wie man sieht, kann die Dosierung in weiten Grenzen schwanken. Auch von grösseren als den angegebenen Gaben habe ich nie Schaden, wohl aber hin und wieder Nutzen gesehen.

Vor einigen Jahren gab ich dem Kollegen Deutschmann den Rat, Arnika auch bei Blutungen im Innern des Auges zu versuchen. Kurz vor Drucklegung erhalte ich nun folgendes Schreiben von ihm, welches in sehr dankenswerter Weise meine guten Erfahrungen bei Haut- und Hirnblutungen bestätigt. Hiermit ist wohl erwiesen, dass der Einfluss der Arnika sich nicht auf die Blutungen einzelner Organe beschränkt, sondern ein ganz allgemeines Mittel ist, um die Resorption von Blutungen zu beschleunigen, dass hier also Beziehungen zwischen Arnika und Erythrozyten vorliegen, nicht solche zwischen Arnika und bestimmten einzelnen Geweben. Das Schreiben lautet:

„Ich verwende Arnika intern seit etwa 2 Jahren bei Blutungen sowohl des äusseren als des inneren Auges und bin mit den Resultaten dieser Behandlung im grossen ganzen sehr zufrieden. Ich gebe das Mittel bei traumatischen und idiopathischen Blutungen in den Augenlidern und der Konjunktiva sowie bei Blutergüssen in die vordere Kammer, den Glaskörper, die Netzhaut beziehungsweise Aderhaut. Ich gebe es auch zur Unterstützung neben anderer Therapie, z. B. neben eventuellem Jodgebrauch bei hämorrhagischem Glaukom und Thrombose der Netzhautgefässe und glaube damit entschieden Günstiges erreicht zu haben. Auch bei Netzhautblutungen der Diabetiker und Nephritiker habe ich das Mittel in Anwendung gezogen und kleine vorübergehende Besserungen erzielt, während die Kontrolle des Urins sicher keine Vermehrung des Zuckers oder Eiweisses, in einigen Fällen sogar eine Abnahme des Zuckergehaltes nachweisen liess. Natürlich versagte die Medikation auch dann und wann; mein Gesamteindruck ist aber ein entschieden zu ihren Gunsten sprechender. Ich gebe, wo ich die geringe Alkoholwirkung nicht fürchte, Tinct. Arnicae 10,0 bis 15,0 : 200,0 3 mal täglich 1 Esslöffel voll zu nehmen, am besten $1/2$ Stunde nach der Mahlzeit; wo mir absolut kein Alkohol wünschenswert erscheint, verordne ich entweder Infus. flor. Arnic. 10,0 : 200,0 3 mal 1 Esslöffel, oder Flor. Arnic. pulv. 10,0 auf 100 Pillen, 3 mal 1—2 Stück nach der Mahlzeit zu nehmen. — Grössere Dosen Tinct. Arnic., etwa 20,0 bis 70,0 : 200,0, die ich anfangs nehmen liess, habe ich aufgegeben, weil die Patienten danach heiss und erregt wurden — vielleicht wegen des Alkoholgehaltes?"

XXIX. Cremor Salep, ein Gelanth=Ersatz.

Seit Einführung des Gelanths*) waren alle früheren Versuche und Bemühungen um die Herstellung eines praktischen, wasserlöslichen Hautfirnisses erledigt. Diese Mischung von überhitzter Gelatine und Traganth

---
*) Unna, Ueber Gelanthum. Deutsche Med.-Zeitung 1896.

erfüllte alle nur denkbaren Forderungen. Sie streicht sich leicht auf, trocknet rasch, lässt sich ebenso leicht mit Wasser wieder entfernen und hat vor allen ähnlichen Firnissen den grossen Vorzug, dass unlösliche Substanzen sich darin nicht zu Boden senken, sondern schweben bleiben.

Nun sind beide Substanzen im Kriege bereits auf die Neige gegangen und wir müssen von Neuem Umschau halten und auf einen Ersatz sinnen. Am nächsten läge es, das isländische Moos heranzuziehen. Aber das haben die Maler bereits für sich in Beschlag genommen und die Tapezierer, denen Leim und Stärke fehlt. Und wenn noch etwas übrig bliebe, ist auch bei dieser Flechte die Möglichkeit gegeben und bereits in kleinem Maasstabe ausgeführt*), sie mit zur Menschennahrung heranzuziehen. Unter diesen Umständen habe ich mir damit geholfen, dass ich in der Schwanapotheke (Hamburg) aus den Salepknollen der Orchideenarten einen wasserlöslichen Firnis herstellen liess. Die Tubera Salep sind nicht so verbreitet, dass man daran denken könnte, sie der menschlichen Nahrung dienstbar zu machen. Aber doch reichlich genug, um die Apotheken mit einem wasserlöslichen Firnis zu versorgen, der den Gelanth und damit auch einen Teil der bisherigen Fettsalbentherapie ersetzen kann.

Die Knollen enthalten neben Stärke den Gummischleim Bassorin. Aus ihnen wird der Cremor Salep nach folgender Formel hergestellt:

Tuber. Salep 2,0
Spiritus 2,0
Aquae 100,0
M. coque ad 85,0
Adde:
Vaselini albi 5,0
Post refrig. adde
Zinci oxydati 10,0
Thymoli 0,1
M. S. Cremor Salep.

Derselbe vermag sowohl allein als schützende und beruhigende Hautdecke wie als Vehikel von Medikamenten den Gelanth für die meisten Fälle zu ersetzen.

XXX. Pepsin bei Behandlung von Narben und Elephantiasis.

Die Beseitigung eines alten Dogmas während des Krieges hat zu einer ungeahnten Verbesserung der Narbenbehandlung geführt, welche vielen unserer Verwundeten zugute kommen kann. Früher galt alle Hornsubstanz für unlöslich in Pepsin + Salzsäure. Seit 1882 wussten wir allerdings, dass das nicht ganz richtig ist, indem in dieser Verdauungsflüssigkeit der Inhalt der angeschnittenen Hornzellen sich vollkommen auflöst, und lernten 1907 diesen verdaulichen Inhalt auch chemisch näher kennen. Es stellte sich heraus, dass die Natur selbst hier bereits eine Art Verdauung vorbereitet

---

*) C. Jakobj, Weitere Beiträge zur Verwertung der Flechten. Tübingen 1916. Verlag von J. C. B. Mohr.

hat; denn der Inhalt besteht zu einem grossen Teile nachweislich aus leichtlöslichen Albumosen. Vier Jahre später lernten wir dann auch, aus den intakten Membranen der Hornzellen diesen Inhalt durch einfache Osmose herauszulösen*) und nun war eigentlich nur noch ein letzter Schritt übrig und es musste gelingen, durch die intakte Hornschicht hindurch auf osmotischem Wege auch tieferliegende Gewebsteile aufzulösen.

Es bedurfte aber noch vieler Erfahrungen auf dermatologischem Gebiete, um sich mit der Technik dieser Behandlung vertraut zu machen und die Grenzen derselben kennen zu lernen. Es zeigte sich, das die rascheste Wirkung des Pepsins mittels **gut feucht erhaltener Dunstumschläge** bewirkt wird, wenn auch wasserhaltige Kühlsalben, denen Pepsin in starker Dosis (5—10 pCt.) zugesetzt wird, ebenfalls schon eine Pepsinwirkung in dem Sinne erkennen lassen, dass die damit gemischten Medikamente stärker als sonst einwirken und die resorptionsfähigen Gewebe rascher als sonst resorbiert werden.

Für die Behandlung im Felde empfehle ich aber zunächst nur die erstere Methode, die man kurz bezeichnen kann als einen **Priessnitz'schen Umschlag, in welchem das Wasser durch eine Pepsinlösung ersetzt ist.** Sodann lehrte die Praxis, dass man ganz ohne Salzsäure dabei auskommt, was wegen der Schmerzen und Hautschädigungen, die sie mit der Zeit hervorruft, von grossem Vorteil ist. Man ersetzt sie einfach durch die in dieser Beziehung vollkommen indifferente Borsäure und gibt, um die bakterielle Zersetzung des Pepsins sicher zu vermeiden, am besten die doppelte Menge von Borsäure dem Pepsin zu. Pepsin als Ferment sollte eigentlich schon in verschwindender Menge seine Wirkung ausüben und so verdaute ich bei Hautleiden anfangs in der Tat nur mit 1 proz. Pepsinlösungen. Das offizinelle Pepsin der deutschen Pharmakopoe ist aber selbst schon sehr schwach, nämlich mit dem vielfachen eines indifferenten Pulvers, meistens Milchzucker, gemischt. Es soll das 100 fache seines Gewichtes an Eiweiss verdauen können. Braucht man also z. B. 50 g Wasser zu einem Dunstverbande, so wirkt in einer 1 proz. Lösung nur 0,5 offizinelles Pepsin, also vielleicht nur 0,1 reines Pepsin, also jedenfalls eine verschwindend kleine Dosis, welche man unter Umständen beliebig auf ein Vielfaches ohne Schaden erhöhen kann.

Nachdem sich diese Methode der nächtlichen Bedeckung mit Pepsindunstverbänden und -Masken bei **Narben, Keloiden** und **Furunkeln des Gesichts** und **Nackens,** bei **Nackenkeloid** und **Alopecia atrophicans,** bei alten **Narben nach Akne** und **Syphiliden,** ja selbst bei **Variolanarben** wirksamer als alle bisherigen Methoden erwiesen hatte, nachdem Amend**) gezeigt hatte, dass harte und grosse Initialsklerosen unter den Pepsindunstverbänden rasch einschmelzen, was ich bestätigen kann, begann

---

*) Unna und Merian, Die osmotische Auslaugung des Inhaltes intakter Hornzellen. Arch. f. Derm. u. Syph. 1911. Bd. 111.
**) Ph. Amend, Die Behandlung hartnäckiger Initialsklerosen mit Pepsin-Salzsäure-Umschlägen. Derm. Wochenschr. 1916. S. 307.

ich bei jeder sich mir bietenden Gelegenheit, die hypertrophischen, wulstigen Narben und Narbenstränge nach Verbrennungen, Verletzungen und Operationen auch bei unseren Verwundeten auf diese Weise nachzubehandeln.

Auch hier war der Erfolg durchaus zufriedenstellend. Am raschesten war die Abflachung und Abblassung der Wülste und Keloide an Kopf, Gesicht und Armen zu beobachten, wo sich die Dunstverbände am besten anlegen lassen, und hier wieder am schnellsten dort, wo die Vernarbung erst vor kurzem vollendet war. Aeltere fibröse Geschwülste reagierten am besten in der ersten Zeit, während die Reste gewöhnlich fester waren und langsamer schwanden. In solchen Fällen empfiehlt es sich, mit der Konzentration des Pepsins zu steigen, auf 2, 3 bis 5 pCt., wobei die Borsäure nicht über 2 pCt. gesteigert zu werden braucht. Glaubt man der guten Erhaltung des Pepsins wegen ein stärkeres Desinfiziens nötig zu haben, so ist es für die Haut schonender, noch 1 pM. Thymol hinzuzufügen.

Neben dem kosmetischen Effekt kommt als ernsterer Zweck das Diensttauglichmachen bei Kontrakturen nach Verbrennungen in Frage. Hier ist es ganz besonders anzuraten, sofort nach Ueberhornung der Brandwunden mit den Pepsindunstverbänden zu beginnen.

Aber auch noch bei älteren, schon Monate lang bestehenden Kontrakturen der Hand- und Fingergelenke durch Hautnarben ist die Methode erfolgreich. Natürlich empfiehlt sich in diesen Fällen ein Wechsel zwischen Nacht- und Tagbehandlung derart, dass Nachts der feuchte Verband liegt, am Tage dagegen die Gelenke bewegt und massiert werden. Man kann dann zur Schonung der Haut bei Tage gleichzeitig Fettsalben einreiben und auch zum Massieren gebrauchen lassen und zwar tut man gut, da die nächtliche Bedeckung saure Reaktion hat, der Salbe bei Tage eine alkalische zu geben, z. B.:

Thiosinamin 1,0
Ungt. neutralis ad 50,0

Vor Anlegung des Dunstverbandes abends muss aber dann die Haut durch Abseifen gereinigt werden, weil jede Fetthülle der Haut die Pepsinwirkung abschwächt.

In dritter Linie kommen für die Pepsindunstbehandlung an Stelle der sonst üblichen chirurgischen Behandlungsmethoden alle diejenigen Fälle in Betracht, wo durch mangelnden Abfluss von Gewebssaft: feste Oedeme, elephantiastische Schwellungen der Haut und wahre Elephantiasis entstanden sind. Dahin gehört auch die Elephantiasis scroti, das sog. Lymphskrotum. Es scheint dabei einerlei zu sein, ob ätiologisch ein Lymphangiom, ein Erysipelas perstans, die Ausräumung infizierter Lymphdrüsenpakete mit Unterbindung einer Anzahl grösserer Venen in Betracht kommt, ob die Schwellung spontan oder nach grösseren Operationen eingetreten ist. In allen solchen Fällen überrascht es, zu sehen, wie der einfache Zusatz von Pepsin zu den auch sonst gebräuchlichen Dunstverbänden die bis dahin fehlende oder mangelhafte Resorption in Gang bringt, die Hautgeschwulst zusehends kleiner wird, wie sich bis dahin bestehende Lymphfisteln unter dem Verbande schliessen und die Funktionsfähigkeit der Beine wiederhergestellt wird. Diese leicht und überall anwendbare Methode sollte daher auch bei diesen Hautaffektionen stets versucht werden, ehe man zur chirurgischen Behandlung schreitet.

XXXI. Kieselsäure bei Pemphigus, Dekubitus und Ulcus cruris.

Hat uns der Krieg im Pepsin ein wunderbares Erweichungs- und Beförderungsmittel der Resorption für die Haut beschert, so in der Kieselsäure ein **Härtungs- und Wundheilungsmittel** ersten Ranges. Mit dieser Erkenntnis ist zugleich bei einer Anzahl unserer am schwierigsten heilbaren Dermatosén, welche bisher eine Unsumme von Schmerzen, Mühen und Kosten verursachten, eine sehr einfache, sichere und vor allem äusserst billige Behandlungsmethode gegeben.

Der Ausgang der zu dieser Erkenntnis führenden Ueberlegungen liegt weit zurück. 1883 schloss eine Unterredung, die ich mit meinem Freunde Oscar Lassar hatte, mit dem Entschluss, dass wir beide unabhängig von einander anstatt der gewöhnlichen Salben puderhaltige Salben, d. i. Pasten, in die Dermatologie einführen wollten. Wir hatten nämlich gefunden, dass wir seit längerer Zeit im Prinzip denselben Zweck im Auge hatten, diesen aber auf verschiedenen Wegen zu erfüllen suchten. Darauf erschienen in unserer gemeinschaftlichen Zeitschrift zuerst Lassar's Abhandlung: Ueber Salizylpasten*) und bald darauf mein Artikel über: Die Pastenbehandlung der entzündlichen Hautkrankheiten, insbesondere des Ekzems**). Lassar bevorzugte als Puderzusatz Mehl, ich Kieselgur. Obwohl Mehl zunächst für die Nerven der Haut annehmlicher, nämlich weicher und kühlender ist als Kieselgur, zog ich letztere vor als das bei weitem rascher eintrocknende Mittel. Da die ganze Pastentherapie den Zweck hatte, bei nässenden Hautaffektionen, vor allem beim Ekzem eine rasche Eintrocknung der Oberfläche herbeizuführen, so war die Kieselgur dem Mehl offenbar in dieser Hinsicht überlegen. Zudem war sie damals schon im Vergleich mit Mehl viel billiger.

Inzwischen haben sich beide Vorschriften bewährt, Lassar's Paste dort, wo eine weichere, plastische Masse erwünscht ist, meine Zinkschwefelkieselgurpaste, wo man eine möglichst rasche Eintrocknung verlangt. Diese Wirkung aller Kieselgurpasten ist seither allseitig anerkannt, zuletzt noch während des Krieges von Halle. Man braucht auch nur ein wenig Kieselgur auf der Hohlhand zu verreiben, um dieses eigentümlich harte, trockne Gefühl sofort zu spüren, worin es sich z. B. von den Bolusarten — von Talkum und Magnesiumkarbonat ganz zu schweigen — deutlich unterscheidet.

Immerhin schien dieser Vorzug bis 1901 nur ein quantitativer zu sein, welcher sich bei den nässenden Ekzemen durch eine Abkürzung der Behandlungsdauer zu erkennen gab. In diesem Jahre veröffentlichte ich eine

---

*) Monatsh. f. prakt. Dermat. 1883. S. 97.
**) Ebenda. 1884. S. 38.

Behandlungsmethode des Pemphigus chronicus, die sich zunächst auf 3 geheilte Fälle bezog. Bei diesen trat zum ersten Male eine Art spezifischer Wirkung der Kieselgur zu Tage, indem der Ersatz der Zinkschwefelkieselgurpasten durch Zinkschwefelamylumpasten und andere nicht kieselgurhaltige Pasten regelmässig einen Rückfall herbeiführte, bis ich mich strenge an die ausschliessliche Verwendung kieselgurhaltiger Pasten hielt. Diese Erfahrung hat sich in den verflossenen 16 Jahren ausnahmslos bestätigt. Ich kam daher zu der Ueberzeugung, dass die bisherige Anschauung, Kieselgur wirke einfach wasseranziehend und daher austrocknend, den Sachverhalt noch nicht richtig wiedergab, dass wir vielmehr in der Kieselsäure, aus der die Kieselgur fast allein besteht, einen notwendigen Bestandteil der Oberhaut zu sehen haben, welcher bei den mit Erweichung der Oberhaut einhergehenden Krankheiten: Ekzem und Pemphigus nicht in ausreichender Menge der Oberhaut vom Blute zugeführt wird.

Dass die Oberhaut immer Kieselsäure enthält, ist physiologisch längst bekannt, ebenso wie die relativ hohe Speicherung derselben in den Anhangsgebilden der Haare und besonders der Federn. Wie bei den Gräsern und Bambusarten kommt der Kieselsäure, wie schon Hoppe-Seyler bemerkt, wohl eine mechanische Aufgabe zu. Wenn wir bedenken, dass gerade die Federn am meisten Kieselsäure enthalten, deren Aufgabe es ist, höchste Widerstandskraft, gepaart mit höchster Elastizität auf kleinstem Raume zu vereinigen, so scheint uns auch der allerdings geringe Gehalt der Oberhaut an Kieselsäure zusammenzuhängen mit der Funktion der Oberhautzellen, im Gegensatz zu anderen Epithelien, für den Körper eine widerstandsfähige und zugleich elastische, schützende Decke zu bilden.

Zu dieser Erfahrung beim Pemphigus kamen nun neue hinzu, welche der Krieg zeitigte. Mit dem Fortfall von Mehl und Stärke in den Apotheken wurde in viel gebieterischerer Weise die Aufmerksamkeit auf Kieselgur hingelenkt als früher, sie entwickelte sich zusammen mit Bolus, Talkum und Magnesia carbonica immer mehr zum Ersatz für alle vegetabilischen Puder und übertraf in Bezug auf überhornende Kraft sogar alle übrigen mineralischen Pulver.

Dieses zeigte sich wieder in geradezu spezifischer Weise bei zwei recht schwierig zu heilenden Affektionen: dem Dekubitus und dem Ulcus cruris. Bei beiden kommen eine Menge mechanischer, chemischer und bakterieller Bedingungen zusammen, ehe ein Dekubitus oder Ulkus entsteht, das aller Heilbestrebungen spottet; aber eine unter diesen Bedingungen ist immer eine mangelnde Neigung zur Ueberhornung des Substanzverlustes und auf diese eine Bedingung wirkt Kieselgur in geradezu spezifischer Weise günstig ein. Daher kann Kieselgur auch nicht alle anderen Massnahmen bei Behandlung dieser Affektionen ersetzen, aber indem sie den ganzen Akt der Ueberhornung auf sich nimmt, nämlich sowohl die Trockenlegung und Verhornung wie die Festigung der noch unverhornten Oberhaut, vereinfacht und verbilligt sie die ganze Behandlung ungemein.

Man hat nur nötig, den ersten Akt der Dermatoplasie günstig zu gestalten, d. h. gute Granulationen zu schaffen, den Geschwürsgrund zu säubern und für eine reichliche Durchblutung Sorge zu tragen. Dazu genügt bekanntlich jedes Oxydationsmittel wie Reinigung mit Wasserstoffsuperoxyd, Uebergehen mit dem Höllensteinstift, Pinseln mit Jodtinktur, Höllensteinsalbe usw. Oder man lockt durch Auflegen von Quecksilberkarbol-Guttaplast die Sauerstoffträger des Körpers, die Leukozyten, selbst herbei.

Ist das Geschwür, bezw. der Dekubitus, gereinigt und setzt es gute Granulationen an, so tritt die Kieselgur in ihr Recht. Also da, wo man früher reduzierende Mittel brauchte: Schwefel, Zucker, Zinkschwefelpaste, Resorzindunstumschläge usw. und wo man neuerdings von vielen Seiten: Scharlach und seine Ersatzpräparate empfahl. Da ist es nun interessant, dass gerade in jüngster Zeit Waelsch*) in Prag die Beobachtung gemacht hat, dass durch Einführung von Kieselgur in die Tierhaut genau in derselben Weise Epithelproliferationen erzeugt werden wie bei Einführung von Scharlach. Es ist das eine schöne Bestätigung der Vermutungen, welche die klinische Beobachtung seit langer Zeit aufdrängte.

Beim Dekubitus verfährt man am besten so, dass man den Patienten an der gedrückten Stelle auf einen Kieselgurbeutel lagert, den man durch Einhüllen einer Handvoll Kieselgur in mehrere Lagen einer breiten Mullbinde und Umnähen und Durchsteppen derselben herstellt. Das ist besser als das blosse Aufstreuen und Wattebedeckung. Ferner tut man gut, vorher, der fortgesetzten Antisepsis halber, den Dekubitus zunächst täglich 2 mal mit Ichtharganpuder einzupudern. Ichthargan hält die Mitte zwischen Oxydation und Reduktion, indem die Ichthyolsulfonsäure reduziert, also keratoplastisch wirkt, das Silber oxydiert, also eine dermatoplastisch-antiseptische Wirkung ausübt.

Beim Ulcus cruris ist es noch einfacher. Bei flachen, ausgedehnten Ulcera genügt auch hier das reichliche Aufpudern von Ichtharganpuder und das feste Aufbinden von Kieselgurpolstern oder das Umlegen einer Mullbinde, zwischen deren einzelne Touren man während des Einbindens die Kieselgur dick einstreut.

Handelt es sich um einzelne wenige, aber tiefe Geschwüre und zögert hier die Granulationsbildung, so hat man ein wenig gebrauchtes, aber sehr wirksames, Sauerstoff aktivierendes und granulationsförderndes und dabei schmerzloses Mittel bei der Hand, das Chrysarobin, welches aufgepudert:

Chrysarobini 1,0
Terrae siliceae 20,0
M.

oder aufgepinselt werden kann:

Chrysarobini 1,0
Olei Arachidis 20,0
M.

---

*) L. Waelsch, Ueber experimentelle Erzeugung von Epithelwucherungen. Arch. f. Entwicklungsmechanik der Organismen. 1916. Bd. 42. 1. H.

Cignolin wirkt in dieser Richtung noch viel energischer als Chrysarobin.

Kieselgur stellt als Verbandmittel zugleich das billigste von allen dar (1 kg in der Apotheke 80 Pf., für Heereslieferungen natürlich noch viel billiger), welches zudem in unbegrenzten Quantitäten vorhanden ist. Selbstverständlich lässt es sich auch durch Hitze leicht sterilisieren und mit allen gewünschten Antisepticis imprägnieren oder mischen.

Natürlich ist eine solche enge Beziehung der Kieselsäure zur Bildung der Stachelschicht nur erklärlich, wenn man annimmt, dass sie einen regelmässigen Bestandteil derjenigen histologischen Struktur ausmacht, welcher wir aus anatomischen und physiologischen Gründen die Eigenschaften der Festigkeit und Elastizität der Stachelschicht zuschreiben, der **Epithelfaserung**. Und diese Arbeitshypothese ist um so plausibler, als auch die Haare (Waldeyer) und Federn mit ähnlichen, aber noch dickeren Faserbildungen ausgestattet sind als das Deckepitel.

Liesse sich diese Hypothese histochemisch beweisen — derartige Untersuchungen sind im Gange —, so würde die bisher nur empirisch festgestellte Wirksamkeit der Kieselsäure auf bestimmte Hautkrankheiten auch theoretisch erwiesen sein.

Wie dem auch sei, so hat sie bisher doch zu einem weiteren bedeutsamen Schritt in der Behandlung geführt, nämlich zur **inneren Behandlung mit Kieselsäure**. Dass auch diese theoretisch erschlossene Therapie sich sofort bewährt hat, kann wohl mit Recht als ein Baustein zu einer künftigen Kieselsäuretherapie der Haut angesehen werden.

Der Zufall*) führte mir im vergangenen Jahre gleichzeitig 3 schwere Fälle von Pemphigus chronicus bei älteren Frauen und einen sehr schweren Fall von Pemphigus foliaceus bei einem 58 jährigen Manne im Eppendorfer Krankenhause zu.

Ich liess, im Sinne der obigen Hypothese, sie alle ein und derselben Behandlung unterwerfen. Ausser der **typischen Behandlung mit höchsten Arsendosen und Einsalbung mit Zinkschwefelpaste am ganzen Körper** erhielten alle noch Kieselsäurepillen innerlich.

Um im Darm gelöst zu werden, musste die Kieselsäure in Form des kieselsauren Natrons gegeben werden. Um aber hierdurch den Magen nicht zu schädigen, liess ich zuerst eine Mischung von Natron silicicum, Kieselsäure und Wollfett zu einer Pillenmasse verarbeiten. Die Pillen wurden bei Wasserzusatz ausserordentlich hart und es zeigte sich beim Gebrauche, dass der Zusatz von Kieselsäure garnicht nötig war. Allein durch Austrocknen der Natronwasserglaslösung und Mischen mit Adeps lanae liess sich eine vorzügliche, den Magen garnicht belästigende Pillenmasse herstellen.

Natrii silicici sicci
Adipis lanae anhydrici ana 10,0
M. f. pil. No. 100. Consperge Terr. siliceam
S. 10—20 Pillen täglich.

---

*) Oder war es vielleicht der Einfluss des Krieges auf die Hautkrankheiten?

Diese Pillen lösen sich in einer Pankreatinlösung in 24 Stunden vollständig; in einer Pepsin + Salzsäure-Lösung bei 40° bleiben sie wochenlang ungelöst. Es sind also echte Dünndarmpillen.

Der Erfolg dieser Medikation war in allen 4 Fällen so günstig, wie ich ihn früher noch nicht erlebt hatte. Die Abheilung der Blasen am ganzen Körper begann sofort, die neu aufschiessenden waren merklich kleiner und kamen immer seltener. Nach wenigen Wochen schon konnten 2 der Frauen als geheilt gelten und entlassen werden, eine starb, ebenfalls mit fast geheiltem Pemphigus, an einem interkurrenten akuten Lungenbrand. Mit der früheren Methode (hohe Arsendosen und Pasta Zinci sulfurata) hätte derselbe Verlauf ebenso viele Monate wie hier Wochen gekostet. Der Pemphigus foliaceus verlief auch relativ günstig, aber langsamer. Bemerkenswert war die definitive Hebung des Allgemeinbefindens bei dem schwer kranken Manne. Bedenkt man, dass diese Fälle bisher fast stets letal verliefen, so ist auch hier die langsam im Verlaufe von 4 Monaten eintretende Heilung nach einem bis dahin sehr schweren Verlauf von zwei Jahren jedensfalls auch auf das Konto der gleichzeitigen inneren Behandlung mit Kieselsäure zu beziehen.

Ich möchte daher vorschlagen, in erster Linie den Pemphigus, dann aber auch alle schweren Hautleiden und Kutisdefekte, bei denen man Ursache hat, eine Festigung der Stachelschicht zu wünschen, äusserlich und innerlich mit Kieselsäure zu behandeln.

XXXII. Billige dermatotherapeutische Verordnungen.

A.

Auf Wunsch von Herrn Medizinalrat Professor Dr. Pfeiffer habe ich vor einiger Zeit im Hamburger ärztlichen Korrespondenzblatt einige Mitteilungen über Vereinfachung und Verbilligung der Behandlung von Hautkrankheiten gemacht und zwar auf Grund von Versuchen, die seit Anfang vorigen Jahres in meiner Poliklinik angestellt wurden. Einerseits sind uns die meisten der früher für notwendig gehaltenen Fette entzogen und sowohl Binden wie Watte überaus verteuert, andrerseits aber hat die Menge der Hautkrankheiten in der ärmeren Bevölkerung Hamburgs seit Anfang des Krieges beständig zugenommen. Es ist daher sehr begreiflich und berechtigt, dass der Vorstand der Einigungskommission und der die Kosten tragenden Kriegshilfe in Hamburg auf möglichste Einfachheit und Sparsamkeit der Verschreibungsweise und Behandlungsmethoden dringt.

Nach mannigfachen Versuchen mit billigen Ersatzmitteln für einzelne erprobte, aber teure Salben, Pasten und Pflaster, welche keinen erheblichen Fortschritt zeitigten, wurde die ganze Frage mit einem Male durch einen methodischen Fortschritt ihrer Lösung wesentlich näher gebracht. Ich verdanke denselben der Bekanntschaft mit dem von der Firma Schülke und Mayr (A.-G.) Hamburg in den Handel gebrachten Sagrotan. Sagrotan ist eine Seifenlösung von Chlorkresol + Chlorxylenol. Ich stiess auf dieses Mittel bei der Suche nach neuen juckstillenden Mitteln, nachdem es sich ergeben hatte, dass für diese Wirkung die Chlorierung wesentlich ist. Auch das Chlormittel Sagrotan bestätigte diese Regel, da es bei zweckmässiger Anwendung nachhaltig **antipruriginös** wirkt

Zunächst bei einfachem Pruritus angewendet, zeigte es aber alsbald eine sehr brauchbare heilende Wirkung bei verschiedenen juckenden, parasitären Dermatosen, die besonders bei Ekzemen und Impetigines zu Tage trat. Diese Wirkung war nicht erstaunlich, da die starke, desinfizierende Eigenschaft des Sagrotans neuerdings von Schottelius durch Tierversuche bewiesen und von Friedenthal in der Praxis bestätigt gefunden wurde. Aber wir haben bisher bei der Behandlung von Hautkrankheiten von der Anwendung der besten Desinfizientien (Sublimat, Karbol, Lysol usw.) nicht so viel Rühmliches gesehen als man ursprünglich wohl erwartet hatte. Dermatotherapeutisch spielen sie eine nur bescheidene Rolle, da im Allgemeinen ihre giftigen Nebenwirkungen die Heilwirkungen überwiegen. Sagrotan aber tritt nach den Versuchen von Schottelius und Friedenthal mit dem Anspruch auf, ein starkes und trotzdem ungiftiges Desinfiziens zu sein. Diese geringe Giftigkeit beruht auf der Methylierung des Phenolkerns, während die Chlorierung dieses Kerns die juckstillende Eigenschaft des Mittels bedingt.

Wie weit nun das ungiftige Sagrotan die lebende Haut von parasitären Keimen zu befreien vermag, muss die Erfahrung lehren. **Innerhalb dieses Wirkungskreises** aber ist es klar, dass bei ihm die Sorge wegfällt, die unsere bisherige Verwendung der Desinfizientien in der Dermatologie lähmte: wir würden die Keime wohl töten, aber die Haut in Entzündung versetzen und möglicherweise eine Vergiftung herbeiführen.

Weiter ist es von vornherein klar, dass die blosse Aufpinselung der wässerigen Lösung eines Desinfiziens, da dabei **Binden, Watte und Fette wegfallen**, die denkbar billigste Behandlung darstellt, besonders wenn es sich um ein an und für sich nicht teures Mittel handelt. 100 g Sagrotan in Orginalpackung kosten in den Apotheken 1 M. Daraus kann sich jeder Patient 1 Liter einer 10 proz. Sagrotanlösung herstellen, die genügt, um eine Impetigo oder Pseudoskabies einer 5 köpfigen Familie in wenigen Tagen zu heilen.

B. Sagrotan allein für sich (Lotio Sagrotani).

Bechhold und Ehrlich fanden bei ihren grundlegenden Untersuchungen über den Desinfektionswert der Phenolreihe zwei Tatsachen, die zusammen mit anderen zur Darstellung des Sagrotans führten. Die Einführung von Methylgruppen in die Phenole erhöht gleichzeitig die Desinfektionskraft und vermindert die Giftigkeit der Phenole; sie wirkt also konträr auf die Bakterienzelle und auf die Zelle des tierischen Körpers ein; sie erhöht die Bakteriotropie, während sie die Organotropie herabsetzt.

Phenol C$_6$H$_5$OH

Kresol C$_6$H$_4$$\genfrac{}{}{0pt}{}{\diagup \text{OH}}{\diagdown \text{CH}_3}$

Xylenol C$_6$H$_3$$\genfrac{}{}{0pt}{}{\diagup \text{OH}}{- \text{CH}_3}$ ... CH$_3$

Hiernach ist also Kresol (1 CH$_3$) ungiftiger als Phenol und Xylenol (2 CH$_3$) ungiftiger als Kresol; während ihr Desinfektionswert im selben Masse steigt.

Die Chlorierung der Phenole und Methylphenole erhöht die Wirkung und vermindert die Giftigkeit noch weiter und wirkt im Tierexperiment krampfstillend. Unter den chlorierten Produkten wurde das p-Cl-m-Kresol

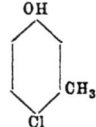

als ein besonders schwach riechender Körper erkannt, im Gegensatz zu dem penetranten Geruch, wie ihn Lysol und die übrigen Kresolpräparate zeigen. Die Chlorierung hat aber für uns noch den unschätzbaren, weiteren Vorteil, dass sie die Gefühlsnerven abstumpft und **juckstillend** wirkt.

Hieraus ergeben sich die Eigenschaften des Sagrotans, welches eine mit Wasser klar verdünnbare Seifenlösung von

p-Chlor-m-Kresol + Chlorxylenol

ist. Dazu kommt endlich noch beim Sagrotan die Eigenschaft aller Phenole, sich mit der Hornschicht energisch zu verbinden und diese daher abzutöten, mit anderen Worten: die **Oberhaut abzuschälen**. Diese Eigenschaft beruht auf der Wirkung der OH-Gruppe.

Sagrotan ist mithin ein **ungiftiges, bakterientötendes, juckstillendes**, in höherer Konzentration **schälendes** Dermatotherapeutikum.

Es bewirkt eine Partialsterilisierung der Haut von den Keimen der Pseudoskabies, der Impetigo vulgaris und Impetigo circinata sowie einer Anzahl leichter Ekzemformen. Bei der **Pseudoskabies** genügt es, die befallenen Hautstellen, im Maasse als sie jucken, täglich ein oder zwei Male kräftig mit einer 10 proz. Sagrotanlösung mittelst Borstenpinsels einzupinseln, für die ich den Namen „**Lotio Sagrotani**" vorschlage.

Die **Impetigo vulgaris** ist bekanntlich charakterisiert durch rundliche, dicke, gelbe, seröse Krusten, welche bei Kindern zunächst gehäuft an den Prädilektionsstellen (Mund- und Nasengegend, Handrücken) auftreten, sich nach ihrer mechanischen Entfernung unausgesetzt erneuen und durch Kratzen, infizierte Taschentücher und Kopfkissen allmählich über Wangen, Hals und den behaarten Kopf ausbreiten. Nach der Heilung hinterlassen sie noch lange Zeit charakteristische rote Flecke. An den Armen und am Rumpfe ist die Impetigo vulgaris spärlich, verbreitet sich aber bei Kindern leicht auf Hinterbacken, Beine und Füsse, wo die Krusten flacher und dunkler aussehen.

Die spezifischen Erreger (Kokken) erfüllen die Krusten und sitzen unterhalb derselben im Hals der Lanugohaarbälge. Deshalb genügt es nicht, das Sagrotan auf die Krusten zu pinseln, sondern man muss bei der zweiten Pinselung auch die eingetrockneten Krusten fortpinseln und den Grund kräftig einpinseln. Dann genügen wenige Pinselungen zur Heilung.

Bei der Impetigo circinata sitzen die Kokken nicht zentral, sondern peripher in dem vorausschreitenden Blasenwalle und unterhalb der dadurch erzeugten Hornlamelle. Die gebildeten Krusten sind flacher, mehr ekzemähnlich. Die Flecken vergrössern sich bis zu Mark- und Talergrösse, während sie zentral von selbst abheilen, befallen häufiger Erwachsene und mit Vorliebe die Halsgegend. Hier muss die Pinselung den Rand treffen, die periphere Hornlamelle abheben und den voranschreitenden Spalt der Hornschicht desinfizieren.

Zur Behandlung leichter, besonders trockener und stark juckender Ekzeme genügt die blosse Sagrotanpinselung nur im Anfange; dann aber leistet sie gute Dienste. Hierher gehören auch die juckenden und schuppenden Ekzeme des Bartes, sowie die After- und Vulvarekzeme im ersten Beginn.

C. Sagrotan + Ichthyol.

Bedeutend grösser wird der Wirkungskreis der Sagrotanpinselung durch einen Zusatz von Ichthyol. Die Verordnung lautet:

Sagrotan 20,0
Ichthyol 2,0
Aqua dest. ad 200,0
M.

Ichthyol verbindet sich ebenso mit der Hornschicht wie Sagrotan, gerbt und schält sie bei genügender Konzentration als braune Membran ab.

Ichthyol ist ebenfalls in hervorragendem Grade kokkentötend, hat aber dabei vor Sagrotan den Vorzug der Flüchtigkeit. Sterilisiert letzteres allein die Oberhaut mit den Follikeltrichtern, so dringt Ichthyol vermöge seiner Flüchtigkeit tiefer in die Haarbälge ein und tötet sowohl die Staphylokokken wie vor allem auch die Streptokokken, welche hier ihren Schlupfwinkel gefunden haben. Der Beweis ist leicht zu führen.

Man braucht nur ein lange bestehendes Ekzem einige Tage mit einfacher Sagrotanlösung zu pinseln. Das Jucken lässt nach, die Ekzemherde werden trockener, flacher und blasser. Dafür treten aber plötzlich Eiterblasen vom Typus der Bockhart'schen Impetigo auf, als wenn man nach dem Vorgange Bockhart's eine Reinkultur von Eiterkokken auf der Haut verrieben hätte. Nur sind hier die Hornschalen, welche die halbkugeligen Eitertropfen bedecken, dicker und fester, da das Sagrotan die Hornschicht verdickt und gerbt, ehe dieselbe von dem Eitertropfen abgehoben wird. Es handelt sich also nicht um neue Infektionen mit Eiterkokken durch die Sagrotanpinselung, sondern um ein Erwachen schlummernder, tiefer in den Haarbälgen sitzender Keime, genau so wie sie als Folge von Teerpinselungen allgemein bekannt sind. In beiden Fällen hat das Heilmittel durch stärkere

Verhornung die Haarbälge verschlossen, in welchen vorher bereits Eiterkokken untätig sassen, und brachte ihnen dadurch das Optimum von Feuchtigkeit und Temperatur, welches ihr explosives Wachstum zur Folge hatte.

Die einfache Sagrotanpinselung bewirkt also eine **Partialsterilisation** der oberflächlich sitzenden Kokken, wodurch eine Isolierung der tiefer sitzenden, insbesondere der Eiterkokken, in Reinkultur bewirkt wird.

Hier ist nun die Domäne der Mischung: **Sagrotan + Ichthyol.** Diese beseitigt auf einmal beide Arten von Organismen, oberflächlich und tief sitzende, und ist daher überall dort der einfachen Sagrotanpinselung vorzuziehen, wo der klinische Anblick einem sagt, dass man mit beiden Arten von Infektionsträgern zu rechnen hat, also bei **länger bestehenden, feuchten, trocknen und seborrhoischen Ekzemen,** bei **Impetigines und Ekzemen des behaarten Kopfes,** bei der **Impetigo Bockhart,** bei **Follikulitiden jeder Art und Furunkeln,** beim **Erysipeloid.**

Der Vorteil andrerseits, den diese Mischung vor der einfachen Ichthyolpinselung in solchen Fällen hat, besteht einmal in der grösseren Reinlichkeit und sodann in der grösseren Billigkeit. Ersterer beruht auf dem seifenartigen Charakter des Sagrotans, letzterer auf seiner eigenen Sterilisationskraft, welche die Menge des erforderlichen Ichthyols herabdrückt.

Beide gleich ungiftigen und wirksamen Mittel ergänzen sich also für die Behandlung aufs Beste.

Für die übrigen Indikationen des Ichthyols: **Erysipel, Lymphangitis, Phlegmone, Adenitis, Frost, Epididymitis** usw. muss die Ichthyolmenge gesteigert werden. Man verschreibt:

Sagrotan 20,0
Ichthyol 5,0—10,0
Aqua dest. ad 200,0
M. S. zum Aufpinseln.

D. Sagrotan + Zinkoxyd + Kreide + Schwefel + Liantral.

Eine Behandlung des chronischen Ekzems lässt sich leicht mittelst der Sagrotanlösung ausführen, wenn man ihr die sonst bei Ekzemsalben und -Pasten (Pasta Zinci sulfurata, Liantralkasein, Ungt. Wilkinson) gegebenen Mittel einverleibt. Von einer Ekzembehandlung verlangt der Arzt Beseitigung der Hyperämie, des Nässens und des Juckens in symptomatischer, der Ekzemkokken in ätiologischer Beziehung; der Patient verlangt meistens nur die des Juckens. Diese hat daher in erster Linie zu geschehen und gerade in diesem Punkte bewährt sich das neue Vehikel der eintrocknenden Medikamente, das Sagrotan, als nervenberuhigende Chlorverbindung.

Von den ekzemheilenden Teerarten hat sich als ganz besonders juckstillend das Liantral erwiesen. Freilich ist es nicht so klar löslich wie Anthrasol, aber das fällt hier um so weniger ins Gewicht, als der Kreidezusatz die Mischbarkeit des Liantrals sehr erleichtert. Diesen aber können wir in der Mischung der eintrocknenden und anämisierenden Mittel neben

Zinkoxyd nicht gut entbehren, da die Kreide viel leichter und zugleich billiger ist als Zinkoxyd und eine bessere Decke gibt. Kreide ist also zugleich das beste Korrigens für Liantral und spielt hier dieselbe Rolle wie in der Wilkinson'schen Salbe. Sie ersetzt in der Ekzempinselung zugleich die Kieselgur der Pasta Zinci sulfurata. Fügen wir nun noch den Schwefel der letzteren als kokkentötendes und stark eintrocknendes Mittel hinzu, so haben wir alles beisammen und zwar in einfachster Form, was für die Heilung des chronischen Ekzems unerlässlich ist.

Man verschreibt:

>   Liantral 1,0
>   Calc. carbon. 10,0
>   Zinkoxyd 10,0
>   Schwefel 10,0
>   Sagrotan 10,0
>   Aqua dest. ad 100,0
>   M. f. Lotio Sagrotani composita.

Dieses gibt eine hellbräunliche, in Ansehung ihres Liantralgehaltes sehr helle Mischung, die auf der Haut einen gelblichen Anstrich von guter Deckkraft hinterlässt. Auf die Bildung einer guten Decke kommt bei der Ekzembehandlung viel an; dieser mechanische Umstand allein wirkt günstig auf die Beseitigung des Juckens und die Erschwerung des Kratzens.

Auch die Geschmeidigkeit der Decke trotz des Fehlens von Glyzerin und Fetten lässt nichts zu wünschen übrig. Hierbei spielt der Seifengehalt des Sagrotans eine Rolle.

E. Sagrotan + Ammoniak.

Wie mit dem alkalisch reagierenden Ichthyol mischt sich Sagrotan anstandslos mit Ammoniak, unserem Hauptmittel bei Urtikaria und bei allen urtikariellen Erkrankungen (Lichen urticatus, Insektenstich), deren Wahrzeichen die Quaddel ist.

Ammoniak verengt die Blutgefässe der Haut, wie alle Alkalien, nur rascher und milder als Natron und Kali, da es flüchtig ist; es durchdringt die Oberhaut momentan, ohne sie, wie die fixen Alkalien, nachhaltig zu schädigen.

Durch diese energisch anämisierende Wirkung bringt Ammoniak die Quaddel augenblicklich zum Abschwellen, da diese sich nur auf hyperämischem Boden bilden kann, wenn auch allerdings zu ihrer Vollendung als weitere Bedingung eine relative Verengerung der Hautvenen und damit eine Inkoordination von Blutzu- und abfluss hinzukommen muss.

Kalkwasser, welches zusammen mit Zinkoxyd und Kreide die wirksamen basischen Bestandteile der Pasta Zinci mollis bildet, welche nach dem Ammoniak das äussere Hauptmittel bei allen Urtikariaformen dastellt, verträgt sich nicht mit Sagrotan, da es eine Abscheidung von Kalkseifen bedingen würde. Wohl aber verträgt sich mit Ammoniak Kreide und Zinkoxyd, welche auch schon allein die allgemeine Reizbarkeit der Hautgefässe bedeutend herabsetzen und damit die durch das Kratzen bedingte Hyperämie beseitigen, welche der Quaddel erst den Boden bereitet.

Die sehr wirksame Vorschrift lautet daher:
>Liq. Ammon. caust. 1,0
>Calc. carbon. 10,0
>Zinci oxyd. 10,0
>Sagrotan 10,0
>Aq. dest. ad 100,0
>M.

Milder, freilich auch langsamer als Ammoniak, aber in demselben Sinne wirkt **Ammonium carbonicum**, von dem man das 2—5 fache verschreibt wie von Ammoniak:
>Ammon. carbon. 2,5—5,0
>Calc. carbon. 10,0
>Zinci oxyd. 10,0
>Sagrotan 10,0
>Aq. dest. ad 100,0
>M.

Lichen urticatus (oder Strophulus) der Kinder ist keine reine Angioneurose wie Urticaria simplex und Urticaria chronica der Erwachsenen. Hier bildet ein papulöses Element das Zentrum der Quaddel, zu deren Verschwinden das desinfizierende Sagrotan in obiger Mischung beiträgt.

Eine innere Behandlung, ein Diätwechsel oder dergl. ist bei dieser rein äusserlichen Behandlung der Urtikariaformen unnötig, auch beim Strophulus. Will man sie doch mit der äusseren Behandlung verbinden, so wäre an erster Stelle Suprarenin zu nennen, wozu man der Billigkeit halber immer nur die fertige 5,0 g-Packung verwendet und einen reichlichen Zusatz von reduzierendem Sirup beifügt, da sonst nach wenigen Tagen die Suprareninlösung durch Oxydation verderben würde:
>Sol. Suprarenini 5,0
>Sir. simpl. 25,0
>Aq. dest. ad 200,0
>M. S. Teelöffelweise 2—10 mal täglich.

Aehnlich wie Suprarenin, wenn auch schwächer die Haut anämisierend, wirken Natron salicylicum, Aspirin, Antipyrin und Pyramidon.

F. Sagrotan + Zimtaldehyd.

Die Skabiesmilbe wird durch die Partialsterilisation mit Sagrotan nicht abgetötet, vielmehr tritt, wo neben Skabies ekzematöse Papeln und Bläschen vorhanden sind und eine Pseudoskabies vortäuschen, unter der Sagrotanpinselung alsbald das charakteristische Bild der Milbengänge rein hervor.

In friedlichen Zeiten würde man daher dem Sagrotan in solchen Fällen einfach 2—5 pCt. Perubalsam oder Styrax zusetzen und mit Aufpinselung dieser Emulsion die Skabies rasch zur Heilung bringen. Aber gerade diese Mittel sind heute nicht bloss teuer, sondern nur noch in geringen Mengen vorhanden und daher ausgeschlossen. Ein Ersatz durch die synthetischen Mittel: Peruskabin und Peruol wäre sehr wohl möglich, aber würde der Aufgabe eines ganz billigen Skabiesmittels auch nicht gerecht.

Perubalsam und Styrax sind nah verwandte Körper, welche ausser Zimtsäure den Benzoësäure-Zimtsäureester und Zimtsäure-Zimtsäureester enthalten, Styrax mehr von letzterem, Perubalsam neben Benzoësäure-Benzylester mehr von ersterem. Alle diese Körper wirken antiskabiös; das tut aber auch schon die einfache Zimtsäure, wie sie neben Zimtaldehyd im Zimtöl enthalten ist. Sehr wenig Zimtöl genügt für diesen Zweck. Noch billiger als Zimtöl ist das **synthetische Zimtaldehyd**. Dasselbe löst sich in Sagrotan und bildet mit der 10 proz. Lösung eine schöne goldgelbe, stark schäumende Emulsion, die beim Aufpinseln einen feinen Rückstand auf der Haut hinterlässt, in welchem das Zimtaldehyd sich an der Luft in Zimtsäure verwandelt. Durch Zusatz von etwas Zinkoxyd und Kreide kann man die anämisierende und daher juckstillende Wirkung des Sagrotans noch bedeutend erhöhen und die Bildung einer zimtsäurehaltigen Decke verbessern.

Man verschreibt also:

> Zimtaldehyd 1,0
> Calc. carbon. 10,0
> Zinci oxyd. 10,0
> Sagrotan 10,0
> Aq. dest. ad 100,0
> M. f. Lotio Sagrotani contra scabiem.

Die Mischung brennt nur an den zerkratzten Stellen etwas. Die juckstillende Wirkung tritt sofort ein, die milbentötende ist in 24—48 Stunden bei täglich mehrmals vorgenommenem Aufpinseln auf alle juckenden Stellen vollendet.

Das Mittel hat einen angenehmen Geruch nach Zimt, ist reinlich und macht jede Krankenhausbehandlung der Krätze überflüssig. Es genügt die ambulatorische Behandlung und Vorstellung der Patienten 2—3 Tage hintereinander.

XXXIII. Hautkrankheiten und Dienstbrauchbarkeit.

	Seite
Vorbemerkung	137
1. Kriegsunbrauchbarkeit (D. U.)	138
2. Verwendungsfähigkeit zur Arbeit (A. V.)	144
3. Verwendungsfähigkeit im Garnisondienst (G. V.)	150
4. Kriegsbrauchbarkeit (K. V.)	152
5. Zeitige Dienstunbrauchbarkeit (Z. D. U.)	156
6. Kriegsdienstbeschädigung (K. D. B.)	158

Vorbemerkung.

Als die Aufforderung an mich gelangte, über Hautkrankheiten und Diensttauglichkeit einen Vortrag zu halten, suchte ich zuerst seitens erfahrenerer Kollegen eine Vertretung für diesen Vortrag zu gewinnen, da mir persönlich nur geringe eigene Erfahrungen auf diesem Gebiete zu Gebote stehen. Mir wurde aber gerade aus dem Kreise dieser Kollegen die Belehrung zu Teil, dass es sehr erwünscht sei, den schwierigen Gegenstand auch einmal nicht aus der Kriegspraxis heraus, die bei jedem Einzelnen ja doch nur örtlich und zeitlich beschränkt sein kann, erörtert zu hören, sondern vom Standpunkte einer grösseren, dermatologischen Praxis heraus, also gleichsam „aus der Friedenspraxis heraus in die Kriegspraxis hinein".

Nachdem ich mir die überaus wertvolle Hilfe einer grösseren Reihe von Kollegen im Felde gesichert hatte, für die ich hier meinen herzlichen Dank sage, versuchte ich denn auch, diesem, wie es scheint, allgemeinen Wunsche in Form des folgenden, im Tropeninstitut in Hamburg gehaltenen Vortrags gerecht zu werden. Man erwarte in demselben daher nichts Abschliessendes, sondern nur Anregungen, keine Lehrsätze, sondern bestenfalls Aufklärungen und gutgemeinte Vorschläge zum Bessern.

Aus der sich an diese Arbeit anschliessenden Korrespondenz mit Kollegen aus Ost und West ergab sich zudem die allgemein und zum Teil sehr energisch ausgesprochene Ueberzeugung aller Sachverständigen, dass noch in weit grösserem Umfange, als es schon geschieht, der geschulte Dermatologe herangezogen werden müsse. Grade bei den Hautkrankheiten können Dienstbeschädigungsansprüche eher als in anderen Fächern vermieden werden, wenn nur frühzeitig die richtige Diagnose gestellt und durch Ueberweisung der Patienten an Hautstationen sofort eine fachärztlich geleitete Behandlung herbeigeführt wird. Ueber keinen Punkt gehen denn auch bisher die Ansichten der Kollegen so auseinander, wie über den Begriff der Dienstbeschädigung durch Hautkrankheiten, und man wird es verstehen, weshalb ich der Erörterung dieses heiklen und noch durchaus nicht spruchreifen Themas absichtlich aus dem Wege gegangen bin. Ich glaube mehr Gutes damit zu stiften, wenn ich den militärischen Behörden den berechtigten Wunsch aller Sachverständigen ans Herz lege, die Mängel, die vor dem Kriege in der dermatologischen Ausbildung der deutschen Aerzte zugestandenermaassen bestanden, dadurch noch während des Krieges möglichst auszugleichen. dass in allen grösseren Lazaretten eigene Hautstationen abgetrennt werden und den reichlich vorhandenen, älteren Dermatologen zur Behandlung oder wenigstens zur Beratung und Begutachtung übergeben werden.

1. Kriegsunbrauchbarkeit (D. U.)

a) Bewegungen gehindert.

Ausgebreitete Narben nach Verbrennung III. Grades
Erheblicher Finger- oder Zehenverlust nach Erfrierungen III. Grades
Sklerodermia diffusa.

b) Abschreckend, ansteckungsverdächtig.

Lues maligna faciei
Lupus gravis faciei
Lupus progressivus der Extremitäten.

c) Schwer, tödlich.

Hautsarkom
Mykosis fungoides

Hautkarzinome mit Drüsenschwellung
Xeroderma pigmentosum
Röntgenverbrennung des Gesichts und der Hände
Prurigo gravis
Pemphigus chronicus
Atrophia cutis progressiva
Dermatitis exfoliativa (Pityriasis rubra)
Malum perforans plantae pedis
Andere hartnäckige Geschwüre.

Diese erste Unterabteilung umfasst alle diejenigen Hautkrankheiten, welche weder im Felde noch in der Garnison, weder mit der Waffe noch dem Werkzeug in Fabriken eine regelrechte Dienstleistung zulassen. Es sind deren nur wenige, aber sie gliedern sich doch in drei natürliche Gruppen, solche nämlich 1. bei denen das Diensthindernis in der mangelnden freien Beweglichkeit der Glieder, 2. bei denen es in dem abschreckenden oder für die Umgebung Besorgnis erregenden Aussehen und 3. bei denen es in der Schwere und schlechten Prognose des Hautleidens an sich besteht.

Zur ersten Gruppe gehört die D. U., welche sich durch Kontrakturen nach ausgedehnten Verbrennungen oder nach Erfrierung in Folge von Finger- oder Zehenverlust einstellt. Sie bedarf vom Standpunkte des Dermatologen aus keiner weiteren Erörterung. Anders ist es mit der Sklerodermie. Dieselbe führt überall dort, wo sie in diffuser Weise auftritt, allmählich zur absoluten D. U., während die umschriebenen Formen, die sogenannte Morphaea und die oberflächliche sogenannte Kartenblatt-Sklerodermie, niemals die Kriegsverwendungsfähigkeit beeinträchtigen. Es kommt daher viel darauf an, die diffuse Sklerodermie frühzeitig zu erkennen. Ehe die ihr eigenen Symptome der mangelnden Hautelastizität und mangelnden Beweglichkeit der Glieder zu Tage treten, findet die tastende Hand bereits die charakteristische holzartige Verhärtung. Dieselbe stellt sich bei der Palpation als ein diffuser, unscharf begrenzter, sich ins Gesunde verlierender, harter Widerstand dar. Dabei zeigt die Oberfläche der Haut anfangs noch nicht die für das Höhestadium charakteristische graugelbliche, wachsige Verfärbung, so dass das Resultat der Palpation im Anfange den Untersucher gewöhnlich überrascht. Das Aussehen des Patienten ist anfänglich auch nur dort auffallend, wo die Haut normalerweise in beständiger Muskelbewegung sich befindet, wie im Gesicht und am Halse, an Fingern und Händen; dort weicht das Mienenspiel einer leblosen Maske, hier werden die Finger steif in gekrümmter Stellung gehalten. Diese Veränderungen finden sich natürlich bei regionär beschränkten diffusen Sklerodermien, z. B. der sogenannten Sklerodaktylie ebenso ausgeprägt wie bei den universellen Formen.

Die diffuse Sklerodermie hat unter allen Umständen eine zweifelhafte, in vorgeschrittenen Fällen stets eine üble Prognose. Es sollten daher unter allen Umständen ihre Anfangsformen sofort dem Lazarett übergeben werden, wo unter sachgemässer Behandlung manche Fälle noch geheilt und im

Bürodienst (A. V. i. i. D.) verwendet werden können. Schwerere und rasch sich ausbreitende Fälle sind dagegen sofort D. U. zu erklären. Ebenso die regionären, wenn sie die Hand- und Fingergelenke versteift haben. Denn wenn auch durch innere und äussere Salizylbehandlung, durch äussere Pepsinbehandlung*), Massage, Bäder, Elektrizität u. a. in den meisten Fällen eine erhebliche Besserung und hin und wieder Heilung zu erzielen ist, so besteht doch stets die Gefahr der Ausbreitung und schlimmerer Rückfälle.

Dazu kommt noch, dass, wenn diese Hautverhärtungen erst im Laufe des Krieges aufgetreten sind, die Frage der Kriegsdienstbeschädigung stets zu erwägen und meistens zu bejahen sein wird. Denn schon in Friedenszeiten gelten, wenn nicht als einzige Ursachen, doch als gewöhnliche provokatorische Bedingungen: starke Erkältung und Durchnässung der Haut, so dass die Verhältnisse in unseren Schützengräben und überhaupt an der Front als sehr geeignet angesehen werden müssen, Sklerodermien, wenn nicht zu erzeugen, doch unheilbar zu machen. Daher sollten auch leichtere, geheilte Fälle von Sklerodermie nie wieder in die Front geschickt, sondern zum Bürodienst in der Heimat verwendet werden.

Bei den Krankheiten der 2. Gruppe (b), bei welcher das Aussehen der Patienten ihre Dienstbrauchbarkeit beeinträchtigt, ist zu bemerken, dass sich zu dem abschreckenden Aussehen der im Gesicht von Lupus oder maligner Syphilis Befallenen, selbst wenn diese Prozesse völlig abgelaufen sind und das Abschreckende nur noch auf den totenkopfähnlichen Zerstörungen der Nasen- und Wangengegend beruht, immer die Besorgnis gesellt, dass die Erreger der Krankheit doch noch latent vorhanden und unter den ungünstigen Verhältnissen der Kriegszone auf Kameraden der Patienten übertragbar sein möchten. Wird diese Besorgnis auch weniger vom Arzte als von der Umgebung des Betreffenden geteilt, so genügt dieser Umstand doch, die Dienstverwendungsfähigkeit derselben ernstlich in Frage zu ziehen. Vor dem Kriege wurden solche Leute bekanntlich einfach des „abschreckenden Aussehens" wegen für D. U. erklärt. Heute wird diese Begründung wohl nur noch in den schlimmsten Fällen als ausreichend angesehen werden. Da sowohl die Syphilis maligna des Gesichts wie der Gesichtslupus stets eine Vorgeschichte besitzen, die aus der Friedenszeit datiert, kommen alle diese Fälle als K. D. B. nicht in Betracht. An den Gesichtslupus schliessen sich klinisch jene Fälle von progressivem Lupus verrucosus der Hände, welche auffallend sind. Doch sind dieselben verhältnismässig leicht heilbar und machen aus diesem Grunde nur sehr selten D. U. Bei allen Formen des Lupus endlich, die nur den Rumpf, Arme und Beine betreffen, da sie fast nie ulzerieren, spielt die Rücksicht auf die Umgebung keine erhebliche Rolle, sondern nur die Frage, ob sie progressiv sind oder, wie meistens, ein latentes Dasein führen. Nur die ersteren kommen als möglicherweise D. U. in Betracht.

---

*) Siehe S. 123.

An diese D. U. machenden Dermatosen schliessen sich als eine dritte Gruppe (c) nun noch eine Reihe seltener Erkrankungen, welche alle quoad Heilung eine schlechte Prognose besitzen. Dieselben sollten daher, wenn ihre Anfänge bemerkt werden, sofort als D. U. bezeichnet werden. Denn alle würden ohne Ausnahme schon durch den ersten Versuch, sie K. V. zu erklären, verschlimmert und ganz unheilbar gemacht werden, wobei eine Kriegsinvalidenversorgung unter allen Umständen berechtigt sein würde. Glücklicherweise gehören alle — mit Ausnahme von gewissen Sarkom- und Pemphigusfällen bei Jugendlichen — zu den Affektionen des höheren Lebensalters. Sie könnten aber, wenn unsere älteren Jahrgänge eingezogen werden sollten, doch häufiger als bisher beobachtet werden.

Allen voran stelle ich die solitären und multiplen, primären und sekundären Hautsarkome. Während von den Karzinomen sich einige durch relativ harmlose Anfangsstadien auszeichnen, die durchaus nicht gleich D. U. machen, ich erinnere nur an das Ulcus rodens, bedingt die mikroskopisch festzustellende Diagnose: Sarkom unter allen Umständen absolute Dienstunbrauchbarkeit.

Auch die den Sarkomen nahestehende Mykosis fungoides ist in dieser Beziehung den Sarkomen anzureihen. Denn wenn bei ihr auch die Behandlung, in erster Linie mit Röntgenstrahlen zuverlässigere Resultate gibt als bei den echten Hautsarkomen, so entspricht doch keineswegs die aufzuwendende Mühe den bestenfalls erreichbaren Resultaten. Auch ist der Dauererfolg zweifelhaft.

Es folgt sodann das Hautkarzinom mit Drüsenschwellung. Auf die letztere ist der Hauptwert zu legen. Denn es gibt eine Reihe von gutartigen Hautkarzinomen ohne Drüsenschwellung, wie das Ulcus rodens, das Karzinom der Seemannshaut, welche Jahre lang ohne nennenswerte Schädigung des Allgemeinbefindens bestehen können und so lange auch nicht D. U. machen. Ebenso gibt es warzen- und naevusartige, mehr oder minder pigmentierte, übrigens oft verkannte, isolierte kleine Karzinome des Gesichts, welche im ersten Stadium einen durchaus gutartigen Charakter aufweisen und so lange auch keine D. U. bewirken. Aber die geringste Drüsenschwellung sollte bei ihnen das Zeichen sein, sie nicht nur zur Operation ins Lazarett zu schicken, sondern auch nach erfolgter Heilung nicht wieder an die Front zu senden. Werden diese Fälle nicht gleich D. U. geschrieben, so sollten sie als entschieden gefährdet höchstens in der Garnison ober Heimat Verwendung finden, wo sie unter beständiger ärztlicher Kontrolle bleiben.

An diese Hautkarzinome schliesst sich das Xeroderma pigmentosum an, welches in gewissen Familien erblich ist und regelmässig später in Karzinom ausartet. Von dieser Krankheit wissen wir mit Bestimmtheit, dass sie obwohl erblich veranlagt, ganz unter dem Einflusse des Sonnenlichtes steht und sich daher im Felde rapide verschlimmern würde. Sie besteht in einer eigentümlichen Rauhigkeit und Trockenheit der Gesichtshaut, der Handrücken und der sonst bloss getragenen Körperstellen, zu der sich eine fleckweise verteilte Pigmentierung und an einigen Stellen eine von Kapillarangiomen durchsetzte, sehnig weisse Atrophie gesellt, so dass die Haut sehr bunt und gewissen Röntgenverbrennungen täuschend ähnlich wird. Die sich daran anschliessende multiple Karzinose beginnt mit Bildung von Schuppenhügeln und Warzen; auch diese wird durch Lichteinfluss beschleunigt und verschlimmert.

Es ist nicht ratsam, diese Unglücklichen, etwa wie die an Ulcus rodens Leidenden, erst ins Lazarett zu schicken. Sie sind ohne weiteres D. U. und gehören permanent unter Lichtschutz.

Ganz dasselbe ist von den Patienten zu sagen, welche eine Röntgenverbrennung mit Pigmentierung, weissen Hautsklerosen und Angiektasien erlitten haben. Sie würden durch K. V. geradezu einer Karzinose entgegengeführt.

Es schliessen sich an diese Affektionen naturgemäss noch diejenigen schweren und universellen Hautleiden mit progressivem Verlaufe an, welche auch schon in Friedenszeiten für ganz oder nahezu unheilbar gelten und bei denen sowohl die Rücksicht auf die in ihren Kräften herabgekommenen Patienten wie die Rücksicht auf die Mühe und Kosten der Verpflegung selbst eine vorläufige und vorübergehende Ueberführung in das Lazarett unratsam erscheinen lassen. Dahin gehören: **Prurigo gravis, chronischer Pemphigus, progressive Formen der Hautatrophie, Dermatitis exfoliativa (Pityriasis rubra) und Malum perforans plantae pedis.** Wenn ich die Prurigo gravis zu den D. U. machenden Hautaffektionen rechne, so folge ich damit den österreichischen Kollegen, welche über dieselbe viel grössere Erfahrung haben als wir in Norddeutschland. Andrerseits haben wir die Erfahrung gemacht, dass die Prurigo gravis eine bedeutende spontane Besserung zeigt, wenn die Betreffenden aus dem Binnenland in ein feuchtes Küstenklima versetzt werden, wie es in Norddeutschland und Flandern herrscht. Wo sich mithin bei Entlassung aus dem Lazarett Gelegenheit zu solcher Versetzung aus den stark von Prurigo befallenen polnischen und schlesischen Bezirken nach Flandern findet, kann sie ärztlicherseits nur befürwortet werden.

Noch für eine andere dieser Krankheiten hat neuerdings die bisher sehr infauste Prognose einer besseren Platz gemacht, womit statt der D. U.-Erklärung eine Lazarettbehandlung mit nachträglicher A. V. i. i. D. eintreten kann. Das ist der **Pemphigus**. Es ist mir während des Krieges in einer Reihe von Fällen gelungen, durch Kombination der alten innerlichen Arsen- und äusseren Zinkschwefel-Kieselgur-Pastenbehandlung mit der **inneren Darreichung von Kieselsäure in Pillenform**

    Natrii silicici
    Adipis lanae anhydr. ana 10,0
  M. f. pil. No. 100. Consperge Terram siliceam.
    S. 10—20 Pillen täglich.

eine raschere und zugleich dauerhaftere Heilung zu erzielen als wir sie bisher erreichen konnten.

Die folgenden schweren Dermatosen: **progressive, essentielle Hautatrophie** und **exfoliative Dermatitis** machen selbstverständlich unter allen Umständen D. U.

In den grösseren Hautstationen haben sich im Laufe des Krieges Fälle von Geschwüren zweifelhafter Art und äusserster Hartnäckigkeit angesammelt, welche nach vergeblichen Heilungsversuchen schliesslich meistens als D. U. entlassen wurden. Manche erwecken den Verdacht eines neurogenen Ursprungs, manche sind sicher traumatischen Ursprungs und artifiziell in der Hoffnung auf D. U. gemacht worden. Diese müssen natürlich, wie alle artifiziellen Dermatosen, entlarvt und K. V. geschrieben werden. Ein Wort über die Methode der Entlarvung dieser Simulation mag deswegen hier am Platze sein.

In Friedenszeiten ist das artifizielle Geschwür in der grössten Mehrzahl der Fälle das Vorrecht hysterischer Mädchen von 15—20 Jahren, welche eine Freude darin finden, von Krankenhaus zu Krankenhaus zu wandern, um sich von den Aerzten untersuchen und als besonders interessante Fälle vorstellen zu lassen. Hier hat sich nun eine eigene, sichere Methode der Entlarvung bewährt, die in geeigneter Weise modifiziert auf die Kriegsverhältnisse übertragen werden kann.

Es handelt sich gewöhnlich um Aetzschorfe, von denen die Patientinnen behaupten, dass sie spontan entstehen, die sie aber von Zeit zu Zeit immer wieder durch Aetzmittel, gewöhnlich Schwefelsäure oder Salpetersäure heimlich selbst erzeugen. Man erkennt diese Fälle ausser an sonstigen Symptomen der Hysterie schon an ihrem scheuen, unsicheren Wesen. Folgende Zeichen der Aetzschorfe führen auf die Spur: 1. eine **lineäre, gerade Begrenzung**, auch nur an einer Seite, wie sie spontan nie vorkommt, 2. eine **regelmässige Verteilung** derselben in Form von Figuren, wie sie die eigene Hand bewusst oder unbewusst leichter herstellt, 3. ihre Lokalisation **am linken Vorderarm**, wohin die rechte Hand am besten gelangt; sodann bei längerem Andauern **am linken Bein und in der linken Flanke und Schulter** aus demselben Grunde. Bei Linkshändigen ist die Lokalisation in derselben Reihenfolge rechts. 4. Bei sehr zahlreichen Läsionen das Freibleiben von solchen Oertlichkeiten, an die die Hände nicht hingelangen, wie die Mittellinie des Rückens. 5. Die willkürliche Hervorrufung neuer Läsionen durch Suggestion des Arztes, wenn er das Interesse der Umgebung auf bestimmte neue Eruptionen des „interessanten Falles" lenkt und **die neue Lokalisation als wahrscheinlich vorhersagt**. Diese Momente, welche eine alte Praxis über diese „Stigmata" hysterischer Mädchen an die Hand gibt, können cum grano salis für die Entdeckung simulierter Läsionen und Geschwüre in Lazaretten nutzbar gemacht werden. Ist hierdurch oder durch andere Umstände ein Verdacht auf artifizielle Beeinflussung besonders hartnäckiger Ulcera entstanden, so muss sofort die betreffende Hautstelle antiseptisch eingepudert und durch eine Zinkleim- oder selbst eine Gipsbinde derartig gedeckt werden, dass der Patient auch mit Instrumenten nicht daran rühren kann. Artifizielle

Ulcera sind dann in 2—3 Tagen bei Abnahme des Verbandes wesentlich gebessert oder, wenn sie nur oberflächlich waren, geheilt, während wirkliche Hautkrankheiten (Ekzem, Pyodermie) sich in reiner Form deutlich als solche darstellen. Geätzte Geschwüre haben sich gereinigt und lassen deutlich erkennen, ob Heilungstendenz vorhanden ist oder nicht. Da diese okklusive Behandlung unter Leim- oder Gipsverband im Uebrigen die Heilung nie aufhält, sondern nur fördert, so sollte sie immer sofort einsetzen, sowie auch nur der Verdacht auf eine artifizielle Natur der Läsionen und Ulcera rege wird.

2. Verwendungsfähigkeit zur Arbeit (A. V.).

A. V. im Freien
(unempfindlich gegen Witterung und marschfähig).

Psoriasis des Rumpfes
Ekzem des Rumpfes
Prurigo mitis
Lupus des Rumpfes
Morbus Duhring
Pityriasis rubra pilaris.

A. V. im inneren Dienst (A. V. i. i. D.).

a) Im Hause (empfindlich gegen Witterung).

Lupus erythematosus
Hydroa vacciniformis
Epidermidolysis bullosa
Urticaria chronica + factitia
Verbrennungsnarben + Kontraktur
Neuralgien nach Zoster
Schmerzhafte Röntgennarben.

b) Im Sitzen (marschunfähig).

Chronisches Oedem + Ekzema cruris
Ausgedehnte Ulcera cruris
Elephantiasis cruris et scroti
Lymphangioma inguinalis
Erythema induratum Bazin
Essentielle Hautatrophie der Beine
Glanzhaut (Liodermie) der Beine.

Eine zweite Abteilung bilden die nicht zum Dienst mit der Waffe, aber zur Arbeit Verwendungsfähigen (A. V.). Sie ist, was die Zahl der Krankheiten betrifft, etwa ebenso gross wie die D. U.-Gruppe. Es gehören hierher alle diejenigen Fälle, in denen der reguläre Dienst mit der Waffe nicht, auch nicht in der Garnison oder der Heimat geleistet werden kann, wohl aber bis dahin die Arbeit im eigenen Beruf der Patienten geleistet wurde und demgemäss auch eine entsprechende Arbeit im Felde oder der Heimat möglich ist.

Es ist üblich, unter diesen zur Arbeit brauchbaren Leuten eine weitere Unterscheidung zu treffen, je nachdem sie im Felde, in der Garnison oder in der Heimat verwendungsfähig sind. Diese Unterscheidung, welche sich in der inneren und chirurgischen Kriegspraxis bewährt hat, ist für die Hautkrankheiten im Kriege unpraktisch. Es ist ein vergebliches Bemühen, diejenigen Dermatosen, welche für den Dienst mit der Waffe nicht passen, nach diesen Gesichtspunkten zu ordnen, indem man etwa die schwersten unter ihnen der Heimat, die mittelschweren der Garnison und die leichtesten dem Felddienst zuweisen wollte. Man muss eben nie vergessen, dass die Haut in so hohem Masse wie kein inneres Organ von Wind und Wetter, Kälte und Sonnenschein abhängig ist. Es sind hier die äusseren Schädlichkeiten, welche zur Verschlimmerung von leichten Hautleiden führen und Dienstbeschädigung zur Folge haben können, welche ganz allein die genauere Art der Arbeitsverwendung vorzuschreiben haben. Die daraus resultierende, allein praktische Einteilung ist mithin eine solche, welche A. V. im Freien und A. V. im inneren Dienst unterscheidet, und die letztere Rubrik zerfällt, je nachdem die für die betreffende Dermatose in Betracht kommende Schädlichkeit die Witterung oder das Gehen ist, in die 2 Unterabteilungen: A. V. im Hause und A. V. im Sitzen.

Mit diesen Begriffen verbindet sich sofort das schädigende Moment, dem die Art der Verwendung ausweichen soll. Dagegen ist es wiederum ganz einerlei und kann je nach den sonstigen Umständen entschieden werden, ob der A. V.-Dienst „im Hause" oder „im Sitzen" in der Etappe, Garnison oder in der Heimat geleistet werden soll, ob die A. V. „im Hause" zur Reinigung von Kasernen oder zur Arbeit in Fabriken, ob die A. V. „im Sitzen" als Schreiber im Büro oder als Schneider und Schuster ausgenutzt werden soll.

Bei der A. V. im Freien kommen vor allen Dingen die zahlreichen kräftigen Patienten in Betracht, welche an ausgebreiteter Psoriasis des Rumpfes leiden, solange noch nicht Kopf und Hände in erheblichem Masse mitergriffen wurden. Es sind das dieselben Psoriatiker, welche in Friedenszeiten trotz ihres Hautleidens sehr wohl ihrem eigenen Berufe ungestört nachgehen konnten, ohne dass man ihnen etwas Krankhaftes ansah. Wo dann im privaten Berufe gewöhnlich die Schwierigkeiten beginnen, weil die Psoriasis Kopf und Gesicht, vor allem aber die Hände befällt, da wird auch meistens die A. V. im Freien ausgeschlossen sein. Hier ist jedoch der wesentliche Hinderungsgrund weniger das unappetitliche Aussehen der Gesichtspsoriasis, als vielmehr das Versagen der von Psoriasis befallenen Hände bei schweren Arbeiten ohne eine entsprechende Pflege, wie sie im Berufe in Friedenszeiten immer möglich war, aber im Felde meistens nicht möglich ist.

Tritt während der A. V. ein Uebergreifen der Psoriasis auf die Hände ein, so ist es deshalb ratsam, sofort Lazarettbehandlung eintreten zu lassen, nach erfolgter Heilung aber dann nicht wieder A. V. im Freien oder G. V., sondern A. V. im inneren Dienst zu erklären, da bei A. V. im Freien baldige Rückfälle mit Sicherheit zu erwarten sind. Ich möchte diesen Gegenstand übrigens nicht verlassen ohne darauf hinzuweisen, dass gerade der Psoriasis eine wesentliche Verbesserung der Prognose bevorsteht und zwar durch Erfahrungen, welche Galewsky und ich während des Krieges mit einem neuen synthetischen Mittel, dem Cignolin der Firma Bayer & Co. (Elberfeld) gemacht haben. Wenn erst alle Hautstationen mit diesem Mittel ausgerüstet sind, wird es sich empfehlen, alle Psoriatiker ohne Unterschied ins Lazarett zu senden, da nach 1—2 maliger Behandlung mit Cignolin in vielen Fällen Dauerheilungen eintreten und bei fortschreitender Erfahrung solche vielleicht in allen Fällen erreicht werden können.

Ich empfehle hierfür folgende Salbenformel:

Cignolin 1,0
Ichthyol 5,0
Eucerini anhydrici 50,0
Aquae ad 100,0
M. S. 2 mal täglich einzupinseln.

Aehnlich steht es mit den Ekzemen des Rumpfes. Sie vertragen sich, bei interkurrenter Behandlung im Lazarett, sehr wohl noch mit schwerer Arbeit, solange nicht gerade Kopf und Hände dauernd befallen sind. Tritt aber dieser Umstand ein, so ist es nach erfolgter Heilung im Lazarett angebracht, auch hier eine Abänderung in „A. V. im inneren Dienst" aus dem eben erwähnten Grunde vorzunehmen.

Als eine dritte hierher gehörige Dermatose möchte ich die Prurigo mitis nennen, die eine weit bessere Prognose als die Prurigo gravis besitzt und ziemlich leicht durch äussere Mittel, vor allem durch Ichthyol zu beseitigen ist. Es fehlt bei ihr die bei der Prurigo gravis so schwer zu beseitigende Verdickung der Oberhaut. Die Rückfälle schliessen sich gewöhnlich an starkes Schwitzen bei körperlichen Anstrengungen an. Ist ein solcher Rückfall beseitigt, so ist auch hier am besten auf A. V. im inneren Dienst zu erkennen.

Von den Lupusformen gehören hierher alle nicht progressiven des Rumpfes, und deren gibt es in einigen Gegenden Deutschlands, so in Ostfriesland, Hannover, Schleswig-Holstein unter der bäuerlichen Bevölkerung nicht wenige. Es ist mitunter geradezu erstaunlich, in wie symptomloser, überaus langsamer, schleichender Weise ein derartiger Lupus im Laufe von 30—40 Jahren grosse Teile des Rumpfes überzieht, vorausgesetzt, dass kein Arzt dabei Heilungsversuche angestellt hat. Derartige äusserst gutartige Fälle können auch ohne sichtliche Veränderungen selbst noch diesen Krieg überstehen. Wohlverstanden muss der Truppenarzt aber solche Fälle wohl im Auge behalten und sowie dieselben im Felde ihren benignen Charakter verlieren und um sich zu greifen anfangen, ins Lazarett, am besten gleich in die Heimat senden. Eine K. D. B. liegt in solchen Fällen ja nicht vor, da der Lupus bereits eine lange Vorgeschichte aufweist. Aber eine K. D. B. durch Verschlimmerung könnte dann entstehen, wenn das Erwachen des Lupus nicht rechtzeitig bemerkt und ihm Zeit gelassen wurde, auf Hände oder Gesicht überzugreifen.

Durch zwei gemeinsame Eigenschaften zu einer Gruppe vereinigt, schliessen sich hier weiter zwei seltenere chronische Hautkrankheiten an: Duhring's Krankheit und Pityriasis rubra pilaris Devergie. Beide sind einerseits sehr hartnäckig und durch Lazarettbehandlung wenig beeinflussbar, stören andrerseits aber auch die Gesundheit und den Kräftezustand der Betreffenden verhältnismässig wenig und unterscheiden sich in diesen Beziehungen sehr von den beiden mit ihnen am häufigsten verwechselten Krankheiten. Die Duhring'sche Krankheit wird nämlich zumeist mit dem Pemphigus, die Pityriasis rubra pilaris mit der Akuminatusform des Lichen verwechselt. Die richtige Diagnose stellen, heisst in diesen Fällen mithin: Die Dienstverwendungsfähigkeit anders und richtiger abschätzen.

Die Duhring'sche Krankheit unterscheidet sich vom Pemphigus hauptsächlich durch ihre gruppierten, sehr polymorphen, juckenden oder brennenden Ausschlagsformen, die meistens blasiger Natur auf rotem Grunde sind, also ganz verschieden von den einförmigen, nicht gruppierten, grossen Blasen auf unentzündeter Basis, wie sie der chronische Pemphigus zeigt. Die an Duhring'scher Krankheit Leidenden dürfen nicht zum regulären Dienst, wohl aber zur Arbeit, auch im Felde herangezogen werden und zwar um so eher, als sich bei ihr spontan längere Remissionen einstellen und die Erfahrung gezeigt hat, dass Aufenthalt in frischer Luft, Sportübungen und Sonnenbäder zuweilen sogar wohltätig auf sie wirken, in reinstem Gegensatz zum chronischen Pemphigus, bei welchem Abschiebungen der Hornschicht in grösstem Umfange und bösartige Blasenrezidive jedem Versuch einer körperlichen Arbeit auf dem Fusse folgen würden. Ich spreche hier übrigens nur meine persönlichen Erfahrungen über die Duhring'sche Krankheit aus und weiss wohl, dass andere Kollegen sie stets als D. U. machend betrachten.

Ein ähnlicher Unterschied in bezug auf die A. V. besteht zwischen der Pityriasis rubra pilaris und dem follikulären Lichen acuminatus Kaposi, mit dem sie früher verwechselt wurde. Die letztere Form des Lichen ist, wie jeder Lichen, durch grosse Arsendosen innerlich und den Gebrauch einer Karbol-Sublimatsalbe äusserlich im Lazarett in einigen Wochen heilbar und dann auf lange Zeit hinaus K. V. Die Pityriasis rubra pilaris dagegen, die weniger aus zelligem Infiltrat um die Follikel als aus Hornkegeln in den Follikeln besteht, trotzt meistens jeder Behandlung und macht jedenfalls eine lange Lazarettbehandlung notwendig, alteriert aber andrerseits das Allgemeinbefinden so wenig, dass sie besser garnicht erst im Lazarett behandelt, sondern A. V. im Freien, sei es in der Garnison oder in der Heimat erklärt wird, wo im Notfall die eventuellen Beschwerden, wie übergrosse Trockenheit der Haut ambulatorisch Abhilfe finden können.

Es folgt nun die Abteilung A. V. im inneren Dienst (A. V. i. i. D.), d. h. die Dermatosen, welche nicht bloss K. V. und G. V., sondern auch A. V. im Freien mit grober Hantierung ausschliessen und zwar zunächst die Gruppe A. V. im Hause (A. V. i. H.).

In erster Linie ist hier die **Hydroa vacciniformis** zu nennen, eine seltene, angeborene Affektion der Haut der frei getragenen Körperstellen, Gesicht, Hals und Hände. Sie beruht auf einer specifischen Empfindlichkeit gegen Sonnenlicht, welches kleine Epithelnekrosen und darauf ein blasenförmiges Exanthem hervorruft, das, wie der Name besagt, mit Impfpocken ähnlichen Narben abheilt. In lichtgeschützter Stellung, also im Hause oder unter der Erde ist dagegen eine A.V. sehr wohl möglich.

An diese Affektion schliesst sich eine andere seltene, ebenfalls angeborene Affektion, die **Epidermidolysis bullosa**. Sie schliesst den Dienst mit der Waffe (K. V. und G. V.) ebenso aus wie die A. V. im Freien, da bei ihr durch Druck und Reibung, besonders an allen Knöcheln der Finger und an den Kniescheiben und Schienbeinen grosse Blasen erzeugt werden. Es wäre zu versuchen, ob die weiter oben zur Bekämpfung des Pemphigus angegebene innere Behandlung mit Kieselsäure nicht auch von günstigem Einflusse auf dieses Leiden ist. Denn vermutlich liegt auch hier wie beim Pemphigus ein Defekt des Faserapparates der Stachelschicht der Haut vor.

An diesen merkwürdigen Defekt der Oberhaut möchte ich eine andere nicht so ganz seltene Erkrankung der Lederhaut anschliessen, welche insofern mit ihr Aehnlichkeit hat, als auch bei ihr Druck und Reibung zu unerträglichen Folgen führen. Es ist das die hin und wieder vorkommende **Kombination von Urticaria factitia mit gewöhnlicher chronischer Urtikaria**. Da bei diesem Leiden schon der Druck und die Reibung der gewöhnlichen Kleidung grosse Quaddeleruptionen hervorruft, ist ein Arbeiten mit der Waffe und mit Werkzeugen absolut ausgeschlossen, dagegen ruhiges Arbeiten im inneren Dienst wohl möglich. Da diese Affektion nie angeboren und überdies heilbar ist, kommt die Verweisung zur Arbeit i. i. D. nur nach der Lazarettbehandlung in Frage.

In diese Gruppe gehören auch die zahlreichen **Kontrakturen durch Narben** aller Art, in erster Linie durch Verbrennungsnarben, wie sie dieser Krieg mit seinen täglich erzeugten Verbrennungen 2. und 3. Grades in grosser Fülle erzeugt hat. Es sind natürlich meistens solche Narben, welche die Oberextremitäten und vor allem einzelne Hände oder Finger befallen haben. Zu den Behandlungsmethoden, welche eine Besserung der Verwendungsfähigkeit dieser Kontrakturen erstreben, ist ganz neuerdings die **nächtliche Bedeckung der Narben mit Dunstverbänden** getreten (Priessnitz-Umschlag), in denen das Wasser durch eine schwache, mit Borsäure angesäuerte Pepsinlösung ersetzt ist*).

Ein solcher Verband wird monatelang ertragen und hat eine ausgezeichnete Erweichung der sich kontrahierenden Bindegewebsstränge zur Folge. Bei Tage wird er durch Einfetten (und Massieren) mit einer schwachen Thiosinaminsalbe (1 pCt.) ersetzt und unterstützt.

---

*) Pepsin 5,0—10,0
Acidi borici 20,0
Aquae ad 1000,0

Dieselbe Art dienstlicher Verwendung und des gleichzeitigen Hautschutzes ist endlich auch für gewisse Fälle von schmerzhaften Folgeerscheinungen nach Hautkrankheiten zu empfehlen, so bei den schmerzhaften Narben nach Röntgenverbrennung und den nach Herpes Zoster zurückgebliebenen Neuralgien. Beide Zustände machen den Dienst mit der Waffe ebenso unmöglich wie den mit dem Werkzeug.

Die dritte Unterabteilung der A. V. bildet die A. V. im Sitzen (A. V. i. S.). Es ist das eine kleine Gruppe von Hautaffektionen, welche ihren Lieblingssitz an den Unterextremitäten aufschlagen und daher den Träger ganz besonders für den Schreiberdienst im Büro prädestinieren: Chronisches Oedem und Ekzema cruris, ausgedehnte und hartnäckige Ulcera cruris, die Elephantiasis cruris et scroti, grössere Lymphangiome der Schenkelbeuge und das Erythema induratum Bazin der Unterschenkel einerseits und stationär gewordene Fälle von essentieller Hautatrophie der Unterextremitäten andrerseits. Bei den drei Krankheitsformen der ersten Kategorie ist die Prognose in letzter Zeit ebenfalls durch den Pepsin-Dunstverband erheblich gebessert worden. Es ist geradezu erstaunlich zu sehen, wie die sklerotische Umgebung von alten Ulcera cruris erweicht wird und die Ulcera sich zur Vernarbung anschicken, wie mächtige Skrotalödeme, posthornähnliche Drehungen des elephantiastischen Penis hierunter zurückgehen, wie Lymphfisteln sich schliessen und die Gehfähigkeit elephantiastischer Beine sich bessert. Diese Behandlung ist an den Unterextremitäten um so wirksamer, als sie bei Tage während der Arbeit im Büro nicht einmal ausgesetzt zu werden braucht. Auch für das Erythema Bazin ist die Behandlung mit Pepsin-Dunstumschlägen sehr erfolgreich, besonders wenn gleichzeitig unter denselben die Haut mit einem 1—5 proz. Chrysarobin-(Cignolin-)pulver eingewischt wird.

Das Ziel und Ergebnis der Pepsinbehandlung bei diesen Leiden ist der Schwund von kollagenem Gewebe in jeder Form. Sie passt mithin nicht für die essentielle Hautatrophie, welche selbst das Kollagen der Lederhaut zum Schwunde bringt, so dass das Netz der subkutanen Venen blau auf rötlichem Grunde durch die Oberhaut hindurch sichtbar wird. Bei dieser Affektion ist als permanenter Schutz während des Dienstes ein Zinkleimverband ratsam.

An die allen Dermatologen wohlbekannte essentielle Hautatrophie schliesst sich noch eine andere Form der Atrophie an, die neuritische Glanzhaut oder Liodermie, weil sie wohl gerade in diesem Kriege den Neurologen häufiger zur Beobachtung gelangt sein wird. Denn nachdem bereits Mitte des vorigen Jahrhunderts Romberg, Charcot und Paget auf diese trophische Störung der Haut nach unvollständigen Nervenverletzungen hingewiesen haben, wurde sie von den Amerikanern Mitchell, Morehouse und Keen 1864 nach Beobachtungen in dem Kriege zwischen den Nord- und Südstaaten der Union in mustergültiger Weise beschrieben. Es handelte sich fast immer um Schuss- oder Stichverletzungen peripherer Nerven, welche keine vollständige Kontinuitätstrennung bewirkten. Es tritt dann einige Zeit nach Verheilung der Nervenwunde und nur dann, wenn die Nervenleitung nach dem Zentrum noch erhalten ist, ein länger dauerndes Erythem auf, welches allmählich in eine Atrophie der Haut übergeht, die im Gegensatz zur essentiellen Atrophie nicht beschwerdefrei ist, sondern von neuritischen Schmerzen begleitet wird. Dabei blasst die Haut ab, wird glatt, glänzend und straff an die Unterlage angeheftet. Die amerikanischen Autoren nannten diese Form von Liodermie: Glossy skin. Auch die Schweisssekretion leidet und die Nägel der betreffenden Extremität werden gefurcht und gekrümmt. Wo diese Hautatrophie im Gefolge von traumatischer Neuritis in diesem Kriege auftritt, ist sie als bleibende Dienstbeschädigung zu betrachten. Wird auf Arbeitsverwendung erkannt, so bedarf sie eines dauernden Schutzes durch Zinkleim und A. V. i. S.

3. Verwendungsfähigkeit im Garnisondienst (G. V.)
(Nähe des Lazaretts).

Ulcus rodens
Röntgenverbrennung an Gesicht und Händen
Oft rezidivierende Ekzeme
Sykosis
Lupus (grössere Herde)
Leichte Ulcera cruris.

Die Verwendungsfähigkeit im Garnisondienst bildet bei den Hautkrankheiten eine Rubrik mit sehr wenigen Affektionen, wenn auch zahlreichen Einzelfällen. Sie kommt immer nur dann zur Geltung, wenn der Dienst mit der Waffe geleistet werden kann, aber die Strapazen des Felddienstes (Märsche, Unbilden der Witterung) nicht ertragen werden, die Krankheit verschlimmern und Dienstbeschädigung verursachen würden. Die bedeutende Ausdehnung, die wir aus guten Gründen bei den Hautkrankheiten A. V. im inneren Dienst geben mussten, findet hauptsächlich auf Kosten von G. V. statt. Es hat eben keinen rechten Sinn und bedeutet keine wirksame Schonung, wenn wir beispielsweise eine Psoriasis der Hände, einen Lupus erythematosus des Gesichtes statt für Kriegsdienst für den leichteren Garnisondienst mit der Waffe bestimmen würden. Denn die hier wirklich schädigenden Faktoren von Wind und Wetter spielen beim Garnisondienst mit der Waffe eine analoge Rolle wie im Felde, nur in geringerem Masse und die Rezidive und Lazarettbehandlung würden auch hier nicht lange auf sich warten lassen.

Die Hauptsache, welche die Entscheidung zwischen K. V. und G. V. bei Hautkrankheiten bestimmt, ist also nicht das Mass der physischen Leistungen und der Witterungseinflüsse, sondern weit mehr die unmittelbare Nähe gut, d. h. spezialistisch geleiteter und mit besonderen Hautabteilungen versehener Lazarette. Und der springende Punkt hierbei wird immer der sein, dass der Arzt in der Garnison schon bei den ersten Symptomen der Verschlimmerung ohne Mühe und grössere Kosten sofort die Ueberführung in das Lazarett oder statt dessen in eine unter Umständen ebenso wirksame **ambulatorische** Behandlung bewirken kann, während der Arzt im Felde aus begreiflichen Gründen abwartet und dann die Ueberführung in das Lazarett sich verspätet und die Heilungsdauer beträchtlich länger ist. Man kann also den Unterschied zwischen K. V. und G. V. in bezug auf Hautkrankheiten auch kurz so ausdrücken: Der Garnisondienst mit der Waffe gewährleistet im Gegensatz zum Felddienst sachgemässere und vor allem frühzeitigere Behandlung und schützt dadurch vor unnötigen Dienstbeschädigungen durch Verschlimmerung im Felde. Klinisch gesprochen ist es die bessere, weil leichtere Kontrolle im Garnisondienst, welche ganz bestimmte Dermatosen für denselben geeignet macht, sei es die Kontrolle der Diagnose oder die der Pflege und Therapie.

In ersterer Beziehung nenne ich nur die garnicht seltenen Fälle von Ulcus rodens und von Röntgenverbrennung an Gesicht und Händen. Hier ist die Kontrolle des Arztes alles und die sofortige Einleitung der chirurgischen Behandlung, sowie sich die ersten Anzeichen von tiefergreifendem Karzinom zeigen. Bis dahin können solche Patienten Jahre lang ungefährdet Garnisondienst verrichten. Ein Abwarten bei sichtlicher Veränderung des Ulcus rodens aber — Vergrösserung, Vertiefung — bedeutet fast stets Dienstbeschädigung durch Verschlimmerung.

Als Beispiele solcher Dermatosen, für welche bessere Pflege und eventuell mögliche, ambulatorische Behandlung den Garnisondienst in besonderem Maasse geeignet macht, seien vor allem die ewig rezidivierenden pruriginösen, aber im Ganzen leichten Ekzeme der Knie- und Ellbeugen genannt, sodann alle häufig rezidivierenden Ekzeme des Rumpfes und der Extremitäten, mit Ausnahme der Handekzeme, für welche, wie für die Gesichtsekzeme, A. V. i. i. D. die beste Verwendung darstellt.

Daran schliesst sich das in diesem Kriege zu einer wahren Plage der Aerzte gewordene Heer der Sykosisfälle, bei denen auch meistens ein Ekzema barbae zugrunde liegt. Die Ursache der grossen Verbreitung liegt in der vollständig mangelnden Pflege des Bartes an der Front. Die echten, einfachen Sykosisfälle, in welchen nach Art einzelner Furunkel nur einzelne, zerstreute Haarbälge von Eiterkokken befallen sind, sind noch die prognostisch günstigsten und lassen sich sogar ohne Lazarettaufenthalt durch häufige Epilation, ausgiebiges Betupfen mit Jodtinktur und Einreiben von etwas Borsalbe zur Heilung bringen. Anders steht es mit den auf ein schuppiges, trocknes oder feuchtes Ekzem des Bartes aufgepflanzten Sykosisfällen. Diese Kombination ist in der Garnison besser aufgehoben, da man mit häufigen Rückfällen und mit wiederholter Lazarettbehandlung rechnen muss. Es ist vielleicht nicht ohne Interesse, dass neben der hierbei allgemein geübten Röntgenbehandlung in einzelnen Lazaretten auch wieder die alte Methode täglicher ausgiebiger Epilation, kombiniert mit darauf folgenden Dunstumschlägen sich bewährt hat, für welche beim Vorwiegen des Ekzems 2 proz. Resorzinwasser, beim Vorwiegen der follikulären Pustelbildung 2 proz. Ichthyolwasser vorzuziehen ist, in schlimmen Fällen eine Mischung beider.

In den Garnisondienst gehören auch der besseren Pflege und Kontrolle halber die vielen in Friedenszeiten grösstenteils bereits geheilten Lupusfälle des Gesichts, die zu ausgedehnt sind, als dass Exzision in Frage käme und zu wenig Lupusknötchen an den Rändern der Narben zeigen, um sie D. U. zu schreiben. Hier genügt, um eine allmähliche Besserung und eventuelle Ausheilung während des Dienstes zu Wege zu bringen, die mehrmals wöchentlich vorgenommene Betupfung mit einem einfachen Aetzmittel wie Karbolsäure, Sagrotan, Liquor Stibii chlorati, Trichloressigsäure oder Milchsäure und darauf folgende Puderung mit Zinkpuder.

Mit derselben Begründung gehören hierher eine Anzahl leichter Ulcera cruris. Diese brauchen häufig auch garnicht ins Lazarett verlegt zu werden, sondern es genügt in den meisten Fällen ein jeden Monat frisch angelegter, gut sitzender Zinkleimverband, mit welchem der Garnisondienst mit der Waffe sehr wohl vereinbar ist; ja, unter günstigen Umständen können die Geschwüre unter dem Zinkleimverband sogar zur Ausheilung kommen. Regelmässige Bewegung bei gut sitzendem Zinkleimverband beschleunigt nämlich die Heilung.

Die Abgrenzung der G. V. gegen die allein hier in Betracht kommende Form der A. V., der A. V. im Freien folgt etwas anderen Grundsätzen. Hier kommt es ausser der so wichtigen Nähe einer besonderen Hautabteilung in der Garnison auch auf die Konstitution der Patienten und das Maass ihrer subjektiven Beschwerden an. Für A. V. im Freien passen im allgemeinen die robusteren, indolenten, abgehärteten und aus schweren Berufen kommenden Patienten, für G. V. die zarteren, schwächlichen, hereditär belasteten und von leichterer Arbeit herkommenden. Wenn durch ermöglichte und zweckmässige Pflege während des Garnisondienstes gewisse Hautleiden wie Handekzem, Beingeschwüre allmählich zur Ausheilung kommen, ist gegen eine Versetzung der Leute zur Gruppe A. V. im Freien oder selbst K. V. nichts einzuwenden.

4. Kriegsbrauchbarkeit (K. V.).

(marschfähig, unempfindlich gegen Witterung und Strapazen).

Akne juvenilis

Akne necrotica

Alle sekundären Alopecien nach Favus, Seborrhoe, Folliculitis

Alopecia atrophicans

Alopecia areata

Ekzema intertrigo

Ekzema marginatum

Leichte Anal- und Skrotal-Ekzeme

Ekzema seborrhoicum capillitii et sterni

Rosacea

Seborrhoe

„Ellbogenpsoriasis"

Unkompliziertes Erythema multiforme

Leichte Fälle von Erythema nodosum
Leichte Urticaria
Leichte Urticaria factitia
Unkomplizierte Varizen
Kleine Lupusherde
Papulonekrotisches Tuberkulid
Leichter Pruritus
Furunkel
Hyperhidrosis pedum
Ichthyosis
Erythrasma
Pityriasis rosea
Pityriasis versicolor
Kleine Angiome und Lymphangiome
Kleine Atherome
Condyloma acuminatum
Naevi
Neurofibrome
Keloid
Aknekeloid.

Dahin gehören alle im Lazarett geheilten sowie alle zwar nicht geheilten, aber beschwerdelos ertragenen Hautleiden, ferner alle nicht behandelten, weil zu geringfügigen chronischen und endlich alle akuten, nicht fieberhaften Hautkrankheiten.

Als Beispiel der letzteren Kategorie seien hier nur kurz die verschiedenen Erytheme erwähnt, welche als Begleit- und Folgeerscheinungen leichter fieberhafter Erkrankungen, wie Anginen, Impfungen, Influenza auftreten, sowie der Herpes labialis und progenitalis. Sie sind in der Liste garnicht mit aufgeführt.

Auch über die daselbst erwähnten chronischen Dermatosen ist wenig zu sagen. Unter Akne sind alle leichten Formen der juvenilen Akne zu verstehen, sowie die Akne necrotica. Eine Ausnahme können nur sehr ausgedehnte und tiefgreifende Eruptionen von Akne dorsi machen, wenn sie einmal das Tragen vom Tornister erschweren und A. V. im Freien bedingen.

Die Alopecien, auch die schweren Formen, sind ohne Ausnahme K. V.; Kahlheit bedingt keine Kriegsunbrauchbarkeit. Nur die Alopecia areata bildet ein Kapitel für sich, da die parasitäre Natur, wenn auch jetzt wohl von der Mehrheit der Dermatologen angenommen, die Frage nach der Uebertragbarkeit immer noch offen lässt. Immerhin hat ein so genauer Beobachter wie Besnier über Epidemien der kreisfleckigen Kahlheit aus Kasernen berichtet und auch aus diesem Kriege sind ähnliche Fälle berichtet. So von Galewsky das gleichzeitige Vorkommen von 6 Fällen in einer Kompagnie. Bei der Unsumme schwerer Kriegsunfälle mit nervösen Störungen andrerseits wäre unter Mithilfe der Neurologen wohl jetzt die richtige Gelegenheit gekommen, die alte Streitfrage zu entscheiden, ob die Alopecia areata auch lediglich durch Kopftraumen, z. B. nach Verschüttung, Kopfschüssen entstehen kann.

Von den Ekzemen sind alle umschriebenen Formen, wie Ekzema intertrigo, Ekzema marginatum, leichte Anal- und Skrotalekzeme, das Ekzema seborrhoicum sterni und capillitii, die Rosacea und Seborrhoea faciei K. V. Rasche Ausbreitung, starkes Nässen und starkes Jucken bedingen nur zeitige Dienstunbrauchbarkeit und Lazarettbehandlung.

Aehnlich ist es mit der Psoriasis. In der Tabelle sind die leichten, indolenten, umschriebenen Formen, wie sie an Knien, Unterschenkeln, Ellbogen und als vereinzelte Herde am Kopfe vorkommen, als K. V. unter der Spitzmarke: „Ellbogenpsoriasis" zusammengefasst. Auch eine stärkere Verbreitung über Rumpf, Arme und Beine, wie sie nach anhaltendem Schwitzen häufiger vorkommt, behindert die K. V. nicht. Nur wenn Gesicht und Hände überzogen werden oder stärkeres Jucken hinzutritt, ist die Lazarettbehandlung notwendig.

Patienten mit Erythema multiforme sind im allgemeinen K. V., doch können Komplikationen (Fieber, Gelenkschmerzen) Lazarettbehandlung erfordern.

Beim Erythema nodosum ist zu bemerken, dass nur die unkomplizierten und nicht allzu schmerzhaften Fälle K. V. sind. Wo das Erythema nodosum als Teilerscheinung allgemeiner Erkrankungen wie Gelenkrheumatismus, Tuberkulose auftritt, teilt es natürlich die Bewertung dieser letzteren.

Von den chronischen Urtikariafällen können einzelne die Ueberführung ins Lazarett nötig machen, z. B. wenn das Jucken unerträglich und das Kratzen der Umgebung lästig wird; andere, wie die mit starker Urticaria factitia komplizierten Fälle machen ja überhaupt A. V. im Hause, da dann das Tragen der vollen Uniform unmöglich wird (siehe oben). Die leichten, nicht juckenden Fälle von Urticaria factitia sind K. V.

Alle unkomplizierten Fälle von Varizen sind ebenfalls K. V. Die körperlichen Anstrengungen und Märsche begünstigen sogar im Allgemeinen eine Verkleinerung der Varizen, allerdings nicht das lange Stehen in Gräben und auf Posten. Aber die im Frieden sehr weitgehende Berücksichtigung der Varizen als Grundlage von Jucken, Ekzemen und Ulcera cruris ist auf den Krieg nicht übertragbar. Man sollte überhaupt nie vergessen, dass die Varizen keine selbständige Krankheit darstellen, sondern sich bei ungenügender Durchströmung der Beinarterien als eine natürliche Heilbestrebung zur Kompensation der für die Haut der Beine sehr gefährlichen Senkungshyperämie herausbilden und als solche in Friedenszeiten, oft ohne dass die Betreffenden eine Ahnung davon haben, in grösstem Massstabe und ganz beschwerdelos bestehen. Man kann sie also, solange sie unkompliziert sind, gradezu als einen Schutz der Haut der Füsse und Unterschenkel auffassen. Zur wirklichen Krankheit und Kriegsunbrauchbarkeit führen die Varizen nur, wenn der bekannte, unscheinbar beginnende

Zirkel beginnt: das Jucken der mit venösem Blut überfüllten Haut. An das Jucken schliesst sich das Kratzen mit unreinen Nägeln, daran Ekzem und Impetigines und daran wiederum stärkeres Jucken, bis unter Beihilfe gewöhnlicher Traumen sich Ulcera cruris bilden, welche unter dem Einfluss derselben schlechten Zirkulation und Ernährung der Haut nicht denselben Heiltrieb wie gewöhnliche Geschwüre zeigen. Sind diese sekundären Erscheinungen: Ulcera, Ekzeme, Pyodermien im Lazarett geheilt, so sind die übrig bleibenden Varizen kein Gegenstand medizinischer oder chirurgischer Fürsorge mehr und stets als K. V. zu betrachten.

Von den Lupusformen kann die der kleinen primären Lupusknötchen, wie sie häufig im Gesicht im Anschluss an Mückenstiche vorkommen, als K. V. betrachtet werden, da sie durch Exzision leicht und definitiv heilbar sind.

Das papulonekrotische Tuberkulid ist von den Tuberkuliden, diesen benignen Formen der Tuberkulose, wohl diejenige, welche sich am ehesten mit der Kriegsbrauchbarkeit verträgt, da die, wenn auch zahlreichen, meistens in der Ellbogengegend sitzenden Knötchen und Narben keine Schmerzen verursachen und kein Bewegungshindernis darstellen.

Die leichteren Fälle von Pruritus sind, besonders da wir in neuester Zeit über eine grosse Reihe vollkommen unschädlicher juckstillender Mittel verfügen, wohl sicher als K. V. zu betrachten. Unter diesen Mitteln erwähne ich, weil es als Benzinersatzmittel heutzutage wohl überall erhältlich ist, den Tetrachlorkohlenstoff (CCl_4) in 10—20 proz. spirituöser Lösung oder als 25 proz. bis 50 proz. Salbe.

    Adipis lanae (s. Eucerini) anhydrici 50,0—75,0
    Tetrachlorkohlenstoff 50,0—25,0
    M. f. ung.

Schwere Pruritusfälle gehören natürlich ins Lazarett und sind nach der Heilung wieder K. V.

Aehnliches ist vom Furunkel zu sagen. Brennstich, Jodtinktur und Ichthyol machen diese früher gefürchtete Plage des Soldaten heute zu einer schon im Keime bei der Truppe oder im Revier zu erstickenden Affektion. Sollte es trotzdem zu einer ausgedehnten Furunkulose kommen, besonders als Folge von Verlausung oder Krätze, so ist das Lazarett angezeigt und danach die K. V. wieder hergestellt.

Die Hyperhidrosis pedum bildet so wenig ein Hindernis des Frontdienstes wie die Ichthyosis. Was für erstere der Salizyltalg, ist für die Trockenheit der letzteren das Euzerin, das sich immer mehr als Spezifikum für alle Ichthyosisformen bewährt hat.

Die Stellung der nun folgenden harmlosen Pilzerkrankungen (Erythrasma, Pityriasis versicolor, Pityriasis rosea) und benigner Geschwülste (Condyloma acuminatum, Keloid, Aknekeloid, Neurofibrome, Naevi, kleine Atherome, Angiome und Lymphangiome) bei dieser Abteilung ergibt sich von selbst.

Als ein Beispiel, wie ein und dieselbe Hautkrankheit je nach Sitz und Umfang bei der Ausmusterung und der Entlassung aus dem Lazarett verschieden zu bewerten sein wird, möge hier noch eine kleine Tabelle über die Stellung des Lupus zur Dienstbrauchbarkeit folgen.

Lupus.

D. U. Lupus des Gesichts. Progressiver Lupus der Arme und Hände
A. V. im Freien. Lupus des Rumpfes (Immer stationär).
G. V. Stationäre grössere Lupusherde der Arme und Beine.
K. V. Kleine, leicht exzidierbare Lupusherde.

Z. D. U. Kleine Lupusherde. Nach der Heilung: K. V.
Z. D. U. Ausgedehnte Lupusherde. Nach der Heilung: G. V.

K. D. B. durch Verschlimmerung. Stationärer Lupus, der durch A. V., G. V. oder K. V. progressiv geworden ist.

5. Zeitige Dienstunbrauchbarkeit (Z. D. U.).

Wenn auch die genauere Abgrenzung der Indikationen für die verschiedenen Dienstverwendungen der Schwierigkeiten schon genug bietet, so treffen wir auf die schwierigste und zugleich wichtigste Frage doch erst dann, wenn es sich darum handelt, welchem Dienstzweige die aus dem Lazarett geheilt oder verbessert Entlassenen zuerteilt werden sollen. Es ist durchaus nicht immer dieselbe Verwendungsart wie vor dem Lazarettaufenthalt, welche dann die empfehlenswerteste oder allein mögliche ist.

Teils hat sich die Verwendungsmöglichkeit im Lazarett gebessert, indem die Behandlung leichtere, eben noch ertragene Hautleiden beseitigte, wie Ekzem, Sykosis und Furunkel, oder es beginnt nach dem Lazarettaufenthalt erst die K.-V., falls bei der Musterung ernstere, aber immerhin heilbare Dermatosen, wie Lichen, schwerere Ekzeme aufgefunden und dann im Lazarett geheilt wurden.

Andrerseits bringt oft erst die genauere Beobachtung und Pflege im Lazarett die Erkenntnis, dass Rückfälle nur durch Zuteilung bestimmterer und beschränkterer Arbeitsarten nach Möglichkeit verhütet werden können, oder sie hat, was allerdings bei Hautkrankheiten nur äusserst selten vorkommt, die völlige Unheilbarkeit und Dienstuntauglichkeit erwiesen.

Unter diesen Umständen erscheint es ratsam, die vielen für Lazarettbehandlung in Frage kommenden Dermatosen nicht einfach aufzuzählen, sondern je nach der wahrscheinlichen Verwendungsmöglichkeit nach der Entlassung aus dem Lazarett zu ordnen.

Zu dieser Abteilung der zeitig Unbrauchbaren gehören sehr viele Dermatosen, nämlich überhaupt alle mit Ausnahme der in der Abteilung K. V. verzeichneten ohne weiteres Kriegsverwendungsfähigen. Die akuten, wie z. B. einzelne Urtikariaanfälle, sind im folgenden nicht mit aufgezählt, sondern nur die subakuten und chronischen.

Z. D. U. = Lazarett.

1. Nach Heilung K. V. (marschfähig, unempfindlich gegen Witterung und Strapazen).

    Akne profunda und pustulosa faciei
    Aktinomykose
    Alopecia areata
    Grosse Atherome
    Erysipel
    Erythema nodosum leve
    Favus
    Furunkulose
    Hyperhidrosis pedum + Komplikation
    Impetigo und Pyodermie
    Lichen ruber
    Kleine Lupusherde an Gesicht und Händen (Lupus verrucosus)
    Phlegmone
    Pseudoskabies
    Purpura
    Skabies und Pferderäude
    Sykosis barbae
    Trichophytia barbae
    Trichophytia corporis et capitis
    Gutartige Tumoren von störender Grösse oder Sitz
    Ulcus molle
    Urticaria levis
    Varicellen
    Zoster

2. Nach Heilung G. V. (Nähe des Hautlazaretts).

    Karzinom
    Pruriginöse, nässende und universelle Ekzeme
    Erythema nodosum grave
    Ausgedehnter Lupus vulgaris
    Schwerer Pruritus
    Röntgenverbrennung
    Leichtere Ulcera cruris
    Ulcus rodens

3. Nach Heilung A. V. im Freien (unempfindlich gegen Witterung und marschfähig).

    Morbus Duhring
    Ekzeme des Rumpfes
    Pityriasis rubra pilaris
    Prurigo mitis
    Psoriasis des Rumpfes

4. Nach Heilung A. V. im Hause (empfindlich gegen Witterung).
   Ekzem der Hände und des Gesichts
   Rasch rezidivierende Ekzeme
   Epidermidolysis bullosa
   Hydroa vacciniformis
   Lupus erythematosus
   Schwere Perniosis
   Psoriasis der Hände und des Gesichts
   Morbus Raynaud
   Urticaria gravis
5. Nach Heilung A. V. im Sitzen (marschunfähig).
   Elephantiasis cruris et scroti
   Ausgedehnte Ulcera cruris
6. Nach Heilung A. V. im Hause oder D. U.
   Erfrierungen höheren Grades
   Pemphigus
   Sklerodermie
   Ausgedehnte Verbrennungen III. Grades.

6. Kriegsdienstbeschädigung (K. D. B.).

Die Diagnose der Dienstbeschädigung durch eine Hautkrankheit ist nicht so einfach wie es auf den ersten Blick erscheint. Theoretisch zwar ist jede Hautkrankheit, die im Felde oder in der Garnison entstanden ist, eine Dienstbeschädigung und jede Verschlimmerung derselben eine Dienstbeschädigung durch Verschlimmerung. Hiernach hätten wir ein ganzes Heer von dermatologischen Kriegsbeschädigungen zu verzeichnen, nämlich alle Fälle von Verlausung mit ihren Folgen (Fleckfieber), alle Pyodermien mit den ihrigen (Furunkeln, Erysipel, Sepsis) und alle jetzt so zahlreichen, frischen Fadenpilzerkrankungen (Trichophytien). Winkler macht auf viele Fälle der österreichischen Armee aufmerksam, in denen der Sarkoptes equi der Räude, auf Kavalleristen übertragen, eine besondere Art Krätze verursacht hat (briefliche Mitteilung). Die Ansteckung geschieht in diesen Fällen wohl durch den Gebrauch von Pferdedecken seitens der Soldaten.

Meirowsky berichtet über die auffallende Zunahme des Lupus erythematosus und des Morbus Duhring seit Ausbruch des Krieges (briefliche Mitteilung).

Ich kann diesen Mitteilungen die Tatsache anreihen, dass in meinem Beobachtungskreise der chronische Pemphigus und die Mykosis fungoides sichtlich ausgebreiteter vorkommen als früher. Aber die letztgenannten schweren Dermatosen finden wir nicht bloss beim Militär in gegen früher gehäuftem Masse, sondern ebenso beim Zivil, so dass die Annahme wohl nicht zu umgehen ist, dass die allgemeine Veränderung der Lebensbedingungen, die erschwerte Ernährung z. B., in dieser Beziehung einen befördernden Einfluss ausüben.

Aber diese schweren Affektionen, welche beim Militär als Dienstbeschädigung in Frage kommen würden, bilden die Ausnahme. Für alle erstgenannten, äusserst zahlreichen, ansteckenden Hautkrankheiten kommt der günstige Umstand in Betracht, dass alle diese sicher im Dienst erworbenen Hautkrankheiten heilbar, ja sogar bei genügender ärztlicher Fürsorge folgenlos heilbar sind, also aus der D. B.-Frage gänzlich ausgeschaltet werden können.

Andrerseits zeigt die Liste der als K. V. in Betracht kommenden Dermatosen, dass hier eine so unverhältnismässig grosse Anzahl von verschiedenen Krankheiten verzeichnet sind, mit denen der Soldat ruhig ins Feld rücken darf, dass wiederum eine grosse Menge Dermatosen bei der D. B.-Frage deswegen ausfallen, weil sie sicher schon bei der Musterung vorhanden waren.

Drittens kommt sehr wesentlich als ein besonders günstiger Umstand in Betracht, dass auch von sehr vielen Dermatosen, welche als zeitig D. U. ins Lazarett aufgenommen werden müssen, eine ganz bedeutende Anzahl entweder vollständig oder so weit geheilt wird, dass sie beschwerdelos erertragen werden. Also auch diese grosse Gruppe (Gruppe 1 unter Z. D. U.) kommt wegen D. B. nicht in Betracht.

Viertens macht der Umstand, dass wir den hartnäckig rezidivierenden Charakter vieler Hautkrankheiten (man denke an Ekzem, Psoriasis, Lupus, Lupus erythematosus) kennen, es dem Arzte meistens leicht, anamnestisch festzustellen, ob und dass schon vor der Indienststellung die betreffende Hautkrankheit in irgend einer Form bestanden hat.

Endlich bewirken Geschlechtskrankheiten, von denen für uns als simples Hautleiden nur das Ulcus molle in Betracht kommt, auch keine K. D. B., ganz abgesehen davon, dass diese Affektion mit einfachen Mitteln heilbar ist.

Ist daher auch die Reihe der Hautkrankheiten im Felde grösser und bunter als die der Krankheiten jedes anderen Organes, so wird dieser auf den ersten Blick bedenkliche Umstand wieder nahezu ausgeglichen durch die Harmlosigkeit der meisten derselben, sowohl in bezug auf die spätere Erwerbsfähigkeit der Soldaten wie auf die dem Militärfiskus erwachsenden Lasten.

Nur äusserst wenige und dabei selten vorkommende Hautkrankheiten sind mit Sicherheit auf Beschädigung im Dienst zurückzuführen. Als eine solche nenne ich die diffuse Sklerodermie, vorausgesetzt natürlich, dass dieselbe nicht schon in ihren Anfängen vor dem Dienst bestand und bei der Musterung unberücksichtigt blieb. Es mag deshalb hier erwähnt werden, dass der die Musterung leitende Arzt sich nicht bloss damit begnügen sollte, die Haut anzusehen, sondern sie, wo eine auch nur leichte Behinderung der Bewegung vorliegt, auf Verhärtungen abtasten muss. Im Allgemeinen muss natürlich bei der Musterung nach überstandenen Hautkrankheiten (Psoriasis, Ekzem usw.) besonders eingehend gefragt und nach Pigmentflecken, Narben, Verfärbungen, Verdickungen usw. der Haut geforscht werden. Alle solche, auch geringfügigen Reste von Dermatosen und Hautanomalien müssen in das Protokoll der Musterung eingetragen werden, da sie später unter Umständen für die Bestimmung der K. D. B. wichtig werden können.

Eine viel grössere Gruppe von Dermatosen kann im Dienst eine Verschlimmerung erfahren und eine Reihe von an sich harmlosen Erkrankungen, wie Ekzem, Psoriatiden, Lupus des Rumpfes, Unterschenkelgeschwüre etc., in schwere und tödliche Hautleiden verwandeln.

Atrophia cutis
Ekzeme
Erythema nodosum
Glanzhaut der Beine (Liodermie)
Lupus
Lupus erythematosus
Ekzematöses Stadium der Mykosis fungoides
Perniosis
Psoriasis
Morbus Raynaud
Sklerodermia diffusa
Ulcera cruris
Ulcus rodens

Da dieser Punkt von der Allgemeinheit der Aerzte nicht immer richtig erfasst wird, da ferner die schweren, kaum noch zu bessernden Veränderungen der Haut gewöhnlich unter anderen Bezeichnungen in den Lehrbüchern abgehandelt werden wie die harmlosen Anfangszustände, aus denen sie sich entwickeln, so bedarf derselbe wohl an dieser Stelle eines besonderen Hinweises. Es handelt sich eben nicht immer nur um eine ganz bestimmte Hautkrankheit, wie Psoriasis, Ulcus cruris, die nur durch ihre Ausdehnung während des Dienstes schliesslich zur Dienstunbrauchbarkeit führt, sondern unter Umständen um die qualitative Veränderung einer solchen. Ich gebe einige Beispiele:

Ein Patient mit leichtem, auf den behaarten Kopf und Oberkörper beschränktem Ekzema seborrhoicum ist gewiss K. V. Ebenso eine Psoriasis an denselben Regionen. Durch Fortkriechen dieser schuppenden Flechten über die ganze Körperfläche aber und Hinzutreten von äusseren Schädigungen entstehen daraus unter Umständen die als unheilbar gefürchteten Krankheitsbilder der Dermatitis exfoliativa und Pityriasis rubra. In diesen Fällen tritt die K. D. B. durch Verschlimmerung mit Sicherheit ein. Der Musterungsarzt hatte richtig K. V. angeordnet, denn damals war die Flechte K. V. Das Unheil wäre zu vermeiden gewesen, wenn der Truppenarzt, der zuerst das Fortkriechen beobachtete, den Patienten nicht in das Feldlazarett, sondern sofort in die Hautstation eines Kriegslazaretts gesandt hätte, welche unter Leitung eines erfahrenen Dermatologen steht.

Ein anderes Beispiel. Rezidivierende Beinekzeme können durch Hinzutritt von Pyodermien und Kratzen in einen chronischen Zustand von Hypertrophie der Oberhaut geraten, der der Heilung die grössten Schwierigkeiten bereitet; man spricht dann von einem Ekzema verrucosum oder in noch schlimmeren Fällen von Ekzema verruco-callosum.

Oder: ein Fall von Lichen heilt im Feldlazarett unter Arsenik bis auf die Haut der Beine. Hier entwickelt sich unter andauerndem Jucken und Kratzen allmählich der schwer heilbare Zustand des Lichen verrucosus. Sicher liegt dann der Fall einer K. D. B. durch Verschlimmerung vor. Dieser Ausgang hätte sich durch frühzeitige Ueberführung in die gut geleitete Hautabteilung eines heimatlichen Lazaretts vermeiden lassen.

Ein viertes Beispiel. Das ekzemähnliche Vorstadium einer Mykosis fungoides wird für ein gewöhnliches trockenes Ekzem gehalten und K. V. erklärt. Veranlasst nun der Frontarzt beim Erscheinen des ersten Hautknotens die Ueberführung des Patienten in ein Lazarett der Heimat, so kann der unheilvolle Ausgang z. B. durch Röntgenbestrahlung wahrscheinlich noch abgewendet werden.

Noch mehr Beispiele derart anzuführen, erübrigt sich wohl. An diesem Punkte vor allem hat also bei den Dermatosen die vorausschauende Tätigkeit des Arztes einzusetzen. Er hat zu verhüten, dass unnötigerweise durch die schädigenden Einflüsse des Felddienstes aus harmlosen Dermatosen schwere und eventuell tödliche Leiden werden, welche ausserdem Erwerbsunfähigkeit nach sich ziehen und der Militärverwaltung zur Last fallen können.

Zwei Mittel sind es, die ihm hierzu zu Gebote stehen: erstens die rechtzeitig, d. h. frühzeitig angeordnete Lazarettbehandlung und sodann: die sorgfältige Auswahl des nach Entlassung aus dem Lazarett vom Arzt des Ersatzbataillons anzuordnenden neuen Dienstverhältnisses. Die in der Tabelle Z. D. U. formierten Gruppen geben einen ungefähren Anhalt, wie bei den als geheilt oder gebessert entlassenen Patienten, je nach ihrer Dermatose, deren Sitz und Schwere und je nach den individuellen Erfahrungen, welche der Arzt an dem einzelnen Kranken gemacht hat, die spätere Zuteilung auszufallen hat. Je vorsichtiger der Arzt hierbei verfährt, je öfter er sich nach reiflicher Ueberlegung für G. V. und A. V. anstatt K. V. und selbst für D. U. entscheidet, um so sicherer erleichtert er die auf dem Spiel stehenden Verpflichtungen der Militärbehörde.

Da in dieser Hinsicht die Kriegsdienstbeschädigung der mobilen Feldtruppen an der Front und in der Etappe wesentlich höher bewertet wird als die Friedensdienstbeschädigung der immobilen Garnisonen der Festungen und Garnisonen der Heimat, so kann man diesen Satz auch so ausdrücken: Es liegt im Interesse der Heeresverwaltung, alle aus dem Lazarett entlassenen Hautkranken, bei denen nach der Heilung die Gefahr einer Verschlimmerung durch den Dienst besteht, nach Möglichkeit eine Zeitlang G. V. zu schreiben; also die eventuell zu erwartende K. D. B.

durch Verschlimmerung wenigstens aus einer Kriegs- in eine Friedensdienstbeschädigung umzuwandeln.

Kurz zusammengefasst kommt mithin bei den Hautkrankheiten die K. D. B. verschwindend selten in Frage, häufig dagegen die K. D. B. durch Verschlimmerung. Der Staat hat die Pflicht, diesen Verschlimmerungen durch Lazarettbehandlung vorzubeugen oder dieselben durch Lazarettbehandlung möglichst auszugleichen. Führt diese Behandlung nicht zum Ziele, so muss für die bleibende Erwerbsbeschränkung eine Rente von 10—33 pCt., unter Umständen auch eine höhere, bis 100 pCt. gewährt werden.

Anhang.

Planmässige Arzneimittel zur Anwendung bei Hautkrank= heiten*).

Pulver:

Amylum Tritici
Bismutum subgallicum
Chrysarobinum
Jodoformium
Lithargyrum

Pulvis salicylicus cum Talco
Resorcinum
Sulfur depuratum
Talcum
Zincum oxydatum.

Salben:

Ammonium sulfoichthyolicum
  (Ichthyol)
Balsamum peruvianum
Glycerinum
Lanolinum

Sebum salicylatum
Unguentum Acidi borici
Unguentum Formaldehydi
Unguentum molle
Vaselinum flavum.

Pflaster:

Charta sinapisata
Collemplastrum adhaesivum
Collemplastrum Zinci oxydati

Collodium
Mastix.

Einreibung:

Liquor Ammonii caustici
Mentholum
Oleum Arachidis
Oleum camphoratum
Oleum Lini
Oleum Sinapis
Paraffinum liquidum

Spiritus camphoratus
Spiritus saponatus
Jodipin
Kalium jodatum
Salvarsan, Neosalvarsan
Unguentum Hydrargyri cinereum.

---

*) Veröffentlichungen aus dem Gebiete des Militär-Sanitätswesens. 1914. H. 57. S. 72—74: Uebersicht über die Anwendung der Arzneimittel.

Andere Mittel und Präparate, welche auch planmässig und für Hautkrankheiten verwendbar sind*).

Acidum aceticum dilutum	Mit Wasser verdünnt zum Aufwischen bei Urtikaria.
— acetylosalicylicum	Innerlich bei Urtikaria.
— benzoïcum	Als Zusatz (1—5 pM.) zu zersetzlichen Salben- und Firnisgrundlagen.
— boricum pulveratum	Zu verdauenden Dunstumschlägen, zusammen m. Pepsin.
— carbolicum liquefactum	Zum Aetzen einzelner eitriger Follikulitiden, Prurigo- und Lichenknötchen.
— nitricum	Zu juckstillenden Salben bei Ikterus.
— salicylicum	Als schälender und juckstillender Zusatz zu Salben und Pasten.
— tannicum	Zur Abschwächung von Jodtinktur, Zusatz zu Eisenbädern (Dintenbädern).
Alumen pulveratum	Zu Blutstillungspulvern, bei Hyperhidrosis aquosa und oleosa.
Argentum nitricum	In Form des Höllensteinstiftes und Höllensteinspiritus.
Bismutum subnitricum	Als Ersatz für Zinkoxyd in Ekzemsalben.
Calcaria chlorata	Als desinfizierender und desodorierender Zusatz zu Pasten bei nässenden Ekzemen, Pemphigus, Brandwunden, Geschwüren.
Camphora	Zu Frostsalben.
Chloralum hydratum	Bei Alopecia pityrodes.
Cocainum hydrochloricum	In Salbenform bei schmerzhaften Fissuren u. Rhagaden.
Extractum Opii	Als schmerzstillender Zusatz zu Arsen- und Salizylsalben.
Gummi arabicum pulveratum	Zu Blutstillungspulvern.
Hydrargyrum bichloratum pulveratum	Zu Salben gegen Lichen, Syphilis, Pigmenterkrankungen.
— chloratum	Gegen Syphilide.
— oxydatum via humida paratum	Zu Salben für Kopf- und Gesichtsekzem.
Hydrogenium peroxydatum solutum	Zu Salben für unreine Geschwüre, bei Röntgenverbrennung.
Kalium chloricum	Spezifikum bei Zystitis, Stomatitis innerlich und äusserlich, Zusatz zu oxydierenden Trinkwässern.
— permanganicum	Bei unreinen Geschwüren.
Liquor Aluminii aceticotartarici	Zu Umschlägen bei Entzündungen.
— Ferri sesquichlorati	Als Aetzmittel bei Geschwüren nnd als Zusatz zu gerbsäurehaltigen Bädern (Dintenbädern).
— Kalii arsenicosi	Bei Akne, Psoriasis, trocknen Ekzemen, Spezifikum bei Lichen, Pemphigus.
— Natrii silicici	Bei Ulcera cruris zu erhärtenden Binden.
Mixtura sulfurica acida	Mit Digitalis und Baldrian gegen Blutandrang zum Kopf bei Ekzem, Urtikaria.

---

*) Veröffentlichungen aus dem Gebiete des Militärsanitätswesens. 1914. H. 57. S. 82: Ausstattung der Sanitätsabteilung (II) des Güterdepots einer Sammelstation. S. 92 ff.

Natrium carbonicum	Zu Salzgemischen innerlich.
— chloratum	Zu Salzgemischen innerlich.
Oleum Terebinthinae	Zusatz zu Furunkelpasten und Frostsalben.
Opium pulveratum	Schmerzstillender Zusatz zu Lupus- u. Karzinomsalben.
Perhydrol	Zur Pigmentbleichung in Euzerinsalben.
Plumbum aceticum	Zu Ekzemsalben, Blutstillungspulvern.
Pyrazolonum phenyldimethylicum (Antipyrin)	Bei Urtikaria innerlich.
— dimethylaminophenyldimethylicum (Pyramidon)	Bei Urtikaria innerlich.
Saccharum Lactis pulverat.	Reduzierendes Vehikel leicht oxydierbarer Medikamente.
Spiritus aethereus	Lösungsmittel für Ichthyol.
Suprarenin hydrochloricum	Innerlich als Mixtur bei Urtikaria und Purpura.
Tinctura Chinae composita	Als Korrigens für Sol. Fowleri.
Xylol	Zur Bereitung der Ichthyoltinktur.

Magistralformeln zur Pharmakopoea dermatologica.

Ein häufig ausgesprochener Wunsch der Leser der ersten Auflage der Kriegsaphorismen ging dahin, die in denselben zerstreuten Rezeptformeln zu sammeln und übersichtlich geordnet als Anhang zu veröffentlichen. Diesem Wunsche komme ich hier mit der Aufstellung zweier dermatologischen Rezeptsammlungen nach, einer für die zivile und einer für die militärische Praxis. Die Zusammenfassung beider zu einer einheitlichen Dermato-Pharmakopoea, so verlockend dieser Gedanke zunächst erschien, erwies sich als unausführbar; denn die Zivilpraxis verlangt: möglichste Vollständigkeit unter Ausnutzung des ganzen Reichtums unserer Heilmittel ohne zu weitgehende Rücksicht auf den Preis derselben, die militärische Praxis im Felde dagegen erfordert im Hinblick auf den in den Sanitätsbehältnissen zur Verfügung stehenden beschränkten Raum und den Nachschub in erster Linie: Beschränkung der Zahl der Heilmittel und prinzipielle Bevorzugung der einfacheren Mittel. Beide Prinzipien haben ihre besonderen Vorzüge. Die Reichhaltigkeit der zivilen Pharmakopoea erweitert die praktischen Kenntnisse des Arztes in pharmakologischer Beziehung und erlaubt und fördert eine weitgehende Individualisierung bei der Behandlung. Die Beschränkung auf das Wenige und stets Verfügbare andrerseits zwingt den Arzt, mit den einfachsten Mitteln viel zu erreichen und lenkt seinen Blick auf die vielseitige Verwendungsmöglichkeit einzelner Heilmittel und den sonst kaum beachteten Reichtum ihrer Wirkungen.

Mithin hat es ein gewisses Interesse, neben die Liste der bewährtesten Magistralformeln, welche bisher für die zivile Hautpraxis Geltung hatten, eine zweite zu stellen, in welcher dieselben Formeln auf Grund der planmässigen Mittel der Feldsanitätsausrüstung bearbeitet und vereinfacht sind, welche also der Feldarzt stets verschreiben zu können in der Lage ist. Ausser diesen Formeln habe ich einige andere in die Pharmakopoea militaris übernommen, in denen die Medikamente, wenn auch nicht planmässig, so doch allgemein bekannt, sehr wirksam und billig sind, wie Calcium carbonicum und chloratum, Ferrum sulfuricum, Ammonium carbonicum und Magnesia carbonica, Aqua Calcis und Liquor Ammon. anisatus, Bolus, Kaolin und Terra silicea, Spiritus aethereus und Tinctura Arnicae, Fructus Sabadillae, Pix lithantracis und Pyrogallol, Keratin und Lykopodium. Endlich habe ich es mir nicht versagen können, wenigstens einige neuere Medikamente in diese Liste aufzunehmen, weil sie in diesem Kriege bereits oft und mit bestem Erfolge verschrieben worden sind, wie Bismuthum oxychloratum und Pyraloxin, Ichtbargan, Euzerin und Zimtaldehyd.

Mit dieser Reihe neuer Mittel habe ich meine Vorschläge vorläufig abgeschlossen. Gerne hätte ich noch Cignolin, den während des Krieges entdeckten, vaterländischen, synthetischen Ersatz für das ausländische, viel weniger wirksame Chrysarobin, in diese Pharmakopoea aufgenommen. Doch ist die Art seiner Anwendung noch zu wenig bekannt. Er wird nach dem Kriege das Chrysarobin so unnötig machen, wie das synthetische Zimtaldehyd den ausländischen Perubalsam.

Der Buchstabe *K* hinter dem Namen der Magistralformel bedeutet eine durch die Verhältnisse des Krieges notwendig gewordene Veränderung bekannter Vorschriften, so den Ersatz des Gelanths durch Cremor Salep, der tierischen Fette durch Mineralfette, des Glyzerins durch Chlorcalcium und Perkaglyzerin, der Stärke durch Talkum, des Kannabisextrakts durch Opium.

I. Zur Pharmakopoea civilis.

Balneum atramentosum
(Dintenbad).
No. I.
Sol. tannici 10:200.
No. II.
Sol. Ferri sulfuric. 20:200.

Beide Lösungen werden gleichzeitig esslöffelweise dem Bade zugesetzt. Zur Beruhigung der Hautnerven bei Ekzem, Urtikaria.

Causticum contra Lupum
(Lupus-Aetzmittel).
Acidi lactici
Liq. Stibii chlorati ana 5,0
M.

Zur Pinselung der Lupusknötchen, 2 bis 3 mal wöchentlich. Dazwischen bei klinischer Behandlung: Ung. Pyrogalloli comp., bei ambulanter: Past. Zinci sulfurata.

Collodium lepismaticum
(Schälkollodium).
Acidi salicylici
Cykloform oder Anaesthesin
Spirit. aetherei ana 5,0
Collod. ad 50,0
M.S. Pinsel im Kork.

Zum Abschälen von Leichdörnern und hartnäckigen Stellen bei Psoriasis und kallösem Ekzem.

Collyrium Pyraloxini
(Pyraloxin-Augentropfen).

Pyraloxini 0,05
Sol. Suprarenini (1⁰/₀₀) 1,0
Aq. Boracis ad 20,0
M.

Gegen akute und chronische Konjunktivitis jeder Art. 2—3 stündlich einzuträufeln.

Cremor Salep K.
(Salep-Rahm K.).

Tuber. Salep pulv. 2,0
Spiritus 2,0
Misce terendo
Adde Aq. dest. frig. 100,0
Coque ad. 85,0
Adde
Vaselini 5,0
et post refrigerationem
Zinci oxyd. 10,0
Essent. odorifer. q. s.

Wasserlöslicher Firnis als Vehikel bei Ekzem oder für sich als beruhigendes Deckmittel. Ersatz für Cremor Gelanthi.

Emplastrum Hydrarg. molle K.
(Weiche Quecksilber-Pflastermasse K.).

Ung. Hydrarg. cin. 25,0
Ol. Terebinthinae 5,0
Emplastri Lithargyri 20,0
M.

Aufzustreichen und mit Guttaperchapapier zu bedecken. Ersatz für Quecksilberpflaster und -Guttaplaste. Gegen Furunkel und Abszesse.

Gelanthum Chrysarobini comp.
(Chrysarobin-Ichthyol-Firnis).

Chrysarobini 5,0
Ichthyoli 5,0
Acid. salicyl. 2,0
Gelanthi ad 100,0
M.

Dieser zusammengesetzte Chrysarobinfirnis tritt für die entsprechende Salbe dort ein, wo man einen trocknenden Anstrich der Haut vorzieht. Indikation: Psoriasis, Ekzem.

Gelanthum Pyrogalloli
(Pyrogallol-Firnis).

Pyrogalloli 20,0
Glycerini 20,0
Gelanthi ad 100,0
M.

Ein starker, speziell für die Knie- und Ellbogen-Psoriasis bewährter Pyrogallolfirnis. Er bedarf keiner Abschwächung durch Ichthyol.

Gelanthum Resorcini comp.
(Resorcin-Ichthyol-Firnis).

Resorcini 5,0
Ichthyoli 5,0
Acidi salicylici 2,0
Eucerini anhydr. 10,0
Gelanthi ad 100,0
M.

Ersetzt das Ung. Resorcini comp. bei Ekzemen, wo eine trockne Behandlung vorgezogen wird.

Gelanthum Zinci oxydati
(Zinkfirnis).
Zinci oxyd. 15,0
Eucerini 10,0
Gelanthi ad 100,0
M.

Vehikel für antiekzematöse Medikamente. Milder Deckfirnis über starken Medikamenten in Pulver-, Firnis- und Salbenform. Mischt sich auch mit letzteren, macht die Behandlung reinlicher und lokalisiert ihre medikamentöse Wirkung.

Gelatina Zinci oxydati
(Zinkleim).
Gelatinae 15,0
Zinci oxyd. 15,0
Glycerini 25,0
Aq. destill. 45,0
M.

Zur Behandlung und Nachbehandlung von Ekzemen, besonders solcher Stellen, an denen Salben nicht haften, wie Hals, Ohr, Ellbogen, Knie. Zu komprimierenden Verbänden bei Ekzema und Ulcera cruris.

Gelatina Zinci ichthyolata
(Zink-Ichthyol-Leim).
Ichthyoli 2,0
Gelatin. Zinci ad 100,0
M.

Ebenso.

Lotio Sagrotani simplex
(Sagrotanlösung).
Sagrotani 10,0
Aq. ad 100,0
M.S. Aufzupinseln.

Gegen Pseudoskabies, Impetigines, Pyodermien und leichte Ekzeme.

Lotio Sagrotani comp.
(Sagrotanmischung nach Unna).
Liantral 1,0
Calc. carbon. 10,0
Zinkoxyd 10,0
Schwefel 10,0
Sagrotan 10,0
Aq. dest. ad 100,0
M.S. Umzuschütteln u. aufzupinseln.

Gegen stark juckende, akute Ekzeme im Anschluss an Pseudoskabies und Skabies und gegen pruriginöse Ekzeme.

Lotio Sagrotani contra Scabiem *K*.
(Krätzepinselung nach Unna *K*.).
Zimtaldehyd 1,0
Calc. carbon. 10,0
Zinci oxyd. 10,0
Sagrotani 10,0
Aq. dest. ad 100,0
M.S. Umzuschütteln u. aufzupinseln.

Ambulante Krätzkur. An 2 Tagen je 2 oder 3mal an allen befallenen Stellen einzureiben.

Massa urethralis c. argent. nitr. *K*.
(Höllensteinsalbe für Sonden *K*.).
Argenti nitrici 1,0
Aq. destill. 1,0
Cerae 8,0
Cetacei 30,0
Paraffin. liq. ad 100,0
M.

Kakaobutterersatz für die Salbensondenmasse der Massa urethralis c. arg. nitr. siehe folgende Seite.

Massa urethralis c. argent. nitr.
(Höllensteinsalbe für Sonden).
Rad. Curcum. pulv. 5,0
Bals. peruv. 2,0
Cer. flav. 5,0
Ol. Cacao 100,0
werden 2 Std. im Dampf digeriert, dann filtriert.
100,0 dieser Masse vermischt man im geschmolzenen Zustande mit einer Lösung von 1,0 Argent. nitr. in 2,0 Aqua dest. und schüttelt das Ganze bis zum Erkalten.

Die alte Formel für eine Sonden-Salbenmasse, dieselbe wird im Wasserbad geschmolzen, worauf die Sonden durch Eintauchen überzogen werden. Der Sondenbezug erhärtet an der Luft oder rasch durch Eintauchen in kaltes Wasser. Die Sonde wird vor der Einführung eingeölt. Der Bezug bleibt bei derselben auf der Sonde, kommt daher mit der Sonde hinter alle Verengungen und schmilzt erst durch die Körperwärme ab. Der Zusatz von Curcuma zur Salbenmasse verhindert die Reduktion des Höllensteins durch das Licht. Die Wirkung der Einführung wird erhöht durch sanftes Massieren über der eingeführten Salbensonde, wodurch die abschmelzende Höllensteinsalbe in alle Vertiefungen eindringt.

Mixtura Ammon. carbon.
(Ammoniak-Mixtur).
Ammon. carbonici 5,0
Liq. Ammon. anisati 5,0
Sirup. simpl. od. Liquir. 20,0
Aq. (od. Aq. Menthae) ad 200,0
M.

Gefässkontrahierendes und -regulierendes Mittel bei Urtikaria, Ekzemen, starkem Jucken und Schlaflosigkeit. Zweistündlich einen Teelöffel bis Esslöffel.

Mixtura Arnicae
(Arnica-Mixtur).
Tincturae Arnicae 5,0—20,0
Aq. destill. ad 200,0
M.S. 2 stündlich 1 Esslöffel.

Zur Resorption von Blutergüssen und traumatischen Schwellungen. Bestes Analeptikum nach Traumen.

Mixtura Suprarenini
(Suprarenin-Mixtur).
Sol. Supraren. (1:1000) 5,0
Sirup. simpl. 20,0
Aq. destill. ad 100,0
M.S. Stündlich 1 Teelöffel.

Gefässkontrahierendes und -regulierendes Mittel. Spezifikum gegen Urtikaria.

Pasta caustica
(Aetzpaste).
Kali caustici 25,0
Calc. hydric. 25,0
Sapon. kalini 25,0
Aq. dest. 25,0
M.

Aufzutragen und feucht zu verbinden. Zur Aetzung umschriebener kallöser und verruko-kallöser Ekzeme.

Pasta Kaolini c. Ichthyolo.
(Kaolin-Ichthyol-Paste).
Frühere Vorschrift:
Kaolin 60,0
Glyzerin 30,0
Ichthyol 10,0
M.

Aufzutragen und wasserdicht zu verbinden. Gegen Furunkelfelder, besonders des Nackens. Kaolin notwendig zur gleichzeitigen Entfettung, Glyzerin zur Durchfeuchtung der Haut.

Jetzige Vorschrift im Kriege:
Kaolin 60,0
Perkaglyzerin 30,0
Ichthyolsulfon 10,0

Ichthyolsulfon ersetzt vollständig das Ichthyol und mischt sich mit dem Glyzerinersatz: Perkaglyzerin, was Ichthyol nicht tut.

Pasta lepismatica
(Schälpaste).

Ichthyoli 10,0
Vaselini 10,0
Resorcini 40,0
Pastae Zinci Unna 40,0

Schälpaste für Rosacea und Seborrhoe, für seborrhoische Ekzeme des Gesichts und stark juckende Ekzeme des Afters.

Pasta Scharff.

Sulf. dep.,
Terebinthinae ana 40,0
Acidi salicylici,
Ol. Terebinthinae ana 10,0
M.

Furunkelpaste nach Angabe von Sanitätsrat Dr. Scharff (Stettin).

Pasta Scharff K.

Sulf. dep.
Zinci oxydati
Calcar. carbon. } ana 10,0
Ol. Terebinthin.
Vaselini
M.

Pasta Zinci Unna
(Harte Zinkpaste nach Unna).

Terr. siliceae 5,0
Zinci oxydati 25,0
Ol. benzoinat. c. Resina 10,0
Adip. benzoin. c. Resina 60,0
M.

Von der Zinkpaste der Ph. G. unterscheidet sich diese durch den Gehalt an stark austrocknender und die Verhornung befördernder Kieselgur.

Pasta Zinci mollis
(Weiche Zinkpaste).

Calc. carbon. 25,0
Zinci oxyd. 25,0
Ol. Lini 20,0
Adip. Lan. anhydr. 6,0
werden gemischt und versetzt mit
Aqu. Calcis 24,0

Allgemeinstes Beruhigungsmittel stark entzündeter, juckender und brennender Haut. Spezialindikationen: Medikamentöse Dermatitis, Verbrennung, erysipelatoides Ekzem und Urtikaria.

Pasta Zinci comp.
(Mittelweiche Zinkpaste).

Pasta Zinci Unna 50,0
Pasta Zinci mollis 50,0

Tritt überall dort für die Pasta Zinci mollis ein, wo diese zu flüssig ist.

Pasta Zinci sulfurata
(Zink-Schwefel-Paste).

Sulf. praec. 10,0
Zinci oxyd. 15,0
Terr. silic. 5,0
Ol. benzoinat. c. Resina 10,0
Adip. benzoinat. c. Resina 60,0
M.

Allgemeinstes, rasch eintrocknendes Mittel bei feuchten und nässenden Ekzemen, Impetigines, Pyodermien.

Pasta Zinci sulfurata K.
(Zink-Schwefel-Paste K.).
Sulf. praec. 10,0
Zinci oxyd. 10,0
Terr. silic. 10,0
Ung. neutralis ad 100,0
M.

Ersatzformel bei Mangel benzoinierter, tierischer und pflanzlicher Fette.

Pasta Zinci sulf. comp.
(Mittelweiche Zink-Schwefel-Paste).
Pasta Zinci sulfurata
Pasta Zinci mollis ana
M.

Gegen chronische Ekzeme mit stark entzündlicher Schwellung und die Kombinationen von Ekzem mit artifiziellen Dermatitiden.

Pilul. Acid. arsenicos. keratin.
(Asiatische Pillen).
Acidi arsenicosi 0,5
Carb. pulv. 3,0
Sapon. med. pulv. 0,5
Seb. pilul.*) 6,0
M. f. pil. No. 100, obd. l. a. Keratin.

Jede Pille enthält die maximale Einzeldosis von Arsenik. Bei Lichen und Pemphigus muss man bis 10 Pillen täglich, weit über die sonstige maximale Tagesdosis steigen, um Erfolge zu erzielen. Wegen der Keratinhülle wird der Magen nicht geschädigt.

Pilul. Ferri sesquichlorati
(Eisenchlorid-Dünndarmpillen).
Ferri sesquichlorati sicci 3,0
Kaolini 5,5
Amyl. oryz. oder Ersatz 5,0
Sapon. med. pulv. 1,5
Seb. pilul. 10,0
M. f. pil. No. 100, obd. l. a. Keratin.

Sehr rasch und kräftig wirkendes Eisenmittel, welches wegen der Keratinumhüllung den Magen nicht angreift und sich mit allen anderen Medikamenten verträgt. Dosis 3 bis 4 Pillen täglich nach der Mahlzeit.

Pilul. Natrii silicici
(Kieselsäure-Pillen).
Natrii silicici sicci,
Adipis Lanae anhydrici ana 10,0
M. f. pil. No. 100. Consperge Terr. siliceam.
S. 10—20 Pillen täglich.

Bei Pemphigus chronicus, Ekzema madidans, Dekubitus und Ulzerationen.

Pulvis cuticolor K.
(Hautfarbener Puder K.).
Boli rubrae 2,5
Boli albae 12,5
Magnes. carbon. 20,0
Zinci oxydati 25,0
Talci ad 100,0
M.

Gesichtspuder zur Tagesbehandlung.

---

*) **Sebum pro pil. keratin.**
(Fett für Dünndarmpillen).
Sebum taurin. rec. (od. als Ersatz Adeps Lanae) 80,0
Cera flav. 15,0
Sol. Cumarin. spir. 0,2:5,0
M.

Pulvis cuticolor c. Ichthyolo
(Ichthyolpuder).

Ichthyoli 1,0
Magnes. carbon. 2,0
M. adde
Pulv. cuticolor. 7,0.

Zur Tagesbehandlung von Rosacea, Seborrhoe und Gesichtsekzemen.

Pulvis Hydrargyri
(Quecksilber-Gleitpuder).

Hydrargyri 10,0
Lycopodii (od. Pulv. fluentis) 20,0
werden mit Hilfe von Ol. Terebinth.
völlig verrieben.

Raschestes Ueberhornungsmittel von Initialsklerosen, breiten Kondylomen, feuchten Syphiliden und ulzerierten Gummen.

Pulvis Hydrarg. carbolisatus
(Quecksilber-Karbol-Gleitpuder).

Pulv. Hydrarg. 4,0
Acid. carbol. 1,0
Pulv. cuticolor. 5,0
M. f. pulvis.

Zur Behandlung von Follikulitiden und beginnenden Furunkeln an Gesicht und Händen.

Pulvis Ichthargani
(Ichtharganpuder).

Ichthargani 1,0
Magnes. carbon. 20,0
M.

Zum Einpudern von Geschwüren und nässenden Ekzemen neben und vor der gewöhnlichen Behandlung.

Pulvis contra Pediculos
(Läuse-Gleitpuder).

Pulv. fluentis 20,0
Fruct. Piperis nigri subt. pulver.
  (od. Fruct. Sabadill. pulver.) 1,0
M.

Zum Aufwischen oder Zerstäuben.

Pulvis stypticus *K*.
(Blutstillungspulver *K*.).

Acidi tannici
Aluminis
Plumbi acetici
Calcii peroxydati
        ana pt. aequales.

Zur raschen Blutstillung ohne Aetzung nach kleinen Operationen. Die Blei- und Kalksalze ersetzen das frühere Kolophonium und Gummi arabicum.

Spiritus Argenti
(Höllenstein-Spiritus).

Argenti nitrici 0,5
Aq. dest. 1,0
Spirit. aether. nitros. ad 10,0
M. D. ad vitr. nigrum.

Diese spirituöse Lösung hält sich im Gegensatz zur einfachen Spirituslösung des Höllensteins unzersetzt und dringt beim Aufwischen mittelst Wattebausches tiefer ein als konzentriertere wässrige Lösungen. Indikationen: Blepharitis ciliaris, hartnäckige Ekzeme, Geschwüre.

Spiritus capillaris
(Haar-Spiritus).
Resorcini 2,5
Ol. Ricini 1,0
Spirit. coloniens. 25,0
Spirit. ad 100,0
M.

Gegen Kopfschuppen und Alopecia pityrodes.

Spiritus Ichthyoli pro balneo
(Ichthyol-Spiritus zu Bädern).
I.
Ichthyoli 10,0
Ol. Ricini 10,0
II.
Aether. 10,0
Spirit. 70,0
I und II werden zunächst für sich und dann miteinander vermischt.

Die spirituöse Mischung wird auf den ganzen Körper gepinselt, wo Allgemeinwirkungen auf die Zirkulation erzielt werden sollen (Herzaffektionen, Arteriosklerose, Pruritus), auf die befallenen Hautstellen bei Hautkrankheiten (Ekzeme, Prurigo, Pyodermien). Nach dem Antrocknen steigt der Patient ins Bad.

Stilus unguinosus Chrysarobini
(Chrysarobin-Salbenstift).
Chrysarobini 3,0
Mass stil. ung.*) 7,0
M. f. stilus.

Gegen Alopecia areata.

Stilus unguinosus Pyrogalloli c. Acid. salicyl.
(Pyrogallol-Salizyl-Salbenstift).
Pyrogalloli 1,5
Acid. salicyl. 1,5
Mass. stil. ung. 7,0
M. f. stilus.

Gegen Alopecia areata.

Tinctura Ichthyoli
(Ichthyol-Tinktur).
Ichthyoli 5,0
Xyloli (Toluol) 4,0
Alkohol absol. 1,0
M.S. Vor dem Gebrauche umzuschütteln.

In ähnlicher Weise wie Jodtinktur gegen Furunkel und Impetigines. Aber weiter auch gegen Ekzeme, Frost, Lymphangitis, Erysipel, Erysipeloid.

Tinctura Lithantracis
(Steinkohlenteer-Tinktur).
Picis Lithantracis 300,0
Spirit. 95proz. 200,0
Aether. 100,0
digeriert man 14 Tage lang, dann wird vom Ungelösten abgegossen und filtriert.

Gegen trockne, stark juckende Ekzeme und Psoriasis.

---

*) **Massa pro stilis unguinosis**
(Salbenstift-Masse).
Cerae flav. 30,0
Adipis Lan. anhydr. 70,0
M.

Ung. Acidi nitrici
(Salpetersäure-Salbe).

Acidi nitrici 1,0
Eucerini anhydr.,
Glycerini ana ad 100,0
M. f. Unguentum.

Gegen allgemeines Hautjucken bei Ikterus.

Ung. Bismuthi oxychlorati K.
(Wismuth-Salbe K.).

Bismuthi oxychlorati 10,0
Ung. neutralis ad 100,0
M.

Ersatz für Zinksalbe, wo diese zu stark eintrocknet.

Ung. Calcii chlorati K.
(Glyzerinsalben-Ersatz K.).

Eucerini anhydr. 50,0
Sol. Calcii chlorati 50,0
M.

Ersatz für Euzeringlyzerin bei sehr trocknen Ekzemen, bei rhagadiformem, palmarem Ekzem.

Ung. Cantharidini
(Cantharidin-Salbe).

Ol. Cantharidini (0,05:100,0) 10,0
Lanolini 90,0
M.

Als Pomade gegen Alopecia pityrodes.

Ung. Caseini c. Liantralo
(Liantral-Salbe).

Liantrali 10,0
Sapon. virid. 2,5
Aquae dest. 17,5
Ung. Caseini ad 100,0
M.

Bei stark juckenden trocknen Ekzemen.

Ung. decolorans
(Bleichsalbe).

Perhydroli 5,0
Eucerini anhydr. 25,0
M.

Gegen abnormen Haarwuchs. Zum Bleichen und Brüchigmachen der Haare vor dem Fortpolieren derselben. Bei sonstigen Pigmentierungen der Haut.

Ung. Glycerini
(Glyzerinsalbe).

Eucerini anhydr. 50,0
Glycerini 50,0
M.

Die Mischung von Euzerin und Glyzerin ist eine bessere Salbe und wirkt stärker als das Ung. Glycerini der Ph. G. Es ersetzt in sehr viel sparsamerer Weise das zum Einfetten der Chirurgenhände benutzte Glyzerin.

Ung. Hebrae
(Hebra'sche Salbe).

Emplastri Lithargyri,
Ol. Arachidis (oder Vaselini) ana 50,0
M.

Gegen schuppige, krustöse und trockne Ekzeme, gegen palmares Ekzem.

Ung. contra Lichen
(Lichen-Salbe nach Unna).
Hydrarg. bichlor. 0,2
Acid. carbol. 5,0
Ung. (od. Pastae) Zinci ad 100,0
M.

Gleichzeitige Einsalbung neben innerem Arsengebrauch bei allen echten Lichenformen.

Ung. contra Lupum
(Lupus-Salbe).
Acid. salicyl. 2,0
Liq. Stibii chlorati 2,0
Kreosoti 4,0
Extr. Cannabis (od. Extr. Opii) 4,0
Adip. Lan. anhydr. 8,0

Salbe zur Radikalheilung des Lupus. Der anfängliche Schmerz durch Salizyl- und Salzsäure lässt allmählich unter der Kreosot- und Kannabis (Opium)-Wirkung nach. Deswegen seltener Verbandwechsel, 2 bis 3 mal die Woche.

Ung. contra Perniones
(Frost-Salbe).
Sulf. dep.
Calcii carbon.
Zinci oxydati
Camphorae ana 5,0
Ol. Terebinth.
Ichthyoli ana 2,5
Ung. mollis (od. Vaseline) 25,0
M.

Diese Mischung kann wegen des Zinkoxyd- und Kreidezusatzes auch bei offenem Frost gebraucht werden.

Ung. pomadinum
(Pomadengrundlage).
Ol. Cacao od. Ersatz 30,0
Ol. Amygdal. od. Ersatz ad 100,0
Ess. odorifer. q. s.
M.

Ung. pomadinum Plumbi
(Bleipomade).
Ung. diachylon
Ung. pomadin. ana 15,0
M.

Bei Ekcema capitis und Alopecia pityrodes, wo Schwefel nicht vertragen wird.

Ung. pomadinum sulfuratum
(Schwefelpomade).
Sulf. praec. 5,0
Ung. pomadin. ad 100,0
M.

Gegen Alopecia pityrodes und Ekzema capitis.

Ung. reducentia comp.
a) **Ung. Chrysarobini comp.**
(Chrysarobin-Salbe nach Unna).
Chrysarobini 5,0
Ichthyoli 5,0
Acid. salicyl. 2,0
Vaselin. flav. ad 100,0
M.

In den seit 1887 eingeführten Ung. reducentia comp. verstärkt das Ichthyol die reduzierende Wirkung, sodass die Menge von Chrysarobin, Pyrogallol und Resorzin auf die Hälfte (5 statt 10%) ermässigt werden konnte. Gleichzeitig mässigt Ichthyol die erythemerzeugende Wirkung dieser Mittel. Der Zusatz von Salizylsäure verstärkt die Tiefenwirkung derselben und verhindert als Säure ihre vorzeitige Oxydation in der Kruke. Diese Mischungen sind daher zugleich wirksamer und milder als die einfachen 10%igen Salben.

Ung. reducentia comp.
b) **Ung. Pyrogalloli comp.**
(Pyrogallol-Salbe nach Unna).
Pyrogalloli 5,0
Ichthyoli 5,0
Acid. salicyl. 2,0
Vaselin. flav. ad 100,0
M.
c) **Ung. Resorcini comp.**
(Resorcin-Salbe nach Unna).
Resorcini 5,0
Ichthyoli 5,0
Acid. salicyl. 2,0
Vaselin. flav. ad 100,0
M.

Ung. refrigerans Eucerini
[Eucerin-Kühlsalbe*)].
Eucerin. anhydr. 33,0
Ol. Rosae gtts. III
Aq. dest. ad 100,0
M.

Die Euzerinkühlsalbe dient einerseits prophylaktisch zum Reinigen des Gesichts, wo Wasser und Seife nicht vertragen werden, anderseits zur Nachbehandlung der Haut nach allen Ekzemen, um Rückfälle zu verhüten.

Ung. refrigerans Plumbi
(Blei-Kühlsalbe).
Liq. Plumbi subacet. 10,0
Aq. dest. 40,0
Eucerini anhydr. ad 100,0
M.

Die Bleikühlsalbe ersetzt in sparsamerer Form die Umschläge von Bleiwasser.

Vernisium Chrysarobini
(Chrysarobin-Firnis).
Chrysarobini 1,0
Traumaticin (od. Collod., Mastisol, Taffonal) 20,0
M.

Vernisium Chrysarobini ist ein in organischen Lösungsmitteln, nicht in Wasser löslicher Firniss. Er haftet daher stärker an der Haut und dient bei der Psoriasisbehandlung zur Bepinselung der am stärksten befallenen Stellen, wobei die sonstige Behandlung ungestört fortgehen kann.

II. Zur Pharmakopoea militaris.

Balneum atramentosum
(Dintenbad).
No. I.
Sol. Acidi tannici 10:200
No. II.
Sol. Ferri sulfuric. 20:200

Beide Lösungen werden gleichzeitig esslöffelweise dem Bade zugesetzt. Zur Beruhigung der Hautnerven bei Ekzem, Urtikaria.

Causticum contra Lupum
(Lupus-Aetzmittel).
Acidi lactici.
Liq. Stibii chlorati ana 5,0
M.

Zur Pinselung der Lupusknötchen, 2—3 mal wöchentlich. Dazwischen bei klinischer Behandlung: Ung. Pyrogalloli comp., bei ambulatorischer: Pasta Zinci sulfurata.

---

*) Kühlsalbe ist der deutsche Ausdruck für Coldcream.

Collodium lepismaticum
(Schälkollodium).
Acidi salicylici
Anaesthesin-Ersatz
Spirit. aetherei ana 5,0
Collodii ad 50,0
M. Pinsel im Kork.

Collyrium Pyraloxini
(Pyraloxin-Augentropfen).
Pyraloxini 0,05
Sol. Suprarenini (1 °/₀₀) 1,0
Aq. Boracis ad 20,0
M.

Gegen akute und chronische Konjunktivitis jeder Art. Zwei- bis dreistündlich einzuträufeln.

Emplastrum Hydrarg. molle
(Weiche Quecksilber-Pflastermasse).
Ung. Hydrarg. cin. 25,0
Ol. Terebinthinae 5,0
Emplastri Litharygri 20,0
M.

Aufzustreichen und mit Guttaperchapapier zu bedecken. Ersatz für Quecksilberpflaster und -Guttaplaste. Gegen Furunkel und Abszesse.

Gelatina Zinci oxyd.
(Zinkleim).
Gelatinae 15,0
Zinci oxyd. 15,0
Glycerini 25,0
Aq. dest. 45,0

Zur Behandlung und Nachbehandlung von Ekzemen, besonders solcher Stellen, an denen Salben nicht haften, wie Hals, Ohr, Ellbogen, Knie. Zu komprimierenden Verbänden bei Ekzema und Ulcera cruris.

Lotio Sagrotani simplex
(Sagrotanlösung).
Sagrotani 10,0
Aquae ad 100,0
M. S. Aufzupinseln.

Gegen Pseudoskabies, Impetigines, Pyodermien und leichte Ekzeme.

Lotio Sagrotani comp.
(Sagrotan-Mischung nach Unna).
Liantral 1,0
Calc. carbon. 10,0
Zinkoxyd 10,0
Schwefel 10,0
Sagrotan 10,0
Aq. dest. ad 100,0
M. S. Umzuschütteln und aufzupinseln.

Gegen stark juckende, akute Ekzeme im Anschluss an Pseudoskabies und Skabies und gegen pruriginöse Ekzeme.

Lotio Sagrotani contra Scabiem K.
(Krätze-Pinselung nach Unna K.).
Zimtaldehyd 1,0
Calc. carbon. 10,0
Zinci oxyd. 10,0
Sagrotani 10,0
Aq. dest. ad 100,0
M. S. Umzuschütteln und aufzupinseln.

Ambulante Krätzkur. An 2 Tagen je 2 oder 3 mal an allen befallenen Stellen einzureiben. Zimmtaldehyd (synthetisch, billig) ersetzt vollkommen den teuren, ausländischen Perubalsam.

Massa urethralis cum Argento nitrico *K.*
(Höllensteinsalbe für Sonden *K.*).
Argenti nitrici 1,0
Aq. destill. 1,0
Cerae 8,0
Cetacei 30,0
Paraffin. liq. ad 100,0
M.

Die Salbenmasse ist so gewählt, dass sie bei Einführung der Sonde in die Urethra nicht abschmilzt und dadurch hinter alle Verengerungen derselben gelangt. Nach einigen Minuten ist die Salbenmasse in der Urethra erwärmt und geschmolzen und wird dann durch eine sanfte Massage der Schleimhaut über der liegenbleibenden Sonde in alle Taschen und Winkel der Harnröhre verteilt. Eine Einführung der Salbensonde vor der Nacht ersetzt die sonst nötigen nächtlichen Einspritzungen.

Mixtura Ammon. carbon.
(Ammoniak-Mixtur).
Ammon. carbonici 5,0
Liq. Ammon. anisati 5,0
Sirup. simpl. od. liquir. 20,0
Aquae dest. ad 200,0
M.

Gefässkontrahierendes und -regulierendes Mittel bei Urtikaria, Ekzemen, starkem Jucken und Schlaflosigkeit. Zweistündlich einen Teelöffel bis Esslöffel.

Mixtura Arnicae
(Arnika-Mixtur).
Tincturae Arnicae 5,0—20,0
Aq. destill. ad 200,0
M. S. 2 stündlich 1 Esslöffel.

Zur Resorption von Blutergüssen und traumatischen Schwellungen. Bestes Analeptikum nach Traumen.

Mixtura Suprarenini
(Suprarenin-Mixtur).
Sol. Suprarenini (1:1000) 5,0
Sirup. simpl. 20,0
Aq. destill. ad 100,0
M. S. Stündlich einen Teelöffel.

Gefässkontrahierendes und -regulierendes Mittel. Spezifikum gegen Urtikaria.

Pasta Kaolini cum Ichthyolo *K.*
(Kaolin-Ichthyol-Paste *K.*).
Kaolini 60,0
Sir. simpl. 15,0
Perkaglycerini 15,0
Ichthyoli 10,0
M.
          oder
Kaolini 40,0
Sir. communis 30,0
Sol. Calc. chlorati 20,0
Ichthyoli 10,0
M.

In dieser Paste wirkt Kaolin entfettend auf die Haut, Glyzerin hauterweichend durch Wasseranziehung. Glyzerin ist hier ersetzt durch Mischungen von Sir. communis mit Perkaglyzerin oder Sol. calcii chlorati, welche die Erweichung durch Wasseranziehung ebenfalls besorgen. Die Paste dient zur raschen Erweichung und Beseitigung von Furunkeln und Furunkelfeldern, besonders am Nacken, ist dick aufzustreichen und wasserdicht zu bedecken.

Pasta Scharff *K.*
Sulf. dep.
Zinci oxyd.
Calc. carbon.
Ol. Terebinth.
Vaselini ana 10,0
M.

Furunkelpaste nach Angabe von Sanitätsrat Dr. Scharff (Stettin), für den Felddienst etwas abgeändert.

Pasta Zinci Unna K.
(Harte Zinkpaste nach Unna K.).
Terr. silic. 5,0
Zinci oxyd. 25,0
Ung. neutralis ad 100,0
M.

Von der Zinkpaste der Ph. G. unterscheidet sich die Unna'sche Zinkpaste durch den Gehalt an stark austrocknender und die Ueberhornung befördernder Kieselgur. Die Fette der ursprünglichen Vorschrift sind durch Ung. neutrale ersetzt.

Pasta Zinci mollis
(Weiche Zinkpaste).
Calc. carbon. 25,0
Zinci oxyd 25,0
Ol. Lini 20,0
Adip. Lan. anhydr. 6,0
werden gemischt und versetzt mit
Aq. Calcis 24,0

Allgemeinstes Beruhigungsmittel stark entzündeter, juckender nnd brennender Haut. Spezialindikationen: Medikamentöse Dermatitis, Verbrennung, erysipelatoides Ekzem und Urtikaria.

Pasta Zinci comp.
(Mittelweiche Zinkpaste).
Pasta Zinci Unna 50,0
Pasta Zinci mollis 50,0
M.

Tritt überall dort für die Pasta Zinci mollis ein, wo diese zu flüssig ist.

Pasta Zinci sulfurata K.
(Zink-Schwefel-Paste K.).
Sulf. praec. 10,0
Zinc. oxyd. 10,0
Terr. silic. 10,0
Ung. neutralis ad 100,0
M.

Ersatzformel der Pasta Zinci sulfurata bei Mangel benzoinierter, tierischer und pflanzlicher Fette. Indikationen: Feuchte und nässende Ekzeme, Impetigines, Pyodermien.

Pilul. Acid. arsenicos. keratin.
(Asiatische Pillen).
Acid. arsenicos. 0,5
Carbonis pulv. 3,0
Sapon med. pulv. 0,5
Seb. pilul.*) 6,0
M. f. pil. No. 100, obd. l. a. keratin.

Jede Pille enthält die maximale Einzeldosis von Arsenik. Bei Lichen und Pemphigus muss man bis 10 Pillen täglich, weit über die sonstige maximale Tagesdosis, steigen, um Erfolge zu erzielen. Wegen der Keratinhülle wird der Magen nicht geschädigt.

Pilul. Natrii silicici
(Kieselsäure-Pillen).
Natrii silicici sicci
Adip. Lan. anhydr. ana 10,0
M. f. pil. No. 100. Consperge Terr. siliceam.
S. 10—20 Pillen täglich.

Bei Pemphigus chronicus, Ekzema madidans, Dekubitus und Ulzerationen.

---

*) **Sebum pro pil. keratin.**
(Fett für Dünndarmpillen).
Sebi taurin. rec. (od. als Ersatz Adip. Lan.) 80,0
Cerae flav. 15,0
Sol. Cumarin. spir. 0,2:5,0

Pulvis cuticolor K.
(Hautfarbenes Pulver K.).

Boli rubrae 2,5
Boli albae 12,5
Magnes. carbon. 20,0
Zinci oxyd. 25,0
Talci ad 100,0
M.

Gesichtspuder zur Tagesbehandlung.

Pulvis Hydrargyri
(Quecksilber-Gleitpuder).

Hydrargyri 10,0
Lycopodii (od. Pulv. fluentis) 20,0
werden mit Hilfe von Ol. Terebinth.
völlig verrieben.

Raschestes Ueberhornungsmittel von Initialsklerosen, breiten Kondylomen, feuchten Syphiliden und ulzerierten Gummen.

Pulvis Hydrargyri carbolisatus
(Quecksilber-Carbol-Gleitpuder).

Pulv. Hydrarg. 4,0
Acid. carbol. 1,0
Pulv. cuticolor. 5,0
M. f. pulvis.

Zur Behandlung von Follikulitiden und beginnenden Furunkeln an Gesicht und Händen.

Pulvis Ichthargani
(Ichtharganpuder).

Ichthargani 1,0
Magnes. carbon. 20,0
M.

Zum Einpudern von Geschwüren und nässenden Ekzemen neben und vor der gewöhnlichen Behandlung.

Pulvis contra Pediculos
(Läuse-Gleitpuder).

Pulv. fluentis 20,0
Fruct. Piperis nigri subt. pulver.
(od. Fruct. Sabadill. pulver.) 1,0
M.

Zum Aufwischen oder Zerstäuben.

Pulvis stypticus K.
(Blutstillungspulver K.).

Acidi tannici
Aluminis
Plumbi acetici
Calcii peroxydati, ana pt. aequales.

Zur raschen Blutstillung ohne Aetzung nach kleinen Operationen. Die Blei- und Kalksalze ersetzen das frühere Kolophonium und Gummi arabicum.

Spiritus Argenti
(Höllenstein-Spiritus).

Argenti nitrici 0,5
Aqu. dest. 1,0
Spirit. aether. nitros. ad 10,0
M. D. ad vitrum nigrum.

Diese spirituöse Lösung hält sich im Gegensatz zur einfachen Spirituslösung des Höllensteins unzersetzt und dringt beim Aufwischen mittelst Wattebauschs tiefer ein als konzentrierterre wässerige Lösungen. Indikationen: Blepharitis ciliaris, hartnäckige Ekzeme, Geschwüre.

Stilus unguinosus Chrysarobini
(Chrysarobin-Salbenstift).
   Chrysarobini 3,0
   Mass. stil. ung.*) 7,0
M. f. stilus.

Gegen Alopecia areata.

Stilus ung. Pyrogalloli c. Acid. salicyl.
(Pyrogallol-Salizyl-Salbenstift).
   Pyrogalloli 1,5
   Acid. salicyl. 1,5
   Mass. stil. ung. 7,0
M. f. stilus.

Gegen Alopecia areata.

Tinctura Ichthyoli
(Ichthyol-Tinktur).
   Ichthyoli 5,0
   Xyloli (od. Toluoli) 4,0
   Alkohol abs. 1,0
M. S. Vor dem Gebrauche umschütteln.

In ähnlicher Weise wie Jodtinktur gegen Furunkel und Impetigines. Aber weiter auch gegen Ekzeme, Frost, Lymphangitis, Erysipel, Erysipeloid.

Tinctura Lithantracis
(Steinkohlenteer-Tinktur).
   Picis Lithantracis 300,0
   Spirit. 95 % 200,0
   Aether. 100,0
digeriert man 14 Tage lang, dann wird vom Ungelösten abgegossen und filtriert.

Gegen trockne, stark juckende Ekzeme und Psoriasis.

Ung. Acidi nitrici
(Salpetersäure-Salbe).
   Acidi nitrici 1,0
   Eucerini anhydr.
   Glycerini ana ad 100,0
M. f. Unguentum.

Gegen allgemeines Hautjucken bei Ikterus.

Ung. Bismuthi oxychlorati *K.*
(Wismuth-Salbe *K.*).
   Bismuthi oxychlor. 10,0
   Ung. neutralis ad 100,0
M.

Ersatz für Zinksalbe, wo diese zu stark eintrocknet.

Ung. Calcii chlorati *K.*
(Glyzerinsalben-Ersatz *K.*).
   Eucerini anhydr. 50,0
   Sol. Calcii chlorati 50,0
M.

Ersatz für Eucerin-Glyzerin bei sehr trocknen Ekzemen, bei rhagadiformem palmarem Ekzem.

---

*) **Massa pro stilis unguinosis**
(Salbenstift-Masse).
   Cerae flav. 30,0
   Adip. Lan. anhydr. 70,0
M.

Ung. Glycerini
(Glyzerinsalbe).

Eucerini anhydr. 50,0
Glycerini 50,0
M.

Die Mischung von Euzerin und Glyzerin ist eine bessere Salbe und wirkt stärker als das Ung. Glycerini der Ph. G. Es ersetzt in sehr viel sparsamerer Weise das zum Einfetten der Chirurgenhände benutzte Glyzerin.

Ung. Hebrae
(Hebra'sche Salbe).

Emplastri Lithargyri,
Ol. Arachidis (oder Vaseline)
 ana 50,0
M.

Gegen schuppige, krustöse und trockne Ekzeme, gegen palmares Ekzem.

Ung. contra Lichen
(Lichen-Salbe nach Unna).

Hydrarg. bichlor. 0,2
Acid. carbol. 5,0
Ung. (oder Pasta) Zinci ad 100,0
M.

Gleichzeitige Einsalbung neben innerem Arsengebrauch bei allen echten Lichenformen.

Ung. contra Lupum K.
(Lupus-Salbe K.).

Acid. salicyl.,
Zinci chlorati ana 2,0
Opii,
Creosoti ana 4,0
Adipis Lanae 8,0
M.

Salbe zur Radikalkur des Lupus. Zwei- bis dreimal wöchentlich aufzustreichen und zu verbinden. Der anfängliche Schmerz durch Salizylsäure und Chlorzink lässt allmählich unter der Opium- und Kreosotwirkung vollkommen nach. Je weniger die Wunde sezerniert, desto seltener ist der Verband zu erneuern.

Ung. contra Perniones
(Frost-Salbe).

Sulf. dep.,
Calc. carbon.,
Zinci oxyd.,
Camphorae ana 5,0
Ol. Terebinth.,
Ichthyoli ana 2,5
Ung. mollis (od. Vaseline) ad 50,0
M.

Diese Mischung kann wegen des Zinkoxyd- und Kreidezusatzes auch bei offenem Frost gebraucht werden.

Ung. pomadinum
(Pomadengrundlage).

Ol. Cacao oder Ersatz 30,0
Ol. Amygdal. od. Ersatz ad 100,0
Ess. odorifer. q. s.
M.

Ung. pomadinum sulf.
(Schwefelpomade).

Sulf. praec. 5,0
Ung. pomadin. ad 100,0
M.

Gegen Alopecia pityrodes und Ekzema capitis.

Ung. reducentia comp.:
a) **Ung. Chrysarobini comp.**
(Chrysarobin-Salbe nach Unna).
Chrysarobini 5,0
Ichthyoli 5,0
Acid. salicyl. 2,0
Vaselin. flav. ad 100,0
M.

b) **Ung. Pyrogalloli comp.**
(Pyrogallol-Salbe nach Unna).
Pyrogalloli 5,0
Ichthyoli 5,0
Acid. salicyl. 2,0
Vaselin. flav. ad 100,0
M.

c) **Ung. Resorcini comp.**
(Resorcin-Salbe nach Unna).
Resorcini 5,0
Ichthyoli 5,0
Acid. salicyl. 2,0
Vaselin. flav. ad 100,0
M.

In den seit 1887 eingeführten Ung. reducentia comp. verstärkt das Ichthyol die reduzierende Wirkung, sodass die Menge von Chrysarobin, Pyrogallol und Resorzin auf die Hälfte (5 statt 10%) ermässigt werden konnte. Gleichzeitig mässigt Ichthyol die erythemerzeugende Wirkung dieser Mittel. Der Zusatz von Salizylsäure verstärkt die Tiefenwirkung derselben und verhindert als Säure ihre vorzeitige Oxydation in der Kruke. Diese Mischungen sind daher zugleich wirksamer und milder als die einfachen 10%igen Salben.

Vernisium Chrysarobini
(Chrysarobin-Firnis).
Chrysarobin 1,0
Traumatizin (oder Kollodium, Mastisol, Taffonal) 20,0
M.

Vernisium Chrysarobini ist ein in organischen Lösungsmitteln, nicht in Wasser löslicher Firnis. Er haftet daher stärker an der Haut und dient bei der Psoriasisbehandlung zur Bepinselung der am stärksten befallenen Stellen, wobei die sonstige Behandlung ungestört fortgehen kann.

Druckfehlerverzeichnis.

Seite 45 Zeile 10 von unten lies statt Lenkoplast: Leukoplast.
„ 59 „ 5/6 „ oben „ „ refrigeraus: refrigerans.

Sachverzeichnis.

(Die fettgedruckten Ziffern weisen auf die Hauptstellen hin.)

A.

Abcès tubéreux de l'aisselle s. Achselhöhlenabszesse.
Abszessbehandlung 8, 167, 177.
Abszesse, kalte 49.
Achselhöhlenabszesse **7**.
Adenitisbehandlung 134.
Aderlass 69, 105, 111.
Aetzmittel bei Lupus 48, 152, **166**, **176**.
— nach Winkler 48.
Aetzpaste **169**.
Afridolseife 20.
Akanthose 87, 93.
Akne 30, 164.
— und Dienstbrauchbarkeit 152, 157.
— necrotica 153.
— -Jucken 64.
Aknekeloid 153, 155.
Aktinomykose 157.
Albuminurie und Jucken 68.
Alkokolwirkung 26, 30, 122.
Alopecia areata 30, 152, 157, 173, 181.
— atrophicans 124, 152.
— pityrodes 164, 173, 174, 175, 182.
Alopezien und Dienstbrauchbarkeit 152, 153.
Ammoniak-Mixtur 21, 111, 136, **169**, **178**.
Anaphylaxie 110.
Angina 26, 153.
Angiom 153, 155.
— -Aetzung 48.
Antipyrin 136.
Arbeitsverwendungsfähigkeit **144**.
Arnika äusserlich 73, 121.
— innerlich bei Blutungen 120, 169, 178.
— -Infus 121.
— -Mixtur 121, **169**, **178**.
— -Salbe 121.
— -Tinktur 120, 166.
— — gegen Frostbeulen 73.
Arsen-Intoxikation 68.
Arsenpillen s. Asiatische Pillen.
Arsensalben 164.
Arterien und Venen 100, 109, 112, 114.
Arteriosklerose 173.
Artifizielle Dermatosen 143.
Asiatische Pillen 95, **171**, 179.

Asiatische Pillen bei Lichen 95, 147, 171, 179.
— — bei Pemphigus 95, 171.
Aspirin 136.
Asthma 102.
Atherom 153, 155, 157.
Atrophia cutis 139, 142, 144, 149, 160.
Augentropfen s. Pyraloxin-Augentropfen.

B.

Bäder bei Ekzem 80, 99, 112.
— bei Urtikaria 112.
Baldrianpräparate 114.
Balneum atramentosum 80, 164, **166**, **176**.
Bartflechte s. Sykosis.
Basisseife zum Schutz der Haut 56, 62.
Benzin-Ersatz 27.
Billige Verordnungen **130**.
Bismuthum oxychloratum 166.
Bläschenekzem **77**.
Blei-Karbol-Salbenmull bei Ekzem 89.
— -Kühlsalbe **176**.
— -Pomade **175**.
Bleiwasser-Ersatz 176.
Bleichsalbe **174**.
Blepharitis ciliaris 6, **11**.
— —, Behandlung 6, **12**, 172, 180.
Blue pills bei Syphilis 45.
— — in deutscher Formulierung 45.
Blutsenkung 67, **71**.
— s. auch Senkungshyperämie.
Blutstauung und Blutsenkung beim Jucken 67, **71**.
Blutstillungspulver 164, 165, **172**, **180**.
Blutumlauf der Haut 102.
Blutwallung bei Ekzem 77, 164.
— bei Lichen 95.
— und Keratose 67, **86**.
— und Lymphstauung 67, **100**.
— s. auch Wallungshyperämie.
Bolus als Pastengrundlage 3.
— -Ersatz 3.
— -Glyzerin-Ichthyol-Paste s. Kaolin-Ichthyol-Paste.
Borsalbe 8, 151.
Brompräparate 114.

C
(siehe auch unter „K").

Cacaobutter-Ersatz 116, 168, 175, 182.
Cannabis-Ersatz 47, 175, 182.
Cantharidin-Kollodium 64.
— -Salbe **174**.
Capillardruck beim Jucken **64**.
Carbol s. Karbol.
Carcinom 139, **141**, **151**, 157, 165.
— mit Drüsenschwellung 141.
Caro luxurians 60.
Causticum contra Lupum 48, 152, **166**, **176**.
Cellit 38.
Cellon 38.
Cheiropompholyx 76, 83, **85**.
— -Bacillus 86.
— -Jucken 85.
Chemotaxis 26, 28, 30, 32, 77, 83, 86, 87, 107.
Chinin-Intoxikation 68.
Chirurgenhände **55**, 62.
Chlorbenzol bei einfachem Pruritus 70.
— -Ersatz 70.
Chlorcalcium für Glyzerin 9, 10, **59**, 166, 169, 178.
— -Zinkleim **61**.
Choleval bei Tripper 118.
Chrysarobin und Oelsäure der Haut 25.
— -Ersatz 129, **146**, 149, 166.
— -Firnis 10, 14, **176**, **183**.
— -Ichthyol-Firnis 82, 92, **167**.
— -Puder 128, 149.
— -Salbe 128.
— — nach Unna 6, **100**, **175**, **183**.
— -Salbenstift **173**, **181**.
Cignolin 129, **146**, 149, 166.
— und Oelsäure der Haut 25.
Circulus vitiosus siehe Zirkel, schädlicher.
Coldcream s. Kühlsalbe.
Collemplastrum adhaesivum 4, 8, 73, 163.
— -zinci oxydati 35, 48, 76, 119, 163.
Collodium lepismaticum 96, **166**, **177**.
— -Ersatz 10. 14, **38**.
Collyrium Pyraloxini s. Pyraloxin-Augentropfen.
Colophonium-Ersatz **38**, 172, 180.
Condylom, breites 46, 172, 180.
Condyloma acuminatum 153, 155.
Conjunctivitis 6, 11.
— -Behandlung 5, 12, 97, **167**, **177**.
Cremor Salep, ein Gelanth-Ersatz **122**, 166, **167**.
Crystallina 84.
Cutis anserina 65.
Cykloform 96.
Cystitis 164.
— und Jucken 69.

D.
Dekubitus 74.
— -Behandlung mit Kieselsäure **126**, 171, 179.
Dermatitis und Ekzem **55**, 171.
— exfoliativa 100, 160.
— — und Dienstbrauchbarkeit 139, 142.
— durch Desinfektionsmittel **55**.
— medicamentosa 170, 179.
Dermatoplasie und Keratoplasie 53, 61, 64, 128.
Desinfektion und Saprophyten 56.
Desinfektionsdermatitis s. Dermatitis durch Desinfektionsmittel.
Desinfektionsmittel-Ersatz 58.
— -Schutz 56.
Diabetes 2, 68.
Diachylon-Salbe s. Hebra'sche Salbe.
Diarrhoe 88.
Dichloraethylen gegen Jucken 70.
Dienstbeschädigung s. Kriegsdienstbeschädigung u. Friedensdienstbeschädigung.
Dienstbrauchbarkeit und Hautkrankheiten 49, **137**.
Dienstunbrauchbarkeit s. Kriegsunbrauchbarkeit.
—, zeitige, s. Zeitige Dienstunbrauchbarkeit.
Dintenbad 80, **164**, **166**, **176**.
— bei Ekzem 80.
Dünndarmpillen **171**, **179**.
Duhring's Krankheit 158.
— — und Dienstbrauchbarkeit 144, 147, 157.
— — und Pemphigus 147.
Dunstverbände mit Ichthyol 32, 151.
— mit Paste 3.
— mit Pepsin **123**, 140, 148, 149, 164.
— mit Resorzin 32, 128, 151.
— mit Salben 6.

E.
Eigenblut-Injektionen 111.
Eingeweidewürmer 68.
Eintrocknungsmittel 8, 9, 14, 21, 34, **50**, **53**, 78, 134, 170.
Eisenbäder 164.
Eisenchloridpillen **171**.
Eiterkokken 1, 2, 3, 4, 7, 15, 19, 26, 33, 44, 57, 76, 83, **133**, 151.
— und Ekzemkokken 6, 19, 29, 30.
— und Erysipelkokken 30, 33.
— und Hornschicht-Saprophyten 56.
— und Impetigokokken 19.
— und Streptokokken 19, 28, 30, 33.
Eiterkrankheiten der Haut **20**.
Ekthyma 31.
Ekzem 144, 159.

Ekzem und Dermatitis **55**, 171.
— und Dienstbrauchbarkeit 144, 146, 150, 151, 152, 154, 156, 157, 158.
— und Ichthyosis 10.
— und Krätze 15.
— und Prurigo 81, 88, 91.
— und Pseudoscabies 17.
— und Psoriasis 65.
— und Sonnenstrahlen 57.
— und Urticaria 107.
Ekzema ani **88**, 133, 152, 154, 170.
— des Bartes 4, 44, 133, 151.
— des behaarten Kopfes 134, 146, 160, 164, 173, 175, 182.
— mit Bläschen 76, **77**.
— callosum 9, 10, 29, 57, 60, 64, 65, 80, **86**, 166, 169.
— — und Lichen 94.
— cruris 144, 149, 160, 168, 177.
— crustosum 18, 29, 80, 174, 182.
— erysipelatoides 50, 170, 171, 179.
— faciei 11, 44, 50, 158, 164, 170, 172.
— „impetiginosum" 18.
— intertriginosum 29, 57, 83, 152, 154.
— madidans 29, 170, 171, 179.
— marginatum 29, 152, 154.
— manuum 11, **55**, **57**, 80, 146, 151, 152, 158, 174, 181, 182.
— nässendes **8**, 29, 57, 77, 88, 134, 151, 157, 164, 170, 171, 172, 179, 180.
— papulatum 88.
— pityriasiforme 87.
— pruriginosum 60, 65, **88**, **90**, 151, 157, 168, 177.
— — und Prurigo 88, 91.
— — und Lichen 95.
— psoriatiforme 10.
— schwieliges s. Ekzema callosum.
— scroti **88**, 152, 154.
— seborrhoicum 9, 10, 29, 52, 57, 83, 90, 92, 134, 152, 154, 160, 170.
— squamosum 29, 151, 174, 182.
— trockenes **9**, 57, 64, 134, 151, 164, 173, 174, 181, 182.
— universalis 157.
— verruco-callosum 161, 169.
— verrucosum 88, 161.
— vesiculosum 88.
— vulvae 88, 133.
Ekzembehandlung 77, 164.
— mit Aetzpaste 169.
— mit Ammoniak 169, 178.
— mit Bädern 80, 99, 112.
— mit Blei-Carbol-Salbenmull 89.
— mit Bleipomade 175.
— mit Bismutum subnitricum 164.
— mit Borsalbe 8, 54.
— mit Chlorcalcium 52, 60, 164, 174, 181.
— mit Chrysarobin-Firnis 10.
— mit Chrysarobin-Ichthyol-Firnis 167.
— mit Chrysarobin-Salbe nach Unna 98.

Ekzembehandlung mit Cremor Salep 167.
— mit Dintenbad 80, 166, 176.
— mit essigsaurer Tonerde 54, 77, 80.
— mit Eucerin 58.
— mit Euzerin-Kühlsalbe 59, 176.
— mit Firnis 10, 78, 167.
— mit Gelanthum Resorcini comp. 78.
— mit Glycerin 10.
— mit Glycerinersatz 9, 10, 174.
— mit Haarspiritus 173.
— mit Hebra-Salbe und Ersatz 9, 11, 54, 76, 89, 174, 182.
— mit „heisser Abschreckung" 90.
— mit Höllensteinspiritus 13, 172 180.
— mit Hydrargyrum oxydatum 164.
— mit Ichtharganguttaplast 54, 58, 80.
— mit Ichthargangutaplast-Ersatz 54, 58.
— mit Ichtharganpuder 84, 172, 180.
— mit Ichthyolbädern 173.
— mit Ichthyolgelanth 78.
— mit Ichthyolpuder 172.
— mit Ichthyoltinktur 173, 181.
— mit Jodtinktur 29.
— mit Liquor Kali arsenicosi 164.
— mit Kalilauge 80.
— mit Karbolsäureschälung 89.
— mit Kieselgur 127.
— mit Kieselsäure 171.
— mit Kleiebädern 80.
— mit Kühlpasten 51, 78, 170, 179.
— mit Leim 168, 177.
— mit Liantral-Salbe 89, 174.
— mit Mehl 50.
— mit Noviform 12.
— mit oxydierenden Mitteln 9, 29, 58.
— mit Plumbum aceticum 165.
— mit Pulvis cuticolor 52, 172.
— mit Pyraloxin 6. 12.
— mit Pyrogallolsalbe nach Unna 98.
— mit Quecksilbergleitpuder 44.
— mit Resorzin-Ichthyol-Firnis 167.
— mit Resorzin-Salbe nach Unna 6, 10, 76, 78, 89,
— mit Resorzin-Seife 81.
— mit Sagrotan 18, 131, 134, 136, 168, 177.
— mit Salizyl-Guttaplast 80.
— mit Salizyl-Seife 81.
— mit Schälkollodium 166.
— mit Schälpaste 89, 90, 170.
— mit Schüttelmixturen 80.
— mit Schwefelpomade 175, 182.
— mit Seife 80.
— mit Steinkohlenteer-Tinktur 173, 181.
— mit Suprarenin 5, 6, 12.
— mit Unguenta reducentia comp. 10.
— mit Zinkfirnis 168.
— mit Zink-Ichthargan-Paste 55.
— mit Zink-Ichthyol-Leim 168.
— mit Zink-Ichthyol-Salbe 12.
— mit Zinkleim 168, 177.

Ekzembehandlung mit Zink - Resorzin-Salbe 12.
— mit Zink-Schwefel-Kreide-Paste 8, 9, 16, **78**.
— mit Zink-Schwefel-Paste 6, 54, 77, 78, 134, 170, 171, 179.
— mit Zink-Schwefel-Puder 84.
Ekzem-Jucken 64, 77, 87, 98, 133, 134, 168, 174, 177, 181.
Ekzemkokken 9, 12, 13, 15, 54, 57, 76, 77, 78, 80, 83, 86, 99, 132, 134.
— und Eiterkokken 6, 19, 29, 30.
— und Erysipelkokken 30.
Ekzem-Prophylaxe 57, 59.
Elephantiasis 144, 149, 158.
— und Pepsinbehandlung **123**, 149.
Ellbogenpsoriasis 154, 167.
Emplastrum molle Hydrargyri s. Quecksilber-Pflastermasse, weiche.
Entzündliche Exsudation 67, **76**.
Entzündungs-Theorie 86.
Entzündungswidrige Mittel 51, 80, 164, 170, 171, 179.
Epidermidolysis bullosa 144, 148, 158.
— und Kieselsäure 148.
Epididymitis 134.
Epithelfaserung 129.
Erfrierung 138, 139, 158.
— und Frostbeulen 33.
Erweichende Mittel 2, 9, 59, **60**, 80, **123**, **169**, **178**.
Erysipel **21**, 50, 157, 158.
Erysipelas perstans 125.
Erysipelbehandlung mit Alkohol 28.
— mit Ichthyol **21**, 28, 173, 181.
— mit Jodtinktur 28.
— mit Sagrotan + Ichthyol 134.
Erysipelkokken 21, 28, 29.
— und Eiterkokken 30, 33.
— und Ekzemkokken 30.
Erysipeloid 134, 173, 181.
Erythema induratum 144, 149.
Erythema multiforme 152, 154.
Erythema nodosum 153, 154, 157, 160.
Erytheme und Dienstbrauchbarkeit 153.
Erythrasma 30, 153, 155.
Erythrodermie, lichenöse 94.
Euzerin 58, 165, 166.
— bei Ichthyosis 10, 155.
Euzerin-Glycerin 10, **62**, 97, 166, 174, **182**.
— — -Ersatz 9, 10, **62**, 97, 174, 181.
Euzerin-Kühlsalbe 59, 97, **176**.
— als Waschwasser 176.
Exsudation beim Jucken 67, **76**.
— und Transsudation 105, 107.

F.

Fadenpilze 4.
Favus 30, 31, 64, 157.
Fett der Haut 24.
— für Dünndarmpillen 171.

Fett-Ersatz 166, 171, 179.
Filzläuse 42.
Firnis nach Burchard 22.
Firnisgrundlagen-Zusatz 164.
Firnis-Behandlung 11, 22, 78, 167.
Flecktyphus 39, 158.
Flohstich-Verhütung 40.
Fluor albus 88.
Follikulitis 20, 134, 172, 180.
— nach Quecksilber 42.
— staphylogenes 7, **21**, 31, **44**.
— -Aetzung 164.
— -Jucken 64.
Friedensdienstbeschädigung 161.
Frost und Frostbeulen **33**, **71**, 158, 160.
— und Urtikaria 107.
Frostbeulen und Erfrierung 33.
— -Behandlung **34**, **73**, 173, 181.
— -Jucken 67, **71**.
Frost-Salbe 35, 164, 165, **175**, **182**.
Furunkel 1, 5, 20, 31, 151, 158.
— und Dienstbrauchbarkeit 153, 155, 156.
— bei Krätze 15.
— bei Pseudoskabies 17.
— des Gesichts 33, 124, 172, 180.
— des Nackens 124, 169, 178.
Furunkel-Behandlung mit Arnika 121.
— — mit Chlorkalzium 60.
— — mit Ichthyol 32, 155, 173.
— — mit Jodtinktur 8, 21, 31, 155.
— — mit Mikrobrenner und Ersatz **1**, 21, 32, 155.
— — mit Pepsin 124.
— — mit Sagrotan + Ichthyol 134.
— — s. auch Furunkulose-Behandlung.
— -Jucken 64.
Furunkulose 2, 19, 76, 155, 157.
— und Krätze 15.
— -Behandlung mit Hefe 2.
— — mit Ichthyoltinktur 173, 181.
— — mit Jodtinktur + Ichthyol 32.
— — mit Kaolin-Ichthyol-Paste und Ersatz 2, 60, 169, 178.
— — mit Pasta caustica 169.
— — mit Pasta Scharff 3, 165, 169, 170, 178, 180.
— — mit Quecksilber-Karbol-Gleitpuder 4, 172.
— — mit weicher Quecksilber-Pflastermasse 3, 167, 177.
— — mit Schwefelkalzium 2.
— — s. auch Furunkel-Behandlung.

G.

Gänsehaut 66.
Garnisonverwendungsfähigkeit 137, **150**.
Gasbrand 25.
— -Bacillus 26.
Gehirnblutungen 121.
Gelanth 79, 122.
— bei Ekzem 10, 78.

Gelanth Ersatz 10, 14, **122**, 166, **167**.
Gelanthum Chrysarobini comp. 82, 92, **167**.
— Ichthyoli 82, 92, 112.
— Ichthyoli bei Ekzem 78.
— — bei Prurigo 82, 92.
— Pyrogalloli **167**.
— Resorcini comp. 78, **167**.
— — — bei Ekzem 78, 167.
— Zinci oxydati **168**.
Gelatina Zinci oxydati 59, **61**, 65, **168**, **177**.
— — — bei artifiziellen Geschwüren 143.
— — — bei Ekzem 168.
— — — bei Liodermie 150.
— — — bei Ulcus cruris 152, 168.
— — — bei Varizen 76.
— — —, Ersatz **61**.
— — — ichthyolata **61**, **168**.
— — — — -Ersatz **61**.
Gelbsucht s. Ikterus.
Gelenkentzündung 23.
Gelenkrheumatismus 154.
Geschwüre s. Ulcera.
Gingivitis 26, 47.
Glanzhaut der Beine 144, 149, 160.
Gleitpuder 4, 6, **41**, **42**, 44, 46, 82, **172**, **180**.
Glossy skin s. Glanzhaut der Beine.
Glyzerin **59**.
— Vergleich mit Zucker 60.
— -Ersatz 3, 9, 10. **59**, 97, 166, 169, **174**, 178, **182**.
— -Salbe 10, **62**, **174**, **182**.
— — -Ersatz 9, 10, **62**, **174**, **181**.
Gonorrhoe s. Tripper.
Gumma 45, 46, **172**, 180.
— tuberkulöses 49.
Gummi arabicum-Ersatz 172, 180.
Gummihandschuh-Ersatz 57.

H.

Haarspiritus **173**.
Haarwuchs, abnormer 174.
Handekzem s. Ekzema manuum.
Handschuh-Ersatz 57.
Hautfarbenes Pulver 52, **171**, **180**.
Hautstationen zu errichten 138.
Hebra'sche Salbe 8, 9, 11, 14, 54, 58, 89, **174**, **182**.
— — bei Ekzem 9, 11, 54, 76, 89, 174, 182.
— — bei Psoriasis 14.
— — Ersatz 9, 11, 14, 58, 96, 174, **182**.
Heilungs-Jucken 64, 97.
Heisse Abschreckung 90, 95.
Herpes 153.
Herzkrankheiten 173.
Hirnblutungen 121.
Höllenstein-Salbe 128.

Höllenstein-Salbe für Sonden 116, **169**, **178**.
— — -Ersatz 116, **168**.
— -Spiritus 86, 119, 164, **172**, **180**.
— — bei Blepharitis ciliaris 13.
— — bei Cheiropompholyx 86.
— — bei eingewachsenem Nagel 119.
— -Stift 53, 128, 164.
— -Wirkung 53.
Hornschichtdruck beim Jucken **64**.
Hydroa vacciniformis und Dienstverwendungsfähigkeit 144, 148, 158.
Hydroadénite phlegmoneuse s. Achselhöhlenabszesse.
Hyperhidrosis 164.
— pedum 37, 153, 155, 157.
Hyperkeratose 76, 87, 92, 93.

I.

Ichthargan 166.
— -Guttaplast 54, 58, 80.
— — bei Ekzem 54, 58, 80.
— — -Ersatz 54, 58.
— -Puder **53**, 84, 128, **172**, **180**.
Ichthyol, Einführung in die Medizin 21.
— planmässig 60.
— bei Adenitis 134.
— bei Epididymitis 134.
— bei Erysipel 21, 134.
— gegen Frost 35, 134.
— bei Lymphangitis 134.
— bei Phlegmone 134.
— -Bäder bei Frostbeulen 73.
— — bei Prurigo und Pruritus 173.
— — bei Urtikaria 112.
— -Dämpfe 5.
— -Ersatz 3.
— -Firnis s. Ichthyolgelanth.
— -Gelanth 82, 92, 112.
— — bei Ekzem 78.
— — bei Prurigo 82, 92.
— -Guttaplast 20.
— -Kaolin-Paste s. Kaolin-Ichthyol-Paste.
— -Pillen oder -Kapseln 111.
— -Puder **172**.
— -Resorzin-Salbe 6.
— + Sagrotan **133**.
— -Seife 20, 82.
— -Spiritus zu Bädern 73, **173**.
— -Tinktur 22, 82, 111, 114, 165, **173**, **181**.
— bei Erysipel **22**.
— bei Prurigo **82**, 92.
— bei Urtikaria 111, 114.
Ichthyosis 10.
— und Dienstbrauchbarkeit 153, 155.
— -Behandlung mit Euzerin 10, 155.
Idiosynkrasie gegen Desinfektionsmittel 56.
— gegen eiweisshaltige Nährstoffe 110.

Idiosynkrasie gegen Jod 25.
— gegen Schwefel 78.
Ikterus 68.
— -Behandlung 69, 164, 174, 181.
— -Jucken 68.
Impetigo 16, 19, 155, 157.
— und Krätze 15.
— und Pseudoskabies 17.
— Bockhart 5, **18**, 133.
— circinata 16, 30, 132.
— „contagiosa" 19.
— herpetiformis 19.
— staphylogenes s. Impetigo Bockhart.
— streptogenes 30.
— vulgaris 16, **19**, 30, 132.
— — und Impetigo Bockhart **19**, 31.
— -Behandlung mit Ichthargan 54.
— — mit Ichthyoltinktur 173, 181.
— — mit Jodtinktur 30, 31.
— — mit Quecksilbergleitpuder 44.
— — mit Sagrotan 18, 131, 168, 177.
— — mit Zinkschwefelpaste 21, 54, 170, 179.
Impetigokokken 30, 54, 132.
— und Eiterkokken 19.
Impferysipele 9.
Influenza 153.
Initialsklerose-Behandlung 44, 45, 46, 124, 172, 180.
Insektenstich-Quaddel 57, 106, 109, 110, 135, 155.
Intertrigo 88.
— -Behandlung 50.

J.

Jod bei Entzündung der Sehnenscheiden, Schleimbeutel und Gelenke 23.
— in Benzin 27.
— in Trichloraethylen 27.
— -Behandlung nach Holländer 30.
— -Glyzerin 30, 61.
— — -Ersatz 61.
— -Idiosynkrasie 25.
— -jodkaliumlösung in Glyzerin 29.
— -Sirup 61.
— -Tinktur mit Tannin 35, 164.
— — mit Terpentinöl 27.
— — mit Tinctura gallarum 27.
— — mit Zinkpasten 25.
— — bei Achselhöhlenabszessen 8.
— — bei Akne 30, 31.
— — bei Alopecia areata 30.
— — bei Angina lacunaris 26.
— — bei aphthösen Geschwüren 26.
— — bei Dekubitus 128.
— — gegen Eiterinfektion 20.
— — bei Ekthyma 31.
— — bei Ekzem 29.
— — bei Erysipel 28.
— — bei Erysipeloid 29.
— — bei Erythrasma 30.

Jod-Tinktur bei Favus 30.
— — bei Follikulitis 31.
— — bei Frost 34.
— — bei Furunkel 8, 31.
— — bei Gingivitis 26.
— — bei Hautkrankheiten **23**.
— — bei Impetigo 30, 31.
— — bei Kerion 31.
— — bei Mikrosporie 31.
— — bei Pityriasis rosea 30.
— — — — versicolor 30.
— — bei Psoriasis 30.
— — bei pustulösen Affektionen 31.
— — bei Pyodermien 32.
— — bei Rosacea und Rhinophym 29, 30, 31.
— — bei Seborrhoea oleosa 30.
— — bei Staphylodermien 32.
— — bei Stomatitis mercurialis 26.
— — bei Streptodermien 32.
— — bei Sykosis 31, 151.
— — bei syphilitischen Papeln 26.
— — bei Trichophytien 31.
— — bei Tuberkuliden 30.
— — bei Ulcus cruris 128.
— — bei Ulerythema centrifugum (Lupus erythematosus) 30.
— -Wirkung 23.
— — und Oelsäure der Haut 24.
— -Zahl der Fette 24.
Juckblätterchen s. Prurigo.
Jucken, Bewusstwerden des **66**, 155, 161.
— Blutwallung bei **86**, **100**.
— experimentell 63.
— Entstehung und Beseitigung des **63**.
— und Exsudation 67, 76.
— und Horndruck **64**.
— und Keratose 67, **86**.
— und Lymphstauung 67, **100**.
— medikamentöses **64**, 98.
— und Schmerz **63**.
— der Senilität 68.
— bei Cheiropompholyx, Ekzem usw. s. die betreffenden Krankheiten.
— s. auch Pruritus.
Juck-Pulver 63.
Juckstillende Mittel 9, 10, **70**, 80, **82**, 83, 89, 90, 95, 131, 134, 137, 155, 164, **168**, **169**, **170**, **173**, **174**, 177, **178**, **179**, **181**.

K

(siehe auch unter „C").

Kalkwasser-Leinöl-Liniment bei Verbrennung 51.
Kalte Füsse **36**.
Kaolin als Pastengrundlage 3.
— -Ersatz 3.
— -Glyzerin-Ichthyol-Paste 59, **60**.
— -Ichthyol-Paste 2, 59, **60**, **169**, **178**.
— — — K. 3, **60**, **169**, **178**.

Kaolin-Ichthyol-Paste bei Furunkulose 2, 60, 169, 178.
Kapillardruck s. Capillardruck.
Karbol-Quecksilber-Gleitpuder s. Quecksilber-Karbol-Gleitpuder.
— — -Guttaplast s. Quecksilber-Karbol-Guttaplast.
— -Schälung 89.
Karlsbader Brunnen und Salz und Ersatz 69.
Keloid 153, 155.
— -Behandlung 124.
Keratinierte Pillen **171, 179**.
Keratoplasie und Dermatoplasie 53, 61, 64, 128.
Kerion 31.
Kieselgur 52, 126, 170, 179.
— als Mehlersatz 52.
— -Puderung 22, 27.
— -Wirkung in Pasten 52.
Kieselsäure in der Oberhaut 127.
— bei Dekubitus **126**, 171, 179.
— bei Pemphigus **126**, 171, 179.
— bei Ulcus cruris **126**, 171, 179.
— -Pillen 129, **171, 179**.
Klima-Einfluss auf Prurigo 92.
Knäueldrüsen-Tätigkeit 24.
Knochentuberkulose 49.
Kollodium s. Collodium.
Kondylom s. Condylom.
Konjunktivitis s. Conjunctivitis.
Krätze 15, 76, **82**, 155, 157, 158.
— und Ekzem 15.
— -Behandlung 16, **137, 168**, 177.
— -Jucken 16, 64, **82**.
— -Pinselung nach Unna **136, 168, 177**.
Kratzen 15, 16, 17, 21, 65, 67, 68, 76, 77, 78, 80, 82, 83, 87, 91, 94, 96, 104, 155, 160, 161.
Krampfadern s. Varicen.
Kreide-Pasten 8, 9, 10, 14, 16, 48, 52.
— — bei Ekzem **8**, 9, 10, 16, 78.
— — bei Impetigo Bockhart 21.
— — bei Krätze 16.
— — bei Psoriasis 14.
— — bei Vaccination 9.
Kreuznacher Mutterlauge 60.
Kriegsbrauchbarkeit 137, **152**.
Kriegsdienstbeschädigung 137, 140, 150, **158**, 160.
Kriegsunbrauchbarkeit 137, **138**.
Kühlpasten 51, 78, 89, 97, **170, 179**.
— bei Dermatitis 51.
— bei Ekzem 78.
— als Mehlersatz 51.
Kühlsalben 59, 62, 97, 124, 165, 176.
— bei Variola 97.

L.

Läuse 39, 155, 158.
— -Gleitpuder 41, **172, 180**.

Läuse-Pulver 41.
Lebertran-Kali-Seife bei sekundärer Hauttuberkulose 49.
Leberzirrhose und Jucken 69.
Lederfett für Stiefel 39.
Leichdörner-Behandlung 166.
Leimen von Warmstrümpfen 37.
Leinöl-Kalkwasser-Liniment bei Verbrennung 51.
Lepröse Geschwüre 54.
— Granulome 64.
Leukoplast 45.
Leukoplast-Ersatz s. Collemplastrum.
Leukotaxis 26, 28, 30, 32, 118.
Liantral-Salbe **174**.
— — bei Ekzem 89.
— — s. auch Teersalben.
Lichen 65, **92**, 156, 157, 161.
— acuminatus Kaposi und Pityriasis rubra pilaris 147.
— urticatus 135, 136.
— verrucosus 161.
— -Behandlung 164.
— -Jucken 64, 92.
— -Pillen 95, 147, **171, 179**.
— -Salbe 95, 147, **175, 182**.
Liniment aus Kalkwasser und Leinöl bei Verbrennung 51.
Liodermie 144, 149, 160.
Liq. Stibii chlorati-Ersatz 48, 175, 182.
Lotio Sagrotani **131, 168, 177**.
— — comp. **135, 168, 177**.
— — contra Scabiem **137, 168, 177**.
Lues s. Syphilis.
Lupus **47**, 159.
— und Dienstbrauchbarkeit 138, **140**, 144, 146, 150, 152, 153, 155, **156**, 157.
— erythematosus s. Ulerythema centrifugum.
— -Aetzmittel 48, 152, **166, 176**.
— -Behandlung 47.
— -Salbe 47, 165, **175, 182**.
— — K. 47, **182**.
Lykopodium-Ersatz 41, 43, 172, 180.
Lymphangiom und Dienstbrauchbarkeit 144, 149, 153, 155.
— -Behandlung 125.
Lymphangitis - Behandlung 134, 173, 181.
Lymphfisteln 125, 149.
Lymphscrotum 125.
Lymphstauung beim Jucken 67, **100**.
Lymphstrom der Haut **100**.

M.

Magistralformeln **165**.
Mal s. Naevus.
Malum perforans plantae pedis und Dienstverwendungsfähigkeit 139, 142.
Mandelöl-Ersatz 175, 182.

Massa urethralis c. Argento nitrico 116, 168, **169, 178.**
Mastisol gegen Eiterinfektion 20.
— im Firnis gegen Ekzem 10.
Mastzellen 83, 109.
Mehlersatz **50.**
Mikrobrenner bei Abszessen 8.
— bei Furunkel **1,** 32.
— -Ersatz 1, 8.
Mikrosporie 31.
Miliaria-Jucken **83.**
— alba 76, **83.**
— crystallina s. Crystallina.
— rubra 76, **83.**
— tropica 76, 83. **84.**
Mixtura Arnicae 121, **169, 178.**
— Ammonii carbonici 21, 111, 136, **169, 178.**
— sulfurica acida 113.
— Suprarenini bei Urtikaria 112, 136, 165, **169, 178.**
Monochlorbenzol gegen Jucken 70.
Morokokken 77.
— s. auch Ekzemkokken.
Morphaea 139.
Musterung durch den Arzt 159.
Mutterlauge Kreuznach 60.
Mykosis fungoides 138, 141, 158, 160, 161.

N.

Nackenkeloid-Behandlung 124.
Naevus 65, 153, 155.
Nagel, eingewachsener **118.**
Narbenbehandlung mit Pepsin **123,** 148.
Natronsuperoxydseife 95.
Nephritis und Jucken 69.
Nesselsucht s. Urtikaria.
Neurofibrome 153, 155.
Nikotinmissbrauch s. Rauchen.
Noviform bei Blepharitis ciliaris 12.

O.

Oedem 73, 93, 100.
— chronisches und Dienstverwendungsfähigkeit 144, 149.
— elastisches 103.
— entzündliches 50.
— festes 125.
— umschriebenes 101, 103.
— Quincke 112.
Oedema cruris 144, 149.
Oedem-Behandlung mit Arnika 121.
Oelsäure der Haut 14, 24, 31, 51, 98.
Oxydierende Mittel 9, 14, 23, 26, 29, 48, 58, 69, 118, 164.
— und reduzierende Mittel 26, 53, 55, 61, 64, 128, 165.
Oxypolare Affinität 26, 101.

P.

Panaritium 20.
Paradichlorbenzol gegen Läuse 40, 82.
— gegen Jucken 70, 82.
— -Gleitpuder 82.
Parakeratose 80, 87.
Pasta caustica **169.**
— Kaolini c. Ichthyolo 2, 59, **60, 169, 178.**
— — — — bei Furunkulose 2, 60, 169, 178.
— — — — *K.* 3, 60, **169, 178.**
— lepismatica 64, **89,** 90, 92, **170.**
— — bei Ekzem 67, 68, 89, 90, 170.
— Scharff 3, **170.**
— — bei Furunkulose 3, 170, 178.
— — *K.* 3, **170, 178.**
Pasta Zinci Unna **170, 179.**
— — et Cretae **52.**
— — — sulfurata 8, 9. 10, 14, 16, 52, 78.
— — — — bei Ekzem **8,** 9, 16, 78.
— — — — bei Impetigo 21.
— — — — bei Krätze 16.
— — — — bei Lupus 48.
— — — — bei Psoriasis 14.
Pasta Zinci comp. **170, 179.**
— — Ichtharg. 55.
Pasta Zinci mollis **51,** 89, 111, 114, 135, **170, 179.**
— — — chlorata 52.
— — — bei Urtikaria 114.
Pasta Zinci sulfurata 6, 32, 54, 77, 78, 126, 129, 134, 142, 166, **170,** 176, **179.**
— — — bei Ekzem 6, 54, 77, 78, 134, 170, 179.
— — — bei Impetigo 21, 54, 170, 179.
Pasta Zinci sulfurata comp. 6, **171.**
— — — *K.* **171, 179.**
— — — + Pasta lepismatica 90.
Pasten-Behandlung 8, 126.
— -Grundlage 3, 126.
Pediculosis s. Läuse.
Pemphigus 95, 158.
— und Dienstbrauchbarkeit 139, 141, 142, 158.
— und Duhring's Krankheit 147.
— -Behandlung 164.
— — mit Arsenik 95, 171, 179.
— — mit Kieselsäure **126,** 142, 148, 171, 179.
Pepsin bei Narben und Elephantiasis **123.**
— -Dunstverband **123,** 140, 148, 149, 164.
Perkaglyzerin für Glyzerin 3, 9, 10, 166, 169, 178.
Pernatrolseife 95.
Perniosis s. Frost.
Perubalsam-Ersatz bei Krätze 136, 168, 177.
Pfeffer-Gleitpuder 41, **172, 180.**

Pferderäude 157, 158.
Phagozytose 28, 117.
Pharmacopoea civilis **166**.
— dermatologica **165**.
— militaris **176**.
Phlegmone 28, 157.
— -Behandlung 134.
Pigmentierungen 164, 165. 174.
Pilokarpin-Injektionen und Jucken 66.
Pilulae Acid. arsenicosi keratin. 95, **171**, **179**.
— — — — bei Lichen 95, 147, 171.
— — — — bei Pemphigus 95, 171.
— Ferri sesquichlorati **171**.
— Natrii silicici 129, **171**, **179**.
Pityriasis 87.
— rosea und Dienstbrauchbarkeit 153, 155.
— — -Behandlung mit Jodtinktur 30.
— rubra 100, 160.
— — und Dienstverwendungsfähigkeit 139, 142.
— — pilaris und Dienstverwendungsfähigkeit 144, 147, 157.
— — — und Lichen acuminatus 147.
— versicolor 64, 153, 155.
— — und Dienstbrauchbarkeit 153, 155.
— — -Behandlung mit Jodtinktur 30.
Planmässige Arzneimittel 163.
Pocken s. Variola.
Pomadengrundlage **175**, **182**.
Prickly heat s. Miliaria tropica.
Primäraffekt s. Initialsklerose.
Prostatitis und Jucken 69.
Prurigo 65, 76.
— und Ekzem 81, 88, 91.
— ferox 67.
— gravis 81, **91**.
— — und Dienstbrauchbarkeit 139, 142.
— — und Pruritus hiemalis 92.
— mitis **81**.
— — und Dienstbrauchbarkeit 144, 146. 157.
— -Aetzung 164.
— -Behandlung mit Ichthyolbädern 173.
— -Jucken **64**, 67, **81**, **91**.
Pruritus 63, 153, 155, 157.
— einfacher **67**.
— hiemalis **75**.
— — und Prurigo 92.
— senilis 68.
— -Behandlung mit Ichthyolbädern 173.
Pseudoskabies **16**, 132, 157.
— -Behandlung 18, 131, 168. 177.
Psoriasis **13**, 159.
— und Dienstbrauchbarkeit 144, 145, 150, 152, 154, 157, 158.
— und Ekzem 65.
— -Behandlung 13, 30, 164.
— — mit Chrysarobin-Firnis 167, 176, 183.
— — mit Pyrogallol-Firnis 167.

Psoriasis-Behandlung mit Schälkollodium 166.
— — mit Teertinktur 173, 181.
Puder, vegetabilische und mineralische 127.
Pulver, hautfarbenes s. Pulvis cuticolor.
Pulvis cuticolor 52, **171**, **180**.
— — c. Ichthyolo **172**.
Pulvis Hydrargyri **42**, 46, **172**, **180**.
— — gegen Läuse 42.
— — gegen Syphilide 46, 172.
— — carbolisatus 4, 6, **44**, **172**, **180**.
Pulvis Paradichlorbenzoli 82.
— Ichthargani **53**, 84, 128, **172**, **180**.
— contra Pediculos 41, **172**, **180**.
— stypticus 164, 165, **172**, **180**.
— sulf. Zinci oxydati bei Miliaria 84.
Purpura 157, 165.
Pyodermie **18**, 144, 155, 157, 158, 160.
— -Behandlung 20, 32, 168, 170, 173, 177, 179.
— -Prophylaxe 20.
Pyraloxin 166.
— -Augentropfen 6, 12, 97, **167**, **177**.
Pyramidon 136.
Pyrogallol-Firnis **167**.
— -Salbe nach Unna, 6, **100**, 166, **176**, **183**.
— -Salizyl-Salbenstift **173**, **180**.

Q.

Quaddel und Entzündung **106**.
— und Jucken **106**.
— Klinik **104**.
— -Entstehung 65, **103**.
— -Theorien **103**, 107.
Quecksilber-Gleitpuder **42**, 46, **172**, **180**.
— — gegen Läuse 42.
— — gegen Syphilide 46, 172.
— -Guttaplast 45.
— -Ersatz 167. 177.
— -Karbol-Puder 44.
Quecksilber-Karbol-Gleitpuder 4, 6, **44**, **172**, **180**.
— — — bei Follikulitis **44**.
— — — bei Furunkulose 4.
— — — bei Syphiliden 44.
Quecksilber-Karbol-Guttaplast 2, 20, 32, 44. 128.
— — — bei Furunkulose 2.
— — — -Ersatz 3, 20.
— — — — bei Syphiliden 45.
Quecksilberpflaster-Ersatz 167, 177.
Quecksilber-Pflastermasse, weiche **167**, **177**.
— — — bei Achselhöhlenabscessen 8.
— — — bei Furunkulose 3, 167.
— — — bei Syphiliden 45.
Quecksilber-Salbe gegen Läuse 42.
— -Schädigung 42, 44, 46.

Quecksilber - Zinkoxyd - Guttaplast bei Syphiliden 45.
— — — -Ersatz 45.

R.

Rauchen 12, 68, 110.
Räude 157, 158.
Raynaud's Krankheit 158, 160.
Reduzierende und eintrocknende Mittel 9, 34, 53, 78.
— und oxydierende Mittel 26, 53, 55, 61, 64, 128, 165.
Resorzin-Ichthyol-Firnis 78, **167**.
— -Ichthyol-Salbe 6.
Resorcin-Salbe nach Unna **100, 176, 183**.
— — — — bei Ekzemen 6, 10, 76, 78, 89.
— — — — bei Pruritus hiemalis 76.
— — — — bei Sykosis 7.
— — — —, Ersatz 167.
— -Seife 81.
Rhagaden 88, 90, 164, 174, 181.
Rheumatismus-Mittel 3.
Rhinitis chronica 11.
Rhinophym 30.
Riesenurtikaria 112.
Ringer'sche Lösung 69.
Röntgenverbrennung 164.
— und Dienstbrauchbarkeit 139, 142, 144, 149, 150, 151, 157.
Rosacea und Kriegsbrauchbarkeit 152, 154.
— -Behandlung 111, 170, 172.
— — mit Jodtinktur 29, 30, 31.
Rose s. Erysipel.
Roter Hund s. Miliaria tropica.

S.

Sabadill-Gleitpuder gegen Läuse **41, 172, 182**.
Sagrotan 18, **131**.
—, chemische Bestandteile 132.
— bei Adenitis 134.
— bei Epididymitis 134.
— gegen Eiterinfektion 20.
— bei Ekzem 131, 133, 168, 177.
— bei Erysipel 134.
— bei Erysipeloid 134.
— bei Follikulitiden 134.
— bei Frost 134.
— bei Furunkel 134.
— bei Impetigo 131, 132, 168, 177.
— bei Lupus 152.
— bei Lymphangitis 134.
— bei Phlegmone 134.
— bei Pseudoskabies **18**, 132, 168, 177.
— bei Pyodermie 168, 177.
— bei Skabies **136**, 168, 177.
— bei Urtikaria etc. 135, 170, 179.
— + Ammoniak **135**.

Sagrotan + Ichthyol 1:33.
— + Zimtaldehyd **136, 168, 177**.
— + Zinkoxyd + Kreide Schwefel + Liantral **134**.
— -Lösung **131, 168, 177**.
— -Mischung nach Unna **135, 168, 177**.
Salben-Grundlagen-Zusatz 164.
— — -Ersatz s. Ung. neutrale.
— -Seife 49.
— -Stifte **173, 181**.
Salep-Rahm **122, 166, 167**.
Salizyl-Guttaplast bei Versuchstieren 113.
— -Kreosot-Guttaplast bei Furunkulose 2.
— — — bei Lupus 48.
— — — -Ersatz 47.
— -Pasten 126.
— -Salben 164.
— -Seife 81.
Salpetersäure-Bäder 69.
— -Salbe 69, **174, 181**.
Salz-Gemische innerlich 69, 165.
— — bei einfachem Pruritus 69.
— -Mischung gegen Gelbsucht 69.
Saprophyten der Hornschicht 56.
Sarkome und Mykosis fungoides 138, **141**.
Sauerstoff 24, 43, 48, 53, 54, 64, 69, 72, 75, 101, 109, 117, 128.
Scabies s. Krätze.
Schäl-Kollodium 96, **166, 177**.
— -Paste 64, **89**, 92, 170.
— — bei Ekzem 67, 68, 89, 90, 170.
Schälung 24, 64, 92, 166.
— mit Karbolsäure 89.
Schanker s. Initialsklerose.
Scharff's Paste s. Pasta Scharff.
Scharlach und seine Ersatzpräparate 128.
Schlaflosigkeit 169. 178.
Schlaganfall-Blutungen 121.
Schleimbeutel-Entzündung 23.
Schwefel-Bäder 112.
— -Ersatz **175, 182**.
— -Idiosynkrasie 78.
— -Pomade **175, 182**.
— -Pulver 16, 83.
— -Seife 20.
— -Vaseline bei Psoriasis 13.
Schweiss-Cysten 84, 86.
— -Füsse 37, 153, 155, 157.
Schwielen 87.
— -Jucken 64.
Schwitzen 24.
Seborrhoe 152, 154, 170, 172, 173.
Seborrhoea oleosa 30.
— -Behandlung 29, 52.
Sehnenscheiden-Entzündungen 23, 49.
Seifenbäder 99.
Seifengrundlage 56.
Senilitäts-Jucken 68.
Senkungshyperämie durch die Schwere 74, 92.
— s. auch Blutsenkung.
Sepsis durch Pyodermie 19, 158.

Serotaxis 28, 30, 77, 83, 87.
Serofibrinotaxis 30.
Sirtu, Lederfett für Stiefel 39.
Sirup als Abführmittel 60, 61.
— für Glyzerin **59**, **169**, **178**.
— mit Jod statt Jodglyzerin 61.
— -Zinkleim **61**, **62**.
Sirupus Ferri jodati 60.
Skabies s. Krätze.
Sklerodaktylie 139.
Sklerodermie 138, 139, 158, 159.
Skrophuloderma 49.
„Skrophulöser Habitus" 11.
Spiritus Argenti 86, 119, 164, **172**, **180**.
— — bei Blepharitis ciliaris 13.
— — bei Cheiropompholyx 86.
— — bei eingewachsenem Nagel 119.
— capillaris **173**.
— Ichthyoli pro balneo 73, **173**.
Spongiose 77, 78, 83, 87.
Stärkemehl-Ersatz **50**.
Staphylokokken s. Eiterkokken.
Stauungshyperämie 33, 92.
— und Jucken 65.
— und Wallungshyperämie 65, 73, 75.
— durch Kälte **71**.
— s. auch Blutstauung.
Steinkohlenteer-Tinktur **173**, 181.
Stili unguinosi **173**, **181**.
Stomatitis 26, 46, 164.
Streptokokken 21, 28, 33, 133.
— und Ekzemkokken 28, 30.
— und Staphylokokken 19, 28, 30, 33.
Strophulus 136.
Sublimat-Injektion nach Lewin 45.
— -Salizylsäure-Kreosot-Kollodium 48.
Suprarenin bei Blepharitis ciliaris 6. 12.
— bei Sykosis 5.
— -Injektion 111.
— -Mixtur bei Urtikaria 112, 136, 165, **169**, **178**.
— -Salbe 5, 12.
Sykosis und Dienstbrauchbarkeit 150, 151, 156, 157.
—, hyphogene und staphylogene 5.
— parasitaria und non parasitaria 4.
— subnasalis 4.
— -Behandlung mit Jodtinktur 31, 151.
— — mit Pasten 6.
— — mit Quecksilber-Gleitpuder 6, 44.
— — mit Salben 6.
Syphilide **44**, 164, 172, 180.
Syphilis maligna faciei und Dienstbrauchbarkeit 138, **140**.
Syphilitische Arthritis 45.
— Geschwüre 54.
— Granulome 64.
— Papeln 26.
— Periostitis 45.
— Tendinitis 45.

T.

Tabakmissbrauch s. Rauchen.
Talgdrüsen 24, 30.
Tannin-Firnis 22.
Taschentuch fort 5.
Tastempfindung 63.
Teersalben 92.
— S. auch Ung. Caseini c. Liantralo.
Teerseife 20.
Teer-Tinktur **173**, **181**.
— -Ersatz 13.
Terpentin-Ersatz 3.
— -Paste s. Pasta Scharff.
Tetanus 25.
— -Bacillus 26.
Tetrachlorkohlenstoff gegen Jucken 71, 155.
Thiosinaminsalbe 148.
Tinctura Arnicae 120, 166.
— gallarum mit Jodtinktur 27.
— Ichthyoli s. Ichthyol-Tinktur.
— Jodi s. Jodtinktur.
— Lithantracis **173**, **181**.
Totenflecke 74.
Trichloraethylen gegen Jucken 70.
— als Lösungsmittel für Jod 27
Trichophytie 31, 64, 157, 158.
— des Bartes 4, 31.
Trikresol gegen Läuse 40.
Trinkkuren bei Ikterus 69.
Tripper-Behandlung 115, 168, 169, **178**.
—, Verhütung des chronischen 114.
Trocknende Mittel s. Eintrocknungsmittel.
Tuberkulid, papulo-nekrotisches, und Dienstbrauchbarkeit 153, 155.
Tuberkulide-Behandlung mit Jod und Jodtinktur 30.
— — mit Lebertran-Kali-Seife 49.
Tuberkulöse Drüsen 49.
— Geschwüre 54.
— Granulome 64.
— Knochenerkrankung 49.
— sekundäre Hautleiden **49**.
Tuberkulose 154.

U.

Ueberhäutung und Ueberhornung 53, 61, 64.
Ulcera, aphthöse 26, 60.
— artifizielle 143.
— atonische 61.
— hartnäckige 139.
— -Behandlung 61, 164, 171, 172, 179, 180.
Ulcus cruris und Dienstbrauchbarkeit 144, 149, 150, 152, 155, 157, 158.
— — und Kriegsbeschädigung 160.
— — Behandlung mit Kieselsäure **126**, 164.

Ulcus cruris-Behandlung mit Zinkleimverband 168, 177.
Ulcus molle 157, 159.
Ulcus rodens und Dienstbrauchbarkeit 141, 150, 151, 157.
— — und Krjegsbeschädigung 160.
Ulerythema centrifugum (Lupus erythematosus) 30, 144, 150, 158, 159.
— — und Dienstverwendungsfähigkeit 144, 150, 158, 159.
— — und Jodtinktur 30.
Unguenta reducentia composita 100, **175, 183**.
Unguentum Acidi nitrici s. Salpetersäure-Salbe.
— Bismuthi oxychlorati **174, 181**.
— Calcii chlorati als Glyzerinsalbenersatz **62, 174, 181**.
— Cantharidini **174**.
— Caseini cum Liantralo 89, 134, **174**.
— — — bei Ekzem 89, 174.
— — — S. auch Teersalben.
— Chrysarobini comp. **100, 175, 183**.
— — bei Sykosis 6.
— decolorans **174**.
— Glycerini 10, **62, 174, 182**.
— — Ersatz 9, 10, **62, 174, 181**.
— Hebrae s. Hebra'sche Salbe.
— Hydrargyri cin. gegen Läuse 42.
Ung. contra Lichen 95, 147, **175, 182**.
— contra Lupum 47, 165, **175, 182**.
— — — K. 47, **182**.
— neutrale 5, 6, 10, 76, 125, 171, 174, 179, 181.
— contra Perniones 35, 164, 165, **175, 182**.
— pomadinum **175, 182**.
— — Plumbi 175.
— — sulfuratum **175, 182**.
— Pyrogalloli comp. 6, **100**, 166, **176, 183**.
— refrigerans Eucerini 59, 165, **176**.
— — Plumbi **176**.
— Resorcini comp. 6, **100, 176, 183**.
— — — bei Ekzemen 6, 10, 76, 78, 89.
— — — bei Pruritus hiemalis 76.
— — — bei Sykosis 7.
— — — Ersatz 167.
— Wilkinson 99, 134.
Urtikaria 63, 76, **103**, 135.
— Klinisches **104**.
— und Dienstbrauchbarkeit 144, 148, 153, 154, 156, 157, 158.
— und Ekzem 107.
— und Frost 107.
— und Prurigo mitis 81.
— factitia 106, 144, 153, 154.
— pigmentosa 109.
— universelle 112.
Urtikariabehandlung **110**. 164.
— mit Acidum aceticum dilutum 164.
— mit Acidum acetylosalicylicum 164.

Urtikariabehandlung mit Ammoniak 136, 169, 178.
— mit Antipyrin 165.
— mit Atropin 106, 114.
— mit Baldrianpräparaten 114.
— mit Brompräparaten 114.
— mit Citronensaft 113.
— mit Dintenbad 166, 176.
— mit Hausessig 113.
— mit Ichthyoltinktur 111, 114.
— mit Pasta Zinci mollis 114.
— mit Pyramidon 165.
— mit Sagrotan 135, 170, 179.
— mit Suprarenin 112, 136, 165, 169, 178,

V.

Vakzination 153.
— und Zinkschwefelkreidepaste 9.
Varicen 65, **74—76**.
— und Dienstbrauchbarkeit 153, 154.
— -Behandlung **76**. 111.
— -Jucken 65, 75.
Variola **96**, 157.
Variolanarben-Bildung 96.
— -Behandlung 96, 124.
Venen und Arterien 100, 109, 112, 114.
Verbrennung und Dienstbrauchbarkeit 125, 138, 139, 144, 148, 158.
— -Behandlung 51, 52, 164, 170, 179.
Vernisium Chrysarobini 10, 14, 82, 92, **176, 183**.
— Zinci s. Zinkfirnis.

W.

Wallungshyperämie 33, 101.
— und Stauungshyperämie 65, **73**, 75.
— und Jucken 65.
— S. auch Blutwallung.
Wanzen-Mittel 41.
Warmstrümpfe 37.
Wasserstoffsuperoxyd 128.
Weizenstärkemehl-Ersatz **50**.
Wildes Fleisch s. Caro luxurians.
Wilkinson'sche Salbe 99, 134.
Winterprurigo s. Pruritus hiemalis.
Wismuth-Salbe **174, 181**.
Wundbehandlung 25, 54, 61.

X.

Xeroderma pigmentosum 139, 141.

Z

(siehe auch unter „C").

Zahnkaries 26.
Zeitige Dienstunbrauchbarkeit **156**.
Zimtaldehyd 136, 166.
— gegen Krätze **137**, 168, 177.
Zinkfirnis **168**.

Zink-Ichthargan-Paste 55.
— -Ichthyol-Leim **61**, **168**.
— — — -Ersatz **61**.
— — -Salbe bei Blepharitis ciliaris 12.
Zink-Kreide-Paste **52**.
Zinkleim 59, **61**, 65, **168**, **177**.
— bei artifiziellen Geschwüren 143.
— bei Ekzem 168, 177.
— bei Liodermie 150.
— bei Ulcus cruris 152, 168.
— bei Varicen 76.
— -Ersatz **61**.
Zinkpaste, harte **170**.
— — *K*. **179**.
— mittelweiche **170**, **179**.
— weiche **51**, 89, 111, 114, 135, **170**, **179**.
— — mit Chlorcalcium 52.
— — bei Urtikaria 114.
Zink-Puder 85, 112.
— -Resorzin-Salbe 12.
— -Salbe Wilson 8.

Zinksalben-Ersatz 174, 181.
Zink-Schwefel-Kreide-Paste 8, 9, 10, 14, 16, 52, 78.
— — — — bei Ekzem **8**, **9**, 16, 78.
— — — — bei Impetigo 21.
— — — — bei Krätze 16.
— — — — bei Lupus 48.
— — — — bei Psoriasis 14.
Zink-Schwefel-Paste 6, 32, 54, 77, 78, 126, 129, 134. 142, 166, **171**, **176**, **179**.
— — — bei Ekzem 6, 54, 77, 78, 134, 170, 179.
— — — bei Impetigo 21, 54, 170, 179.
— — — mittelweiche 6, **171**.
— — — *K*. **171**, **179**.
— — — + Schälpaste 90.
— — -Puder 84.
Zirkel, schädlicher 37, 57, 87, 154.
Zoster 157.
— -Neuralgien 144, 149.
Zucker bei aphthösen Geschwüren 60.
— verglichen mit Glyzerin 60.

Namenverzeichnis.

Amend, Ph. 124.
Arnozan 25.
Ascher 108.

Barlow 108.
Baum 107.
Bazin 149.
Beale 66.
Bechhold 131.
Berger 32.
Besnier 153.
Biett 113.
Bockhart 1. 5, 18, 19, 20, 21, 30, 59, 133.
Bremer 66.
Bruck 107, 110.
Brücke 72.
Burchard 16, 22.

Charcot 149.
Cohnheim 86, 107, 108.
Cohnstein 168.
Curschmann 96.

Deahna 110.
Delbanco 28, 29.
Deutschmann 12, 122.
Devergie 147.
Duhring 75, 144, 147, 157, 158.

Ehrlich, P. 131.
Ellinger 108.
Esmarch 65.
Eschle 90.

Fehleisen 21.
v. Fick, Joh. 8, 13, 29.
Finsen 47.
Fox, Tilbury 19, 85, 86.
Fraentzel 105.
Friedenthal 131.
Funke 110.

Galewsky 146, 153.
Gans 30.
Garré 1.

Gennerich 28.
Goethe 72.
Goltz 66, 102.

Halbertham 70.
Halle 50, 52, 126
Hamburger 101, 108.
Hardy 110.
Hasebroek 103, 111.
Hauck 28, 30.
Hebra 8, 9, 10, 11, 14, 18, 76, 88, 89, 91, 96.
v. Hecker 29.
Heidenhain 107, 108.
Herxheimer 40.
Heusner 118.
Hirth 102.
Hoffmann 29, 30, 31.
Holländer 30.
Hoppe-Seyler 127.
Hutchinson 85, 86.

Jacobj, C. 123.
Jesionek 27, 28, 29, 30.
Jung 26.

Kaposi 4, 147.
Keen 149.
Klein 66.
Klemensiewicz 101, 102.
Krzysztalowicz 27, 29.
Kümmell 25.

Langerhans 66.
Lassar 126.
Lazarus 108.
Leathe 101.
Lewin 45, 106.
Lier 60.
Ludwig 108.

McCall Anderson 112.
Magendie 101.
Meirowsky 158.
Merian 2, 124.
Milton 112.

Mitchell 149.
Morehouse 149.

Neisser 107, 108.
Nestorowsky 86.
Nocht 40, 70, 82.
Nussbaum 21, 28.

Paget 149.
Passet 1.
Pfeiffer 130.
Philippson 107.
Pollitzer 85.
Priessnitz 100, 124, 148.

Quincke 112.

Rademacher 60.
Rayer 19, 113.
Riegel 102.
Rille 28, 30.
Ringer 69.
Röntgen 47, 139, 142, 144, 149, 150, 151, 157, 164.
Robinson 86.
Romberg 149.
Rosenbach 1.
Roth 21, 108.

Sabouraud 19.
Santi 86.
Scharff 3.
Schimmelbusch 1.
Scholz 105.
Schottelius 18, 131.
Schröder 89.
Schwimmer 105.
Sherwell 16.
Spiethoff 28, 29.
Stammler 30.
Starling 101, 108.

Török 63, 107.
Tomsa 66.
Trendelenburg 75.
Trýb 27, 28.

Unna, P. G. 25, 98, 101, 103, 107, 122, 124, 126.
— G. W. jun. 28, 30, 32.
— P. jun. 25, 27, 28, 30.

Velpeau 7.
Verneuil 7.

Waelsch 128.
Waldeyer 129.
Wells, Spencer 58.
Wertheim 4.
Wilkinson 21, 99, 134, 135.
Willan 19, 81, 91.
Williams 86.

Wilson 8.
Winkler, Ferd. 27, 28, 29, 30, 31, 48, 63, 70, 104, 158.
Wolff 118.
Wolff-Eisner 110.
Wurster 37.

Das Autorenregister würde unvollständig sein, wenn nicht an dieser Stelle auch der Namen jener Kollegen draussen im Felde und in der Heimat gedacht würde, welche durch briefliche und mündliche Mitteilungen das Zustandekommen der Kriegsaphorismen freundlichst gefördert haben. Es sind:

Bibergeil	Gans	Jung	Scharff
Burchard	Gennerich	Krzysztalowicz	Spiethoff
Delbanco	Halle	Kümmell	Stammler
Deutschmann	Hauck	Meirowsky	Trýb
Eschle	v. Hecker	Merian	v. Veress
v. Fick.	Heusner	Mulzer	Winkler
Freund	Hoffmann	Rille	Wolff.
Galewsky	Jesionek		

Ihnen allen sei nochmals zum Schlusse herzlich gedankt.

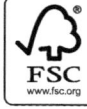

MIX
Papier aus verantwortungsvollen Quellen
Paper from responsible sources
FSC® C105338

If you have any concerns about our products,
you can contact us on
ProductSafety@springernature.com

In case Publisher is established outside the EU,
the EU authorized representative is:
**Springer Nature Customer Service Center GmbH
Europaplatz 3, 69115 Heidelberg, Germany**

Printed by Libri Plureos GmbH
in Hamburg, Germany